U0273321

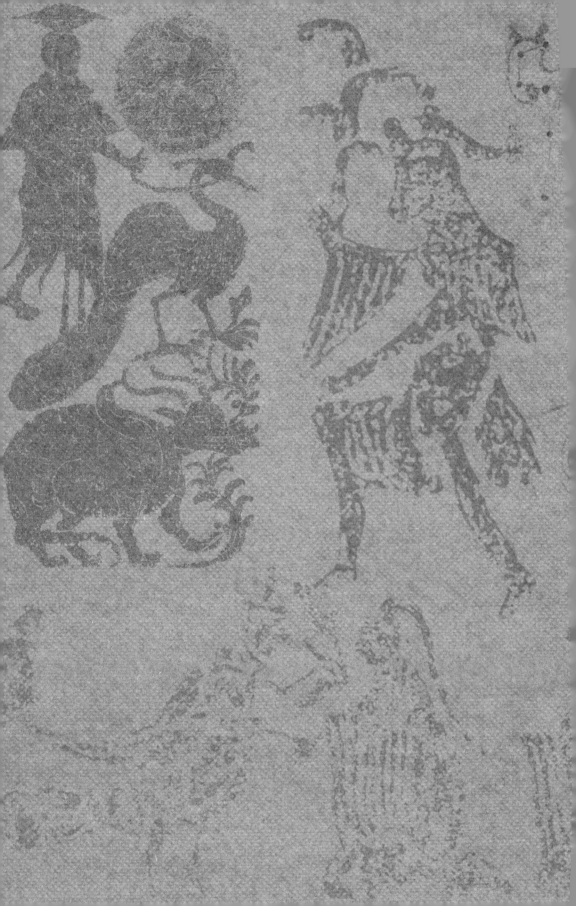

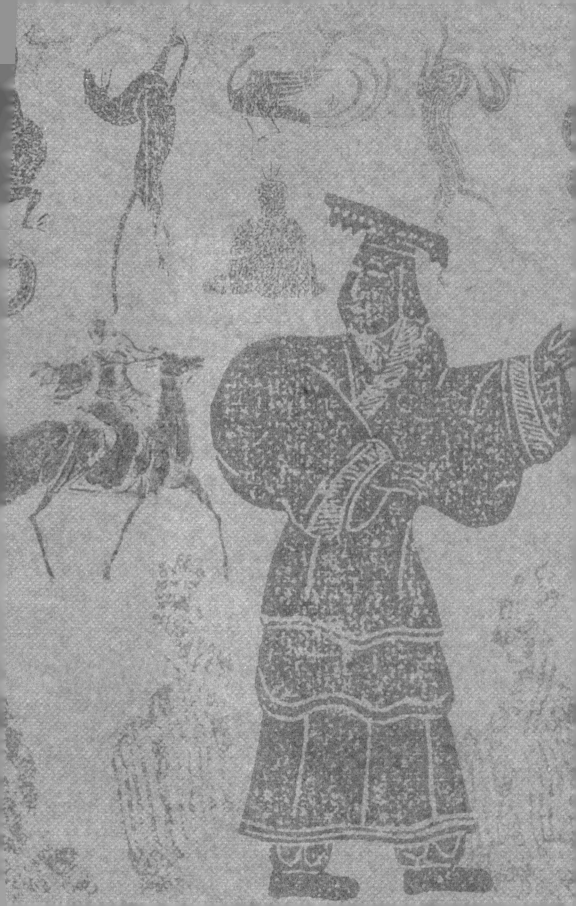

中国古医籍整理丛书

景岳全书发挥

[题] 清·叶天士　著

刘光华　李斌　赵妍　校注

中国中医药出版社

·北　京·

图书在版编目（CIP）数据

景岳全书发挥/（清）叶天士著；刘光华，李斌，赵妍校注．
—北京：中国中医药出版社，2015.12
（中国古医籍整理丛书）
ISBN 978 – 7 – 5132 – 3052 – 0

Ⅰ.①景… Ⅱ.①叶… ②刘… ③李… ④赵… Ⅲ.①补阳 –
中医学 – 研究 – 中国 – 清代 Ⅳ.①R254.1

中国版本图书馆 CIP 数据核字（2015）第 315833 号

中 国 中 医 药 出 版 社 出 版
北京市朝阳区北三环东路 28 号易亨大厦 16 层
邮政编码 100013
传真 010 64405750
保定市中画美凯印刷有限公司印刷
各地新华书店经销

*

开本 710×1000 1/16 印张 23.75 字数 167 千字
2015 年 12 月第 1 版 2015 年 12 月第 1 次印刷
书 号 ISBN 978 – 7 – 5132 – 3052 – 0

*

定价 68.00 元
网址 www.cptcm.com

国家中医药管理局
中医药古籍保护与利用能力建设项目
组织工作委员会

主 任 委 员 王国强

副 主 任 委 员 王志勇　李大宁

执 行 主 任 委 员 曹洪欣　苏钢强　王国辰　欧阳兵

执行副主任委员 李　昱　武　东　李秀明　张成博

委　　　员

各省市项目组分管领导和主要专家

（山东省）武继彪　欧阳兵　张成博　贾青顺

（江苏省）吴勉华　周仲瑛　段金廒　胡　烈

（上海市）张怀琼　季　光　严世芸　段逸山

（福建省）阮诗玮　陈立典　李灿东　纪立金

（浙江省）徐伟伟　范永升　柴可群　盛增秀

（陕西省）黄立勋　呼　燕　魏少阳　苏荣彪

（河南省）夏祖昌　刘文第　韩新峰　许敬生

（辽宁省）杨关林　康廷国　石　岩　李德新

（四川省）杨殿兴　梁繁荣　余曙光　张　毅

各项目组负责人

王振国（山东省）　王旭东（江苏省）　张如青（上海市）

李灿东（福建省）　陈勇毅（浙江省）　焦振廉（陕西省）

蔡永敏（河南省）　鞠宝兆（辽宁省）　和中浚（四川省）

前　言

中医药古籍是传承中华优秀文化的重要载体，也是中医学传承数千年的知识宝库，凝聚着中华民族特有的精神价值、思维方法、生命理论和医疗经验，不仅对于传承中医学术具有重要的历史价值，更是现代中医药科技创新和学术进步的源头和根基。保护和利用好中医药古籍，是弘扬中国优秀传统文化、传承中医学术的必由之路，事关中医药事业发展全局。

1949 年以来，在政府的大力支持和推动下，开展了系统的中医药古籍整理研究。1958 年，国务院科学规划委员会古籍整理出版规划小组在北京成立，负责指导全国的古籍整理出版工作。1982 年，国务院古籍整理出版规划小组召开全国古籍整理出版规划会议，制定了《古籍整理出版规划（1982—1990）》，卫生部先后下达了两批 200 余种中医古籍整理任务，掀起了中医古籍整理研究的新高潮，对中医文化与学术的弘扬、传承和发展，发挥了极其重要的作用，产生了不可估量的深远影响。

2007 年《国务院办公厅关于进一步加强古籍保护工作的意见》明确提出进一步加强古籍整理、出版和研究利用，以及

"保护为主、抢救第一、合理利用、加强管理"的方针。2009年《国务院关于扶持和促进中医药事业发展的若干意见》指出，要"开展中医药古籍普查登记，建立综合信息数据库和珍贵古籍名录，加强整理、出版、研究和利用"。《中医药创新发展规划纲要（2006—2020）》强调继承与创新并重，推动中医药传承与创新发展。

2003～2010年，国家财政多次立项支持中国中医科学院开展针对性中医药古籍抢救保护工作，在中国中医科学院图书馆设立全国唯一的行业古籍保护中心，影印抢救濒危珍本、孤本中医古籍1640余种；整理发布《中国中医古籍总目》；遴选351种孤本收入《中医古籍孤本大全》影印出版；开展了海外中医古籍目录调研和孤本回归工作，收集了11个国家和2个地区137个图书馆的240余种书目，基本摸清流失海外的中医古籍现状，确定国内失传的中医药古籍共有220种，复制出版海外所藏中医药古籍133种。2010年，国家财政部、国家中医药管理局设立"中医药古籍保护与利用能力建设项目"，资助整理400余种中医药古籍，并着眼于加强中医药古籍保护和研究机构建设，培养中医古籍整理研究的后备人才，全面提高中医药古籍保护与利用能力。

在此，国家中医药管理局成立了中医药古籍保护和利用专家组和项目办公室，专家组负责项目指导、咨询、质量把关，项目办公室负责实施过程的统筹协调。专家组成员对古籍整理研究具有丰富的经验，有的专家从事古籍整理研究长达70余年，深知中医药古籍整理研究的重要性、艰巨性与复杂性，履行职责认真务实。专家组从书目确定、版本选择、点校、注释等各方面，为项目实施提供了强有力的专业指导。老一辈专家的学术水平和智慧，是项目成功的重要保证。项目承担单位山东中医药大学、南京中医药大学、上海中医药大学、福建中医药大学、浙江省中医药研究院、陕西省中医药研究院、河南省中医药研究院、辽宁中医药大学、成都中医药大学及所在省市中医药管理部门精心组织，充分发挥区域间互补协作的优势，并得到承担项目出版工作的中国中医药出版社大力配合，全面推进中医药古籍保护与利用网络体系的构建和人才队伍建设，使一批有志于中医学术传承与古籍整理工作的人才凝聚在一起，研究队伍日益壮大，研究水平不断提高。

本着"抢救、保护、发掘、利用"的理念，该项目重点选择近60年未曾出版的重要古医籍，综合考虑所选古籍的保护价值、学术价值和实用价值。400余种中医药古籍涵盖了医经、基础理论、诊法、伤寒金匮、温病、本草、方书、内科、外科、女科、儿科、伤科、眼科、咽喉口齿、针灸推拿、养生、医案医话医论、医史、临证综合等门类，跨越唐、宋、金元、明以迄清末。全部古籍均按照项目办公室组织完成的行业标准《中医古籍整理规范》及《中医药古籍整理细则》进行整理校注，绝大多数中医药古籍是第一次校注出版，一批孤本、稿本、抄本更是首次整理面世。对一些重要学术问题的研究成果，则集中收录于各书的"校注说明"或"校注后记"中。

"既出书又出人"是本项目追求的目标。近年来，中医药古籍整理工作形势严峻，老一辈逐渐退出，新一代普遍存在整理研究古籍的经验不足、专业思想不坚定等问题，使中医古籍整理面临人才流失严重、青黄不接的局面。通过本项目实施，搭建平台，完善机制，培养队伍，提升能力，经过近5年的建设，锻炼了一批优秀人才，老中青三代齐聚一堂，有效地稳定了研究队伍，为中医药古籍整理工作的开展和中医文化与学术的传承提供必备的知识和人才储备。

本项目的实施与《中国古医籍整理丛书》的出版，对于加强中医药古籍文献研究队伍建设、建立古籍研究平台，提高古籍整理水平均具有积极的推动作用，对弘扬我国优秀传统文化，推进中医药继承创新，进一步发挥中医药服务民众的养生保健与防病治病作用将产生深远影响。

第九届、第十届全国人大常委会副委员长许嘉璐先生，国家卫生计生委副主任、国家中医药管理局局长、中华中医药学会会长王国强先生，我国著名医史文献专家、中国中医科学院马继兴先生在百忙之中为丛书作序，我们深表敬意和感谢。

由于参与校注整理工作的人员较多，水平不一，诸多方面尚未臻完善，希望专家、读者不吝赐教。

国家中医药管理局中医药古籍保护与利用能力建设项目办公室

二○一四年十二月

许 序

"中医"之名立，迄今不逾百年，所以冠以"中"字者，以别于"洋"与"西"也。慎思之，明辨之，斯名之出，无奈耳，或亦时人不甘泯没而特标其犹在之举也。

前此，祖传医术（今世方称为"学"）绵延数千载，救民无数；华夏屡遭时疫，皆仰之以度困厄。中华民族之未如印第安遭染殖民者所携疾病而族灭者，中医之功也。

医兴则国兴，国强则医强。百年运衰，岂但国土肢解，五千年文明亦不得全，非遭泯灭，即蒙冤扭曲。西方医学以其捷便速效，始则为传教之利器，继则以"科学"之冕畅行于中华。中医虽为内外所夹击，斥之为蒙昧，为伪医，然四亿同胞衣食不保，得获西医之益者甚寡，中医犹为人民之所赖。虽然，中国医学日益陵替，乃不可免，势使之然也。呜呼！覆巢之下安有完卵？

嗣后，国家新生，中医旋即得以重振，与西医并举，探寻结合之路。今也，中华诸多文化，自民俗、礼仪、工艺、戏曲、历史、文学，以至伦理、信仰，皆渐复起，中国医学之兴乃属必然。

迄今中医犹为国家医疗系统之辅，城市尤甚。何哉？盖一则西医赖声、光、电技术而于20世纪发展极速，中医则难见其进。二则国人惊羡西医之"立竿见影"，遂以为其事事胜于中医。然西医已自觉将入绝境：其若干医法正负效应相若，甚或负远逾于正；研究医理者，渐知人乃一整体，心、身非如中世纪所认定为二对立物，且人体亦非宇宙之中心，仅为其一小单位，与宇宙万象万物息息相关。认识至此，其已向中国医学之理念"靠拢"矣，虽彼未必知中国医学何如也。唯其不知中国医理何如，纯由其实践而有所悟，益以证中国之认识人体不为伪，亦不为玄虚。然国人知此趋向者，几人？

国医欲再现宋明清高峰，成国中主流医学，则一须继承，一须创新。继承则必深研原典，激清汰浊，复吸纳西医及我藏、蒙、维、回、苗、彝诸民族医术之精华；创新之道，在于今之科技，既用其器，亦参照其道，反思己之医理，审问之，笃行之，深化之，普及之，于普及中认知人体及环境古今之异，以建成当代国医理论。欲达于斯境，或需百年欤？予恐西医既已醒悟，若加力吸收中医精粹，促中医西医深度结合，形成21世纪之新医学，届时"制高点"将在何方？国人于此转折之机，能不忧虑而奋力乎？

予所谓深研之原典，非指一二习见之书、千古权威之作；就医界整体言之，所传所承自应为医籍之全部。盖后世名医所著，乃其秉诸前人所述，总结终生行医用药经验所得，自当已成今世、后世之要籍。

盛世修典，信然。盖典籍得修，方可言传言承。虽前此50余载已启医籍整理、出版之役，惜旋即中辍。阅20载再兴整理、出版之潮，世所罕见之要籍千余部陆续问世，洋洋大观。

今复有"中医药古籍保护与利用能力建设"之工程，集九省市专家，历经五载，董理出版自唐迄清医籍，都 400 余种，凡中医之基础医理、伤寒、温病及各科诊治、医案医话、推拿本草，俱涵盖之。

噫！璐既知此，能不胜其悦乎？汇集刻印医籍，自古有之，然孰与今世之盛且精也！自今而后，中国医家及患者，得览斯典，当于前人益敬而畏之矣。中华民族之屡经灾难而益蕃，乃至未来之永续，端赖之也，自今以往岂可不后出转精乎？典籍既蜂出矣，余则有望于来者。

谨序。

第九届、十届全国人大常委会副委员长

许嘉璐

二〇一四年冬

王 序

　　中医学是中华民族在长期生产生活实践中，在与疾病作斗争中逐步形成并不断丰富发展的医学科学，是中国古代科学的瑰宝，为中华民族的繁衍昌盛作出了巨大贡献，对世界文明进步产生了积极影响。时至今日，中医学作为我国医学的特色和重要医药卫生资源，与西医学相互补充、相互促进、协调发展，共同担负着维护和促进人民健康的任务，已成为我国医药卫生事业的重要特征和显著优势。

　　中医药古籍在存世的中华古籍中占有相当重要的比重，不仅是中医学术传承数千年最为重要的知识载体，也是中医为中华民族繁衍昌盛发挥重要作用的历史见证。中医药典籍不仅承载着中医的学术经验，而且蕴含着中华民族优秀的思想文化，凝聚着中华民族的聪明智慧，是祖先留给我们的宝贵物质财富和精神财富。加强对中医药古籍的保护与利用，既是中医学发展的需要，也是传承中华文化的迫切要求，更是历史赋予我们的责任。

　　2010 年，国家中医药管理局启动了中医药古籍保护与利用能力建设项目。这既是传承中医药的重要工程，也是弘扬优秀民族文化的重要举措，不仅能够全面推进中医药的有效继承和创新发展，为维护人民健康做出贡献，也能够彰显中华民族的璀璨文化，为实现中华民族伟大复兴的中国梦作出贡献。

相信这项工作一定能造福当今，嘉惠后世，福泽绵长。

国家卫生与计划生育委员会副主任

国家中医药管理局局长

中华中医药学会会长

王国强

二〇一四年十二月

马 序

新中国成立以来，党和国家高度重视中医药事业发展，重视古籍的保护、整理和研究工作。自 1958 年始，国务院先后成立了三届古籍整理出版规划小组，分别由齐燕铭、李一氓、匡亚明担任组长，主持制订了《整理和出版古籍十年规划（1962—1972）》《古籍整理出版规划（1982—1990）》《中国古籍整理出版十年规划和"八五"计划（1991—2000）》等，而第三次规划中医药古籍整理即纳入其中。1982 年 9 月，卫生部下发《1982—1990 年中医古籍整理出版规划》，1983 年 1 月，中医古籍整理出版办公室正式成立，保证了中医古籍整理出版规划的实施。2002 年 2 月，《国家古籍整理出版"十五"（2001—2005）重点规划》经新闻出版署和全国古籍整理出版规划领导小组批准，颁布实施。其后，又陆续制定了国家古籍整理出版"十一五"和"十二五"重点规划。国家财政多次立项支持中国中医科学院开展针对性中医药古籍抢救保护工作，文化部在中国中医科学院图书馆专门设立全国唯一的行业古籍保护中心，国家先后投入中医药古籍保护专项经费超过 3000 万元，影印抢救濒危珍、善、孤本中医古籍1640余种，开展了海外中医古籍目录调研和孤本回归工作。2010年，国家财政部、国家中医药管理局安排国家公共卫生专项资金，设立了"中医药古籍保护与利用能力建设项目"，这是继1982～1986年第一批、第二批重要中医药古籍整理之后的又一次大规模古籍整理工程，重点整理新中国成立后未曾出版的重要古籍，目标是形成并普及规范的通行本、传世本。

为保证项目的顺利实施，项目组特别成立了专家组，承担咨询和技术指导，以及古籍出版之前的审定工作。专家组中的许多成员虽逾古稀之年，但老骥伏枥，孜孜不倦，不仅对项目进行宏观指导和质量把关，更重要的是通过古籍整理，以老带新，言传身教，培养一批中医药古籍整理研究的后备人才，促进了中医药古籍保护和研究机构建设，全面提升了我国中医药古籍保护与利用能力。

作为项目组顾问之一，我深感中医药古籍保护、抢救与整理工作的重要性和紧迫性，也深知传承中医药古籍整理经验任重而道远。令人欣慰的是，在项目实施过程中，我看到了老中青三代的紧密衔接，看到了大家的坚持和努力，看到了年轻一代的成长。相信中医药古籍整理工作的将来会越来越好，中医药学的发展会越来越好。

欣喜之余，以是为序。

中国中医科学院研究员

马继兴

二〇一四年十二月

校注说明

《景岳全书发挥》，旧题清·叶天士著。叶天士（1667—1746），名桂，号香岩，晚号上津老人，清代著名温病学家。叶天士不仅精于内科，而且精于儿科、妇科、外科，擅长治疗时疫和痧痘等证。叶氏一生诊务繁忙，无暇著作，现流传的十余种著作系其门人或后人整理而成，而其中不乏托叶氏之名者。一般认为《临证指南医案》《温热论》《幼科要略》《叶氏医案存真》《眉寿堂方案选存》《叶氏医案未刻本》《叶天士晚年方案真本》等比较真实地反映叶氏的学术思想和诊疗经验。

本书共四卷，为辑录有评点的《景岳全书》原文及批语而成。书中针对时医崇信景岳偏执温补之误、天下后世受偏执温补之害而对张景岳倡导的"阳不足论"及重视温补的学术观点进行批驳，言辞犀利，并强调治疗当辨证论治、重视后天脾胃。但其批评未必皆中肯綮，实属医学的门户之争。

本书传世版本有清道光二十四年（1844）眉寿堂刻本、清光绪五年（1879）吴氏醉六堂刻本、清刻本、清抄本、1917年上海文瑞楼石印本、1917年上海竞进书局石印本、1936年上海千顷堂书局石印本、民国上海广益书局石印本等。经调研，记载为清道光二十四年眉寿堂刻本者，扉页、卷尾、序跋、正文内容及文字行款版式均与清光绪五年吴氏醉六堂刻本相同，惟缺失牌记。本次整理，以清光绪五年（1879）吴氏醉六堂刻本为底本，以1917年上海竞进书局石印本为校本，以《景岳全书》1959年上海科技出版社岳峙楼藏版影印本为他校本，进行整理校勘。

本次整理原则如下：

采用现代标点方法，对原书进行重新标点。

1. 将原书繁体字竖排，改为简化字横排，并加现代标点符号。

2. 因古人引书习惯对《景岳全书》原文的省文、颠倒、改动原文等，不失原文义者照录，有失原文义者出异文注。

3. 凡底本中因写刻致误的明显错别字，如"曰"写成"日"等，径改不出校。

4. 凡底本中的异体字、古字、俗字，统一以规范字律齐，不出校；通假字一律保留，并出校说明。

5. 对个别冷僻字词加注音和解释。

6. 原书中批注用另体小字标记。

褚　序

　　张仲景，世称医圣，所著《伤寒论》为诸家之祖。而元王安道①摘其三百九十七法之脱衍复误，得二百三十八条，多所纠正，为仲景功臣。至越人②张介宾《景岳》③一书，托于仲景诸家，偏执一见，穿凿附会，后人无攻其失者。吾郡叶先生天士，号香岩，为国④初神医，治病奇验，传闻于故老，不可胜纪，而著作之流传甚鲜。今之风行者，若《临证指南》等书，类⑤多门人志⑥录，不尽出先生之手。先生尝谓自古医书已备，学者神而明之，临机应变，治病有余。是先生信古而不泥古，并不欲轻议前人可知。惟《景岳》行世已久，先生恐其贻误后学，特详为批校，名之曰《发挥》。发挥者，义取《周易》孔疏⑦，且本朱丹溪《局方发挥》例，言景岳之当，发其覆⑧而挥其诬，俾读其书者毋为其说所蔀⑨，而治病必通，类其情也，较之王氏之增益仲景，功尤钜⑩焉。书久藏

---

　　① 王安道：即王履，元末明初医家，昆山（今属江苏）人，字安道，号畸叟，又号奇翁、抱独山人，从学于朱丹溪，著有《医经溯洄集》《百病钩元》《医韵统》《小易赋》《十二经络赋》等，惟《医经溯洄集》传世。

　　② 越人：张介宾为会稽人，属春秋时越国之地，故称"越人"。

　　③ 景岳：指《景岳全书》，张介宾号景岳。

　　④ 国：对本朝（清朝）之称。

　　⑤ 类：大抵。

　　⑥ 志：记载。

　　⑦ 周易孔疏：唐·孔颖达为《周易》所作的"疏"。疏，为儒家经典重要的注释形式。

　　⑧ 覆：指隐微的义旨。

　　⑨ 蔀（bù 部）：覆盖于棚上以遮蔽阳光的草席，引申为覆盖。

　　⑩ 钜：同"巨"，大。《史记·礼书》："宜钜者钜，宜小者小。"

于家，嘉庆间，先生元孙①半帆②欲刊行而未果，盖全书卷帙浩繁，套板③工费，力有所未逮也。嗣半帆族兄讷人议录清本单行，仿前人经说，节其本文为纲，而以批本循行联缀，工较省，卒亦未成。今晋卿④为半帆令嗣⑤，始毅然以剞劂⑥自任，节缩衣食，以鸠⑦其工，可谓善继人之志者矣。记曰医不三世，不服其药⑧，叶氏自香岩先生后代明医理，及今晋卿且五传矣，则其家学之有本源，奚翅⑨三世？遗泽之久而勿替⑩，尤难得也。予不知医，重晋卿之克承先志，故不辞而为赘言。至于贯穴其说，隐括其理，能为是书之元晏⑪，则请俟夫精斯术者。

时维道光二十四年岁次⑫甲辰秋九月仙根褚逢椿⑬序

---

① 元孙：即"玄孙"，清代避康熙之讳"玄"改作"元"。

② 半帆：即叶潮，字青来，号半帆，通晓医理，与其叔叶钟校刊《叶评伤寒全生集》四卷。

③ 套板：分色套印，此指刊刻出版。

④ 晋卿：即叶潮之子叶林，叶天士五世孙，校刊《景岳全书发挥》，并作后序，且参校《本事方释义》。

⑤ 令嗣：对他人之子的敬称。

⑥ 剞劂（jījué 机决）：雕版印行。

⑦ 鸠：聚集。

⑧ 医不……其药：语出《礼记·曲礼》：（孔疏）"父子相承至三世也……又说，云'三世'者，一曰黄帝《针灸》，二曰神农《本草》，三曰素女《脉诀》，又云夫子《脉诀》。若不习此三世之书，不得服食其药。"

⑨ 奚翅：即"奚啻"，何止。翅：同"啻"。《庄子·大宗师》："阴阳于人，不翅于父母。"

⑩ 替：衰废。

⑪ 元晏：皇甫谧自号"玄晏先生"，据《素问》等著《针灸甲乙经》，发挥岐黄之学。清人避康熙讳，改作"元"。"是书之元晏"，即自许此书能为经典，今有高明为之阐发作注。

⑫ 岁次：亦称年次。古代以岁星（木星）纪年，每年岁星所值的星次与其干支称为岁次。

⑬ 褚逢椿：字锡庚，号仙根，长洲（今苏州）人，清代书画家。

张　序

　　小子谫陋①，于《枢》《素》茫未窥涉，然习闻我祖蔚园公好景岳书，与青浦何先生元长反复讲究有年，然终卒卒②无暇读也。自往年先慈患疴久，始就其书捡寻方药，于证脉微奥固非卤莽所能推测。今叶君晋卿刊其五世祖香岩先生《景岳发挥》，而属③为之序。窃以不知医者言医，夫何敢？虽然，医犹儒也，请试以臆言之。大抵正学流传，一豪之差，不能无偏。既有偏，即有救偏者出。救偏者，正偏之功臣，而或过焉，亦流于偏，则偏与偏互相病。要其各有所得，各见其偏，各救其偏，斯无偏之不可归于正也。《易》曰：神而明之，存乎其人④。斯岂为一家言哉？后汉张仲景为医中之圣，自是以还，代有国工。元时朱丹溪生河间、东垣诸家之后，集其大成，其论说主于寒凉。彼见《和剂局方》多用温燥之品，耗损真阴，欲救其偏重于热，不能尽六气之变之弊，而不知矫枉过正，亦未进于中行也。然则天生名医，既已奏功神效，立说垂后矣。阅数百十年而复生一人，或稍变其术而用之，或全反其道而行之，而厉针砥石⑤运手爪⑥，

---

①　谫陋：浅薄。

②　卒卒：匆忙貌。

③　属：通"嘱"，委托。陆游《北窗试笔》："属儿善藏之，勿遗俗子见。"

④　神而……其人：语出《易·系辞上》，意指真正明白某一事物的奥妙，在于个人的领会。

⑤　厉针砥石：研磨针石。《史记·扁鹊仓公列传》扁鹊治虢太子尸厥："使弟子子阳厉针砥石，以取外三阳五会。"

⑥　运手爪：运针。《后汉书·赵壹传》："然而糟脯出乎车轮，针石运乎手爪。"李贤注："古者以砭石为针。凡针之法，右手象天，左手法地，弹而怒之，搔而下之，此运手爪也。"

若合符节①，岂故使后来居上，成积薪②之势哉？阅人成世，气禀有殊，补偏救弊，易地皆然，非可概论也。有明之末张介宾著《景岳全书》，大旨矫丹溪之论，而偏于温补，阅百余年。吾吴叶香岩先生出，治证奇效，名震动至今在人口。所著作《本事方释义》《全生集批本》，及《温热论》《临证指南》等书，流布海内，未有以偏议先生者也。今《景岳发挥》之刻，晋卿自叙谓攻击介宾不遗余力，窃意先生之于介宾，犹介宾之于丹溪、丹溪之于《局方》钦？抑先生独神明于千古，固得其正传，而不复有偏者钦？小子不知医，乌敢妄言医？然而吴人也习闻先生治病无不效者，其治无不效，其学果无偏者钦？夫医固犹儒也。鹅湖鹿洞③均为大儒，知仁偶歧，门户遂别，迄今论定，尊朱者何尝不尊陆？倘识此，而后可读先生之《发挥》钦，应亦先生著书意也，愿以还质诸晋卿。

道光甲辰秋日元和张肇辰④同甫⑤撰

---

① 合符节：比喻两者完全吻合。符节，古代派遣使者或调兵时用做凭证的东西。《孟子·离娄下》："得志行乎中国，若合符节。先圣后圣，其揆一也。"

② 积薪：积聚木材，比喻后来居上。《墨子·备城门》："城下州道内，百步一积薪，毋下三千石以上，善涂之。"

③ 鹅湖鹿洞：指朱熹与陆九渊。江西铅山有鹅湖书院，庐山有白鹿洞书院，宋代朱熹和陆九渊分别在其地讲学。《宋史·儒林传四·陆九渊》："九渊尝与朱熹会鹅湖，论辨所学，多不合。"

④ 张肇辰：清代江苏元和人，字同里，号咏仙，曾中道光戊子举人，著有《张肇辰诗录》《万松云海棠文录》。

⑤ 同甫：疑为"同里"，张肇辰的字。

程　序

　　《景岳全书发挥》，非辨景岳也，辨崇信景岳偏执温补之误也；非辨崇信景岳也，辨天下后世受偏执温补之害，有莫知其非者，以致贻误于无穷也。曷①言之？脏腑虚实，犹贫富也，病邪为害，犹祸作也，去其祸而贫犹可安，不去其祸而富不可保，一定之理也。无如人情患虚而不顾病，犹之患贫而不顾祸，以攻能致虚、虚不禁攻之说中患虚讳病之人心，自然乐从，不谋而合。夫温补一法耳，谓可以御万病，《内经》无是说也，仲圣无是说也，后贤继起，亦无是说也。惟景岳则闯然②言之，且曰实而误补，犹可解救③，得此说以为张本④，既利投时，又可自全。二百年来，遂群然趋便易之门，走颟顸⑤之路，昧昧于古人之治法者，皆此书作之俑⑥也。先生怒⑦焉伤之，昌言救世，能不言之详而辨之明乎？篇中证必分清，方必细切，而大寒大热、大补大泻之必不敢率意而行也，揆之丹溪《局方发挥》，有心心相印者矣。良医心法，如是如是。曩⑧者，余岳丈讷人公，先生元孙也，欲刻以行世，卒不果。今五世孙晋卿兄，

---

①　曷（hé 和）：为什么。
②　闯然：孟浪貌。
③　实而……解救：语出《景岳全书》卷十四。
④　张本：为事态的发展预先作的安排。
⑤　颟顸（mānhān）：糊涂，不明事理。
⑥　作之俑：典出《孟子·梁惠王上》。本义制作用于殉葬的偶像，后称创始、首开先例为"作俑"，多用于贬义。
⑦　怒（nì 逆）：忧思。
⑧　曩（nǎng）：从前。

惧是书之久而散佚也，乃节录景岳原文，全录先生批论，手抄付刊，属余校订，诚仁心仁术也。今而后我知天下后世不特知偏补之为害，而患虚讳病之人心亦可自返矣。

道光甲辰九月下浣①长洲程翔霄诚斋序

---

① 下浣：农历每月的下旬。浣：唐代定制，官吏十天一次休息、沐浴，每月分为上浣、中浣、下浣，后借做上旬、中旬、下旬的别称。

《景岳全书发挥》例言

一原书卷帙浩繁，力难全刻，今仿照前人刻批之例将批语全行缮录。

一单刻批语，未免阅者查核之劳，因将原文节删，仍单行居中录出，而批语即双行注于其下，庶可一目了然，不必篇篇核对。

一凡逐段逐句批者，俱注于原文每段每句之下，如意有未尽，复加批者，加圈别之。

一凡总批俱低一格，亦双行另录于每篇每节之末。

一原书凡属文内有批者，其总纲篇目悉皆标出，以便易于查核。

一凡总批全篇大意，如附华氏治法之类，其原文一概不录，只将篇目标出。

一节录原文，其起句首一字有用然、故、又、若等字者，虽可删去，未免抹却上文，故仍之。

一原书六十四卷，兹刻约编四卷，每类总纲如传忠录之类，俱低一格，并画方线。其每类篇目如明理篇之类，俱低二格。

一原书有另为一节者，仍照原本，另录其有，每节下加圈另起者，亦照原本加圈。

一原书《十问篇》，每问有数证，每证俱另录，今将每证并录于每问之下，以归简易。

一八阵中方名俱顶格，其主治加减等俱低一格，至总批则低二格，以便阅者醒目，非乱例也。

目 录

卷 一

贾序 ……………………… 一

全书纪略 ………………… 一

传忠录 …………………… 二

　明理篇 ………………… 二

　阴阳篇 ………………… 三

　六变辨 ………………… 六

　表证篇 ………………… 六

　里证篇 ……………… 一〇

　虚实篇 ……………… 一〇

　寒热篇 ……………… 一四

　寒热真假篇 ………… 一四

　十问篇 ……………… 一六

　论治篇 ……………… 二二

　　附：华氏治法 …… 二七

　气味篇 ……………… 二八

　神气存亡论 ………… 二八

　君火相火论 ………… 二八

　先天后天论 ………… 三一

　标本论 ……………… 三一

　求本论 ……………… 三二

　治形论 ……………… 三二

　脏象别论 …………… 三二

　天年论 ……………… 三三

　中兴论 ……………… 三三

　逆数论 ……………… 三四

　反佐论 ……………… 三五

　升阳散火辨 ………… 三五

　夏月伏阴续论 ……… 三六

　阳不足再辨 ………… 三八

　小儿补肾论 ………… 四〇

　命门余义 …………… 四一

　误谬论 ……………… 四五

　辨河间 ……………… 四五

　辨丹溪 ……………… 五一

　论时医 ……………… 六一

　京师水火说 ………… 六五

　医非小道记 ………… 六五

　病家两要说 ………… 六五

　保天吟 ……………… 六六

脉神章 …………………… 六六

　《内经》脉义 ……… 六六

　通一子脉义 ………… 六八

卷 二

伤寒 ……………………… 七二

　经义 ………………… 七二

伤寒总名 …………… 七二

初疹伤寒法 ………… 七二

论脉 ………………… 七三

风寒辨 ……………… 七四

伤寒三证 …………… 七四

传经辨 ……………… 七五

阳证阴证辨 ………… 七五

两感 ………………… 七五

表里辨 ……………… 七五

寒热辨 ……………… 七六

论汗 ………………… 七六

论吐 ………………… 七八

论下 ………………… 七八

舌色辨 ……………… 七八

饮水 ………………… 七九

三阳阴证辨 ………… 八〇

再论阴证阳证及李子建

　《伤寒十劝》之害

　　　…………… 八〇

治法 ………………… 八三

论虚邪治法 ………… 八四

补中亦能散表 ……… 八六

寒中亦能散表 ……… 八六

伤寒三表法 ………… 八七

伤寒无补法辨 ……… 八七

病宜速治 …………… 八九

温病暑病 …………… 八九

发班 ………………… 八九

发狂 ………………… 九〇

劳力感寒 …………… 九一

动气 ………………… 九一

战汗 ………………… 九一

下利 ………………… 九一

诸风 ………………… 九二

经义 ………………… 九二

论古今中风之辨 …… 九二

论中风属风 ………… 九三

论河间中风说 ……… 九三

论东垣中风说 ……… 九四

论丹溪中风说 ……… 九五

论真中风 …………… 九六

非风 ………………… 九六

论正名 ……………… 九六

论有邪无邪 ………… 九六

论肝邪 ……………… 九七

论气虚 ……………… 九七

论痰之本 …………… 九八

论经络痰邪 ………… 九八

论治痰 ……………… 九九

论寒热证 …………… 一〇〇

论治血气 …………… 一〇一

非风诸证治法 ……… 一〇一

论用药佐使 ………… 一〇三

辨经脏诸证 ………… 一〇三

汗证 ………………… 一〇四

论证 ………………… 一〇四

瘟疫 …………… 一〇四
　论证 …………… 一〇四
　瘟疫脉候 ………… 一〇五
　治法六要 ………… 一〇五
　汗有六要五忌 …… 一〇五
　汗散法 …………… 一〇五
　清利法 …………… 一〇六
　下法 ……………… 一〇六
疟疾 ……………… 一〇六
　论截疟 …………… 一〇六
　论似疟非疟 ……… 一〇六
　述古 ……………… 一〇七
　辨古 ……………… 一〇七
火证 ……………… 一〇八
　经义 ……………… 一〇八
　论君火相火之病 … 一〇八
　论病机火证 ……… 一〇八
　论虚火 …………… 一〇九
　论五志之火 ……… 一一〇
虚损 ……………… 一一〇
　经义 ……………… 一一〇
　论虚损病源 ……… 一一〇
　论证 ……………… 一一二
　论治 ……………… 一一三
　附按 ……………… 一一四
劳倦内伤 ………… 一一四
　经义 ……………… 一一四
　论证 ……………… 一一四

论治 …………… 一一五
辨脉 …………… 一一五
关格 …………… 一一六
　论证 …………… 一一六
　论治 …………… 一一六
饮食门 ………… 一一六
　经义 …………… 一一六
　论治 …………… 一一七
　论脾胃三方 …… 一一七
脾胃 …………… 一一八
　论脾胃 ………… 一一八
　论东垣《脾胃论》
　　…………… 一一九
　论治脾胃 ……… 一二一
　述古 …………… 一二二
眩运 …………… 一二二
　经义 …………… 一二二
　论证 …………… 一二三
　论治 …………… 一二五
　述古 …………… 一二六
　吐法新按 ……… 一二六
怔忡惊恐 ……… 一二六
　论怔忡 ………… 一二六
　论惊恐 ………… 一二七
　论治 …………… 一二八
不寐 …………… 一二九
　经义 …………… 一二九
　论证 …………… 一二九

论治 …………… 一三〇

三消干渴 ………… 一三一

论症 …………… 一三一

论治 …………… 一三一

咳嗽 ……………… 一三二

论证 …………… 一三二

外感嗽证治 ……… 一三四

内伤咳证治 ……… 一三五

辨古 …………… 一三七

述古 …………… 一三九

灸法 …………… 一四〇

喘促 ……………… 一四〇

论证 …………… 一四〇

虚喘证治 ………… 一四一

实喘证治 ………… 一四二

述古 …………… 一四三

呃逆 ……………… 一四三

论证 …………… 一四三

论治 …………… 一四四

伤寒呃逆 ………… 一四五

郁证 ……………… 一四五

论《内经》五郁之治

………… 一四五

论脉 …………… 一四五

论情志三郁证治 … 一四六

诸郁滞治法 ……… 一四七

附按 …………… 一四七

呕吐 ……………… 一四七

经义 …………… 一四七

论证 …………… 一四八

虚呕证治 ………… 一四九

实呕证治 ………… 一五〇

吐蛔 …………… 一五一

治呕气味论 ……… 一五一

述古 …………… 一五一

胃火上冲呕吐新按

………… 一五二

吐蛔新按 ………… 一五三

卷 三

霍乱 ……………… 一五四

论证 …………… 一五四

论治 …………… 一五五

恶心嗳气 ………… 一五六

经义 …………… 一五六

恶心证治 ………… 一五六

嗳气证治 ………… 一五七

吞酸 ……………… 一五七

经义 …………… 一五七

辨证 …………… 一五八

论治 …………… 一六〇

述古 …………… 一六〇

反胃 ……………… 一六一

论证 …………… 一六一

论治 …………… 一六一

述古 …………… 一六一

简易方 …………… 一六二　　论证 …………… 一七五

噎膈 ………………… 一六二　　俚词曰 …………… 一七六

　　经义 …………… 一六二　　论泻痢虚实 …… 一七七

　　论证 …………… 一六二　　论积垢 ………… 一七七

　　论治 …………… 一六四　　论五色 ………… 一七八

　　述古 …………… 一六五　　论腹痛 ………… 一七八

肿胀 ………………… 一六六　　论里急后重 …… 一七九

　　经义 …………… 一六六　　论大孔肿痛 …… 一八〇

　　论证 …………… 一六六　　论口渴 ………… 一八〇

　　气分诸胀论治 … 一六七　　论小水 ………… 一八一

　　水肿论治 ……… 一六八　　论阴阳疑似 …… 一八一

　　新按 …………… 一六九　　论治 …………… 一八三

　　述古 …………… 一六九　　述古 …………… 一八四

积聚 ………………… 一七〇　　附按 …………… 一八五

　　经义 …………… 一七〇　心腹痛 …………… 一八七

　　论治 …………… 一七〇　　经义 …………… 一八七

　　述古 …………… 一七〇　　论证 …………… 一八八

痞满 ………………… 一七〇　　论治 …………… 一八九

　　经义 …………… 一七〇　　述古 …………… 一九〇

　　论证 …………… 一七〇　　食停小腹新按 … 一九〇

　　论治 …………… 一七一　　括沙新按 ……… 一九〇

泄泻 ………………… 一七一　　附按 …………… 一九一

　　论证 …………… 一七一　　简易方 ………… 一九一

　　分利治法 ……… 一七二　胁痛 ……………… 一九二

　　诸泄泻论治 …… 一七二　　经义 …………… 一九二

　　述古 …………… 一七四　　论治 …………… 一九二

痢疾 ………………… 一七五　腰痛 ……………… 一九二

　　经义 …………… 一七五　　论证 …………… 一九二

论治 …………………… 一九二

头痛 …………………… 一九二

　　论治 …………………… 一九二

眼目 …………………… 一九三

　　论证 …………………… 一九三

　　述古 …………………… 一九四

鼻证 …………………… 一九四

　　论治 …………………… 一九四

声喑 …………………… 一九四

　　论治 …………………… 一九四

咽喉 …………………… 一九五

　　论证 …………………… 一九五

　　论治 …………………… 一九五

齿牙 …………………… 一九七

　　论治 …………………… 一九七

遗精 …………………… 一九八

　　经义 …………………… 一九八

　　论证 …………………… 一九八

　　论治 …………………… 一九九

　　述古 …………………… 一九九

淋浊 …………………… 一九九

　　论证 …………………… 一九九

　　论治 …………………… 二〇〇

血证 …………………… 二〇〇

　　论证 …………………… 二〇〇

　　论治 …………………… 二〇一

　　吐血论治 ………………… 二〇三

　　吐血下血新按 …… 二〇四

吐血述古 …………… 二〇四

咳血辨古 …………… 二〇五

溺血论治 …………… 二〇五

便血论治 …………… 二〇六

痰饮 …………………… 二〇七

　　论证 …………………… 二〇七

　　论治 …………………… 二〇八

　　先君吐法记 ………… 二〇九

　　述古 …………………… 二一〇

湿证 …………………… 二一〇

　　论证 …………………… 二一〇

　　论治 …………………… 二一〇

黄疸 …………………… 二一一

　　论证 …………………… 二一一

痿证 …………………… 二一二

　　述古 …………………… 二一二

阳痿 …………………… 二一三

　　论治 …………………… 二一三

　　述古 …………………… 二一三

疝气 …………………… 二一三

　　论证 …………………… 二一三

　　论治 …………………… 二一四

　　述古 …………………… 二一四

脱肛 …………………… 二一五

　　论治 …………………… 二一五

癫狂痴呆 ……………… 二一五

　　论证 …………………… 二一五

　　论治 …………………… 二一六

述古 …………………… 二一六

癃闭 …………………… 二一七

  论证 …………………… 二一七

  论治 …………………… 二一八

秘结 …………………… 二一九

  论证 …………………… 二一九

  论治 …………………… 二一九

  述古 …………………… 二一九

疠风 …………………… 二二〇

  述古变证治法 …… 二二〇

诸气 …………………… 二二〇

  经义 …………………… 二二〇

经脉类 ………………… 二二一

  经脉诸脏病因 …… 二二一

  经不调 ………………… 二二一

  血热经早 …………… 二二二

  血热经迟 …………… 二二三

  血寒经迟 …………… 二二三

  血虚经乱 …………… 二二三

  肾虚经乱 …………… 二二三

  经期腹痛 …………… 二二三

  崩淋经漏不止 …… 二二四

  杀血心痛 …………… 二二五

  热入血室 …………… 二二六

  辨血色 ………………… 二二六

  血枯经闭 …………… 二二六

胎孕类 ………………… 二二七

  胎脉 …………………… 二二七

安胎 …………………… 二二七

恶阻 …………………… 二三〇

胎气上逼 ……………… 二三〇

胎漏 …………………… 二三一

妊娠卒然下血 …… 二三一

数堕胎 ………………… 二三一

鬼胎 …………………… 二三二

妊娠药禁 ……………… 二三二

产育类 ………………… 二三三

  滑胎 …………………… 二三三

  催生 …………………… 二三三

  产要 …………………… 二三三

  胞破产难 …………… 二三三

  胞衣不出 …………… 二三四

  气脱血晕 …………… 二三四

  子死腹中 …………… 二三四

  产门不开不闭子宫不

    收 …………………… 二三四

  小产 …………………… 二三五

  下胎断产 …………… 二三五

产后类 ………………… 二三五

  论产后当大补气血

     …………………… 二三五

  论产后三禁 ………… 二三六

  产后腹痛 …………… 二三六

  产后发热 …………… 二三七

  产后乍寒乍热 …… 二三八

  蓐劳 …………………… 二三八

产后喘促 ………… 二三八

产后恶露不止 …… 二三九

产后发痉 ………… 二三九

产后大便秘涩 …… 二三九

带浊遗淋类 ………… 二四〇

带下 ………… 二四〇

白浊遗淋 ………… 二四〇

妇人梦与鬼交 ………… 二四〇

子嗣类 ………… 二四一

宜麟策 ………… 二四一

药食 ………… 二四一

癥瘕类 ………… 二四一

论证 ………… 二四一

血癥 ………… 二四一

食癥 ………… 二四二

气瘕 ………… 二四二

卷 四

小儿则 ………… 二四三

初诞法 ………… 二四三

护养法 ………… 二四四

初生儿看病法 …… 二四四

声音 ………… 二四四

颜色 ………… 二四四

撮口脐风 ………… 二四五

惊风 ………… 二四五

论惊风证治 ………… 二四五

急惊风 ………… 二四五

慢惊风 ………… 二四六

大惊卒恐 ………… 二四六

发搐 ………… 二四六

夜啼 ………… 二四六

外感发热治法 …… 二四七

外感发热弗药可愈
………… 二四八

诸热辨证 ………… 二四八

内热症 ………… 二四八

吐泻 ………… 二四九

吐泻新按 ………… 二四九

附按 ………… 二五〇

霍乱吐泻 ………… 二五一

论泻痢粪尿色 …… 二五一

吐乳 ………… 二五一

五疳症 ………… 二五一

盗汗 ………… 二五二

腹胀腹痛 ………… 二五二

痞块 ………… 二五三

变蒸 ………… 二五三

麻疹 ………… 二五三

疹脉 ………… 二五三

疹证 ………… 二五三

疹期 ………… 二五四

麻疹初热 ………… 二五四

疹出没 ………… 二五四

疹形色 ………… 二五五

总论治法 ………… 二五五

疹吐泻 …………………… 二五六

附麻疹 …………………… 二五六

痘疮 ……………………… 二五七

总论 …………………… 二五七

察脉法 ………………… 二五七

论脉 …………………… 二五七

形色情性 ……………… 二五七

五脏症 ………………… 二五八

辨虚实寒热 …………… 二五八

总论治法 ……………… 二五八

热证论治 ……………… 二五九

发热三朝治款 ………… 二五九

报痘三朝治款 ………… 二六〇

起发三朝治款 ………… 二六一

灌脓三朝治款 ………… 二六二

结靥三朝治款 ………… 二六三

靥后落痂治款 ………… 二六三

出不快 ………………… 二六四

陷伏 …………………… 二六四

痒遏抓破 ……………… 二六四

痘疔黑陷 ……………… 二六五

饮食 …………………… 二六六

咽喉口齿 ……………… 二六六

呕吐 …………………… 二六六

泄泻 …………………… 二六七

寒战咬牙 ……………… 二六八

烦躁 …………………… 二六八

喘急 …………………… 二六八

声音 …………………… 二六九

惊搐 …………………… 二六九

腰痛 …………………… 二七〇

腹痛 …………………… 二七〇

腹胀 …………………… 二七〇

厥逆 …………………… 二七〇

夹疹 …………………… 二七〇

夹班 …………………… 二七一

昼夜啼哭 ……………… 二七一

大小便闭 ……………… 二七一

目证 …………………… 二七一

外科钤 ………………… 二七二

虚实 …………………… 二七二

总论治法 ……………… 二七二

论汗下 ………………… 二七三

论灸法 ………………… 二七三

脓针辨 ………………… 二七三

用针勿忌居神 ………… 二七三

围药 …………………… 二七三

腐肉 …………………… 二七四

舍时从证 ……………… 二七四

温补按则 ……………… 二七四

定痛 …………………… 二七四

生肌收口 ……………… 二七四

用香散药 ……………… 二七五

肿疡 …………………… 二七五

作呕 …………………… 二七五

戒忌调护 ……………… 二七五

疔疮 …………………… 二七五

时毒 …………………… 二七五

肺痈肺痿 ………………… 二七六

鹤膝风 …………………… 二七六

便毒 …………………… 二七六

悬痈 …………………… 二七六

本草正 …………………… 二七七

山草部 …………………… 二七七

隰草部 …………………… 二七九

芳草部 …………………… 二八二

毒草部 …………………… 二八二

竹木部 …………………… 二八三

金石部 …………………… 二八四

人部 …………………… 二八五

新方八阵 ………………… 二八五

新方八略引 ……………… 二八五

一补略 …………………… 二八五

三攻略 …………………… 二八六

四散略 …………………… 二八六

五寒略 …………………… 二八七

六热略 …………………… 二八七

八因略 …………………… 二八七

补阵 …………………… 二八八

和阵 …………………… 二九四

攻阵 …………………… 二九七

散阵 …………………… 二九八

寒阵 …………………… 三〇二

热阵 …………………… 三〇五

固阵 …………………… 三一一

因阵 …………………… 三一二

古方八阵 ………………… 三一六

补阵 …………………… 三一六

和阵 …………………… 三一八

散阵 …………………… 三一九

热阵 …………………… 三二〇

妇人规古方 ……………… 三二一

跋 …………………… 三二二

校注后记 ………………… 三二五

卷　一

贾　序

谈兵说剑，壮士损^①其颜色。乃杀人之手。

全书纪略

《全书》者，博采前人之精义，考验心得之玄微，以自成一家之书。惟医不可自成一家，自成一家则有一偏之见矣。创药方，分八阵，曰补曰和，曰寒曰热，曰固曰因，曰攻曰散，名新方八阵。集古方，分八阵，名古方八阵。别辑妇人、小儿、痘疹、外科方，总皆出入古今八阵，以神其用。用八阵以杀人。岁庚辰，携走粤东，告方伯鲁公^②。公曰：此济世慈航也！真害人之毒药。

此书独以先天、水火、阴阳、命门、真阳立言，说得天花乱坠，敷衍成文，以炫人耳目，毫无实际工夫。治病惟以扶阳温补为常技，将河间、丹溪之言为后学之害而深辟^③之。其治病述古中仍述二家之言，以垂后世，既云读其书终身受误，景岳何必述其言而误终身耶？可恨可耻。古人云用药如用兵者，宜随机应变，

---

① 损：《景岳全书·贾序》作"逊"。

② 方伯鲁公：即鲁超，字文远，江苏会稽（今绍兴）人，清顺治康熙间人，官至广东布政使。方伯，明清时对布政使之称。

③ 辟：驳斥。

活泼泼地无执滞之譬也。此书竟将杜撰新方分为八阵，执方处治，大胆用药，每称奇妙，如临阵相杀之谓，宜乎？用新方而误人者多矣。古方已多，何不竟将古方圆融通变以治病，何苦又立新方以炫人乎？

传忠录

张子和治病，惟以汗吐下三法为去病之主，景岳独与刘、朱为难，而不及子和，何耶？

纸上空言，毫无着实，临症用药，惟讲阳气为主，而用热药补塞，聚精会神，著意深毁①前贤，自以为高出千古，炫惑后人，致近日俱以热药治病。此书之板藏于塘栖凌仪吉家，其人患类中之疾，误于此书之论，俱用热补之药，以致口角流涎，面色红亮，手足动摇，口出臭气，不能步履。余用二陈加黄连、石膏清火豁痰，两月即能步履，神清气爽。后余至新场②，复来定调理之方而去。

明理篇

余有医家之八阵，一而八之，所以神变化。但讲扶阳而以温补为治，何以为神变化？若神化者，可清可温，可寒可热，可攻可补。用兵者除祸乱，攻强暴，如灭蚩尤③，诛少正卯④，攻

---

① 毁：毁谤。

② 新场：地名，现位于上海南汇区。

③ 蚩尤：传说中的古代九黎族首领，与黄帝战于涿鹿，失败被杀。此指恶人。

④ 少正卯：春秋时鲁国人。鲁定公十四年，孔子任鲁国大司寇，上任后七日即诛之，称其兼有五种恶行，不可不杀。

病邪之法也。若竟讲扶阳补正，是用兵但讲德化矣，此老若使之为将，必偾①军误国。

阴阳篇

以证而言，表为阳，里为阴，热为阳，寒为阴，上为阳，下为阴，气为阳，血为阴。辨析阴阳之理，前辈言之详矣，何劳再言。以脉而言，浮、大、滑、数之类皆阳也，沉、微、细、涩之类皆阴也；以药而言，则升散者为阳，敛降者为阴。此等讲阴阳，凡业医者无有不知，不必讲论。若阳有余而更施阳治，则阳愈炽而阴愈消；阳不足而更用阴方，则阴愈盛而阳斯灭矣。既有阳有余之病，何必深罪丹溪而有阳不足之论耶。

道产阴阳，火为水主，水即火源，水火原不相离也。既云水火原不相离，何故独重火耶？使火中无水，其热必极，极则亡阴，而万物焦枯矣。即此说不可专言阳而用热药矣。此水火之气，果可呼吸相离乎？即云不可相离，何得专以阳为主？命门为受生之窍，为水火之家，此即先天之北阙②也。先天浑然一体，有生之后，即分为二，而以水谷养之，可以长生，非讲玄虚之言也。

此说即《内经》所谓无阳则阴无以生，无阴则阳无以化，阳根于阴，阴根于阳，不必敷衍以炫人。

---

① 偾（fèn 愤）：覆败。
② 北阙：本指古代宫殿北面的门楼，也作宫禁或朝廷的别称。此处意谓至尊至贵之处。

人之阴阳，以气血、脏腑为言，特后天有形之阴阳耳。若先天无形之阴阳，则阳曰元阳，阴曰元阴。若讲先天无形，惟有大气而已。形体尚无，焉得有病？惟成形之后有人欲而病起矣。今之人多以后天劳欲，贼①及先天。有生之后，即有人欲，故尔有病，圣王设医以疗之。若竟讲先天，毫无人欲，何必设医？若此之论皆玄虚也，无关于治道。

若讲先天，阴阳浑然一体，俱寓于中，无形可见。既分阴阳，皆属后天，则化生万物，气以成形，而水火有形象矣，治病当以后天为本。

天地阴阳之道，本贵和平，则气令调而万物生。既云阴阳和平而万物生，何故独重阳而轻阴？然阳为生之本，阴实死之基。《经》云：阳杀阴藏。故道家曰分阴未尽则不仙，分阳未尽则不死②。圣王设医以疗民之疾苦，非谓成仙。凡欲保生重命者，尤当爱惜阳气。《经》云：阴精所奉其人寿。阴阳互为根蒂，故《经》云：无阳则阴无以生，无阴则阳无以化。若无阴，则为孤阳而飞越矣。《经》云：阴在内，阳之守也。阳在外，阴之使也。阳化气，阴成形。若无阴，其阳气何所依附而运行乎？不通之论，业医者不可执此见识以误人。曩自刘河间出，以暑火立论，专用寒凉，伐此阳气，其害已甚，河间治病，未尝专用寒凉。观其《宣明论》《保命集》，用药仍有温热，地黄引子亦有附、桂，何得谤其专用寒凉也。赖东垣先生论脾胃之

---

① 贼：《景岳全书》卷一作“戕”。
② 分阴……不死：元·李道纯《中和集》卷四：“大修行人，分阴未尽则不仙；一切常人，分阳未尽则不死。”

火必须温养，东垣以脾胃不足内伤者多，故立《脾胃论》《内外伤辨》。而《脾胃论》中用黄柏、知母居多，未见其谓脾胃之火必须温养。然尚有燥热之药为耗散元气之论，何得捏未有之语，谤毁前贤？此轩岐之罪人也。丹溪复出，又立阴虚火动之论，制补阴、大补等丸，以知、柏为君，寒凉之弊又复盛行。丹溪治虚寒症，亦用热药，何得执补阴丸一方而毁之？嗟乎！法高一尺，魔高一丈，若二子者，谓非轩岐之魔乎？近来吴门①诸医俱用桂、附、参、地、河车、鹿茸等药以杀人，因见此书之论，故敢大胆用热药补之。彼景岳者，真轩岐之魔也！

刻刻②以热伤元气为言，景岳于东垣之书尚未细阅，即刘、朱之书亦未看到。

阴阳虚实。《经》曰：阳虚则外寒，阴虚则内热。既云阴虚则内热，理宜滋阴降火，岂可用热药而耗阴精乎？丹溪之言，亦为有本。

黄柏、知母，施之能食而大便结者，每每奏效。若视为鸩毒，神农不必设此寒凉药矣。但寒热之药，俱宜中病即止。

仲景曰：发热恶寒发于阳，无热恶寒发于阴。此《伤寒论》之言，不必借此以治杂病。

阴根于阳，阳根于阴。既云阴根于阳，阳根于阴，二者不可偏废，何故又引道家之言分阴未尽则不仙之语以惑世。凡病有不可正治者，当从阳引阴，从阴引阳，各求其属而衰之。

---

① 吴门：吴县（今苏州）地区医家的统称。

② 刻刻：每时每刻。

如求汗于血，血属阴，不能作汗。生气于精，从阳引阴也。精属阴。又如引火归源，纳气归肾，从阴引阳也。引火归源之说，用热药于滋阴寒凉之中，使之下行，故谓之引。今医竟将八味"益火之源以消阴翳"之药作导火归源之治，贻误后人。大罪！大罪！

圣王之设医药，悯黎元①之疾苦而作，亦是补偏救弊之法。寒病用热药，热病用寒药，俱中病即止，非以热药为常服之品。

六变辨

六变者，表里寒热虚实也。以表言之，则风寒暑湿火燥感于外者是也。六气伤人亦有里症。以里言之，则七情劳欲饮食伤于内者是也。寒者，阴之类也，或内寒，或外寒，寒者多虚。伤寒发热，寒积内结，岂可言虚。热者，阳之类也，或内热，或外热，热者多实。亦有阴虚生内热，亦有劳倦发热，不可言多实。内出之病多不足，瘀血食积、七情郁结、温病热病、疟疾痢疾，皆从内而发外，岂可言不足。外入之病多有余。外入之病，亦由内气之虚而侵袭。《经》云邪之所凑，其气必虚，未可言有余也。凡病俱因虚而发，若元气充实，岂有发病之理乎？

表证篇

阳邪化热，热则伤气。热药能耗气，故东垣禁之。《经》

---

① 黎元：黎民，指百姓。

曰：寒则腠理闭，气不行，故气收矣。热①则腠理开，营卫通，汗大泄，故气泄矣。景岳言只有避风如避箭，未闻有避热如避箭之说。《内经》云：炅则腠理开，汗大泄，故气泄矣。岂非热伤元气乎？

足经脉长且远，按之可察周身之病，手经脉短且近，皆出入于足经之间，故凡诊伤寒外感者，但言足经不言手经也。此说大非。三阳之中，惟太阳一经包覆肩背，外为周身纲维，内连脏腑肓腧，此诸阳之主气，犹四通八达之衢也。故凡风寒之伤人，必多自太阳经始。太阳为寒水，故伤寒必从太阳始。

三阳表症，不可攻里，或发表，或微解，或温散，或凉散，或温中托里而为不散之散，三阳症而讲温中托里，大误后人。或补阴助阴而为云蒸雨化之散。此说大谬。阳气鼓动而为汗。《经》云：发表不远热。故仲景发表取汗之药必用辛温轻扬，岂可用补阴助阴、凝滞重浊之药而能得汗乎？误人多矣。味厚者为阴，味厚则泄，纯阴降下，岂有发汗之理？气薄则发泄，能发汗升散。《内经》气味之理未明，何敢杜撰立言以误人？

浮脉本属表。若血虚动血、阴虚水亏、内火炽盛、关阴格阳者，脉皆浮大，不可概以浮为表论，必当以形气病气、有无外症参酌之。凡病俱要脉症相参，不宜专拘脉息。

外感寒邪，脉大者必病进，以邪气日盛也。解表之后而脉大者，此为邪盛。未发表而脉大，亦无害。若先小后大，及

---

① 热：《景岳全书》卷一作"炅"。

渐大渐缓者，此以阴转阳，为胃气渐至，将解之兆也。亦有先小后大而邪气炽盛者，不可谓阴转阳、为胃气渐至将解之兆。看脉尚要圆活，不可执此见识。

寒邪未解，脉紧而无力，则邪有余而元气不足也。元气不足，何以逐邪？临此症者，必使元阳渐充，脉渐有力，自小而大，虚而实，渐至洪滑，则阳气渐达，表将解矣。若日见无力而紧数日进，则危亡之道也。临此症者，不可谓元气不足而骤用补剂，助邪为热，热药尤不宜。所谓内伤兼外感，当用补中兼发表。若讲元阳而用热药，必致误人。

阳气渐达而解表，则知滋阴之药不能发汗矣。

病必自表而入者，方得谓之表症；若由内以及外，便非表症。春夏温热之病，必自内而及外。

伤风、中风，虽皆名风，不可均作表证。盖伤风病，风自外入者也，可散之温之而已，此表症也。治伤风之病，宜散不宜温。中风之病，虽形症似风，实由内伤所致，本无外邪，故不可以表症论。真中风亦因外风取中，仍当发表，前辈言之详矣。若内伤乃类中风，当因症用药。若讲本无外邪，何以谓之中风？

发热之类，本为火症。此句欠通。伤寒发热，因寒邪闭其腠理，宜辛温发表，岂可言火症。邪气在表发热者，表热而里无热也，此因寒邪；邪气在里发热者，必里热先甚而后及表也，此是火症。里热先甚者，因郁热在内而外达，此为温病。若阴虚水亏而为骨蒸夜热者，此虚热也，不可以邪热为例。丹溪有阴虚发热论。

此段自内达外为温病，自外入里为伤寒，阴虚发热，前贤俱详言之矣。

燥从阳者因于火，燥从阴者发于寒。燥因血少，不可作寒治。从阴者发于寒，将谓用热药乎？殊不知天令严寒，阳火内伏，销烁①津液，不能荣润皮肤而燥，如地土干燥崩裂，不可作寒治而用热药。所以燥湿皆有表里，必须辨明治之。燥症言表里则可，言寒热则不可。

湿症当辨表里。此段辨症用药，诸书皆有，不必再言。湿热者宜清宜利；寒湿者宜补脾温肾。寒湿者皆邪气也，不宜补脾温肾。

燥症有表里。《经》曰：清气大来，燥之胜也，风木受邪，肝病生焉。此中风之属也。《质疑录》② 论类中风为非风，此又言中风之属也，自相矛盾。盖燥胜则阴虚，阴虚则血少，或牵引拘急，或皮腠风消③，或脏腑干结，此燥从阳化，非从阳化，乃内火外发。营气不足而伤乎内者也，治当以养营补阴为主。前症皆类中风，实因血少，故宜养阴。若秋令太过，金气胜而风从之，则肺先受病，此伤风之属也。盖风寒外束，气应皮毛，或身热无汗，或咳嗽喘满，或鼻塞声哑，或咽喉干燥，津液干枯，非表也。此燥以阴生，非

---

① 烁：通"铄"，销铄。《周礼·考工记序》："铄金以为刃。"陆德明释文："烁，义当作铄。"

② 质疑录：医书名，张景岳著，载医论四十五篇，对金、元诸家论医的偏执处提出质疑，以正其失。

③ 风消：枯瘦。《素问·阴阳别论》王冰注："胃病深久，传入于脾，故为风热以消削。"

阴生，乃寒包热。**卫气受邪而伤乎表者也，治当以轻扬温散之剂暖肺去寒为主。**不宜温散，宜辛凉。此症皆寒包热，宜辛凉轻扬温散之剂以散表寒。若温散暖肺，失之多矣。景岳治病，必有误处。

里证篇

里症者，病之在内在脏也，第于内伤外感疑似之际当详辨也。东垣《内外伤辨》已详言之矣，不必多赘。

症似外感，不恶寒，反恶热，而绝无表症者，此热盛于内也。亦有热郁于内恶寒者。

七情内伤，过于思者，伤脾而气结，脾气结者，温之豁之。忧思气结者，必有郁火，宜开郁清火。温之一法，尚欠斟酌。

酒湿伤阴，热而烦满①者，湿热为病也，清之泄之；酒湿伤阳，腹痛泻利呕恶者，寒湿之病也，温之补之。酒性大热，江河皆冰，惟酒不冰，故为腐肠之药。寒湿两字欠通，温之大谬。

痰饮为患者，必有所本，求所从来，方为至治。若但治标，非良法也。《质疑录》论痰，尚有疑义。

虚实篇

凡外入之病多有余，内出之病多不足。实言邪气实则当泻，虚言正气虚则当补。《经》云：邪之所凑，其气必虚。

---

① 满：通"懑"，烦闷。《说文通训定声·乾部》："满，又假借为懑。"

未可竟言有余。内起之病，郁结日久，乘虚窃发，或瘀血食积痰饮，皆内之壅滞，岂可俱用补乎？此说尚要讲究。**若实而误补，随可解救；虚而误攻，不可生矣。**此说出而用补，死者多矣。如病邪属实，危在顷刻，故云五实死。若实症而用补剂，胀满气急，痰喘不通，顷刻云亡，如闭门逐盗，何能解救？今医专以补为上法，皆此论误之也。大罪！大罪！实症误补，《内经》所谓"实实"，岂可解救？与虚而误攻同也。但知有虚虚之误，不知有实实之害，景岳失之矣。

表实者，或恶热掀衣，或恶寒鼓栗。恶热掀衣，病属里实，岂可云表实？恶寒鼓栗，景岳以为寒，此处以为实为热，何自相矛盾？**走注而红痛者，知营卫之有热；拘急而酸疼者，知经络之有寒。**亦有湿热为病。

里实者，或胀痛，或痞坚，或闭结，或喘满，或懊侬不宁，或燥①**烦不眠，或气血积聚结滞腹中不散，或寒邪热毒深留脏腑之间。**里实者可攻。吴门治法惟以补为常技。

表虚者，或为汗多，或为肉战，肉战亦有胃火者。**或目暗羞明，**肝肾不足，并非表虚。**或耳聋眩运，**属火者有之，非表虚。**或肢体多见麻木，**血少有痰，非表虚。**或举动不胜劳烦，**亦非表虚。**或毛槁而肌肉削，或颜色憔悴而神气索然。**以上皆非表虚，由内之精血虚也。认错。

里虚者，为心怯心跳，为惊惶，为神魂不宁，为津液

---

① 燥：焦躁不宁。

不足，或饥不能食，或渴不喜冷，或为①张目而视，或闻人声而惊。阳明胃火亦有之。上虚则饮食不能运化，或多呕恶而气虚中满。亦有伤食、痰火而呕恶者。下虚则二阴不能流利，有火而不能流利者。或便尿失禁，有肝火而不禁者。肛门脱出，有肝火逼迫而脱出者。而泄泻遗精，有伤食而泄泻者，有欲火妄动而遗精者。在妇人则为血枯经闭，堕胎崩淋带浊等症。崩有瘀者，带浊有湿热者。

病机不一，不可专认为里虚。

阳虚者，火虚也，为神气不足，阳虚未可独言火虚。气属阳，阳气不能外卫，则畏寒而神不足。为眼黑头眩。有肝肾之阴不足而肝火升腾者，不可以为阳虚。阴虚者，水亏也，为亡血失血，为戴阳，为骨蒸劳热。戴阳症属真阳不足，格阳于上，此假热也。

肾虚者，或为二阴不通。不可专认肾虚。

胀满之虚实。仲景云：腹满不减，减不足言，当下之。腹满时减，复如故，此为寒，当与温药。夫减不足言者，以中满之甚，无时或减，此实胀也，故当下；腹满时减者，以腹中本无实邪，所以有时或减，复如故者，以脾气虚寒而然，所以当与温药，温即兼言补也。温即兼补，杜撰之言。仲景何不竟言补而言温？

胀满症并治法，《准绳》逐条言之，竟②于《准绳》中详考之

---

① 为：原作"畏"，据《景岳全书》卷一改。

② 竟：直接。

可也。

《内经》诸篇皆惓惓①以神气为言。神气即胃气也，有生之后即以谷气充养精气，由此而化生，故一部《内经》以胃气为本。

虚补实泻，此易知也。不知实中复有虚，虚中复有实。如病起七情劳倦，酒色所伤，或先天不足，每多身热便秘，戴阳胀满，虚狂假斑等症，似有余而实不足，从而泻之，必枉死矣。又如外感未除，留伏经络，食滞积聚，或气结不散，或顽痰瘀血留藏，病久致羸，似乎不足，其实病本未除，还当治本，若误用补，必益其病。此所谓无实实，无虚虚，损不足而益有余，如此死者，医杀之耳。此经义也，前言实症误补，尤可解救，吾恐世人俱蹈此言而杀人。景岳误之也。《内经》实实虚虚之言，尚未明白，何敢杜撰立言以误人？

肠鸣气走，亦有属火者。《经》云：诸病有声，皆属于火。食不入胃，《经》云：食不得入，是有火也。吐逆无时，皮毛憔悴，耳目昏塞，行步喘促，精神不收，此五脏之虚也。吐逆亦有属火者。《经》云：诸逆冲上皆属火。轻按之痛，重按之快，食饮如故，曰腑实也。属虚。肌肉膜胀，食饮不化，大便滑而不止，此腑虚也。有气滞而膜胀，有脾虚而食饮不化，不可尽为腑虚。腰脚沉重，如坐水中，有湿邪者。行步艰难，气上冲胸，下虚也。有气虚凝滞，经络不宣通者。

---

① 惓惓（quǎnquǎn 犬犬）：恳切貌。

寒热篇

火王[1]之时，阳有余而热病生；水王之令，阳不足而寒病起。议丹溪阳有余为非，今景岳仍有阳有余而热病生之言。

热在表者，为丹肿班[2]黄。此皆因里热而起。

热在下者，为腰足肿痛。热在下为腰足肿痛，河间之热肿不谬矣。

寒在表者，为憎寒，身冷浮肿。此等症俱非寒在表，认错病原。

寒在里者，为恶心呕吐。有火逆冲上者。

寒在上者，为吞酸膈噎。吞酸膈噎而谓之寒，认错关头。《经》云：诸吐呕酸，皆属于热。又云：三阳结谓之膈，岂可以寒论乎。

内热甚者，每多畏寒。内热每多畏寒，河间之言不谬矣。何故将阴胜则为寒，阳虚则为外寒以驳之。

阳脏之人多热，阴脏之人多寒。第阳强者少，十惟二三；阳弱者多，十常五六。甚言阳强者少，而好用热药，以毁丹溪。

寒热真假篇

寒热真假者，阴症似阳，阳症似阴也。察此之法，当专以脉之虚实强弱为主。假寒假热，不可专凭脉息，形色动作

---

① 王：通"旺"。《说文通训定声·壮部》："王，假借为旺（旺）。"
② 班：通"斑"。《说文解字注·文部》："斑者，辩之俗……又或假班为之。"

自有真象。《经》云：审察病机，显然自露。凡真热本发热，而假热亦发热，亦面赤躁烦，亦大便不通，实热。小便赤涩，实热。或气促，咽喉肿痛，邪火，辨症大误。脉见紧数。热。昧者见之，便认为热，不知身虽有热，而里寒格阳，或虚阳不敛，多有此症。但其内症，则口虽干渴，必不喜冷，不欲饮水，内无热也。即喜冷者，饮亦不多，假热之症，必不喜冷。或大便不实，或大便先鞕①后溏，或小水清频，以此辨之，自然不误。今吴门习气，不察色辨症，孟浪投药者居多。或虚狂而起倒如狂，禁之自止，或虚班而班如蚊迹，细碎浅红。其脉必沉细迟弱，或虽浮大紧数而无力无神。凡见此内颓内困等症，攻之必死，急当以四逆、八味、理阴煎、回阳饮之类，倍加附子填补真阳，以引火归元。此虚则有之，为寒而用热药，尚有误处。

俱宜察色辨症为要。

凡伤寒热甚，邪自阳经传入阴分，为身热发厥，神昏，或时畏寒，状若阴症。此热深厥亦深，热极反兼寒化也。刘河间之热极反兼胜己之化，《内经》亢则害，承乃制也。每每言河间之非，今仍不脱此论。若杂症之假寒者，亦或为畏寒，或战栗，此以热极于内而寒侵于外，则寒热之气两不相投，因而寒栗，所谓恶寒非寒，明是热症。畏寒战栗，河间谓热极似寒，而为火症，宜用寒凉之剂。丹溪《格致余论》有恶寒非寒论，何得深毁二子为轩岐之魔乎？

---

① 鞕：同"硬"。《玉篇·革部》："鞕，坚也。亦作硬。"

假寒误服热药，假热误服寒药等症，但以冷水少试之。假热者必不喜水，即有喜者，或服后见呕，便当以温热药解之；假寒者必多喜水，或服后反快，而无所逆者，便当以寒凉药解之。此试法诚是。

十问篇

一问寒热。人伤于寒则病为热，凡身热脉紧，头痛体疼，拘急无汗，而且得于暂者，外感也。此但言伤寒之寒热。

凡身热经旬，或月余不解，有仍属表症者。因初感寒邪，误服寒凉，或虽解散，药未及病，致留蓄在经，此非里也，仍当解散。但言伤寒。

凡内症发热者，多属阴虚，或因积热，然必有内症相应，其来也渐。内症发热不一，或因食积，或因瘀血，或因痰凝气滞，不可谓多属阴虚，必辨症明白，万无药误。若谓多属阴虚，失之多矣。

凡怒气七情伤肝伤脏而为热者，总属真阴不足。丹溪谓君相五志之火妄动，故立阳有余阴不足之论，景岳反言阴有余阳不足以辟之。今又言总属真阴不足，何彼此相反耶？

凡劳倦伤脾而发热者，以脾阴不足，故易于伤，伤则热生于肌肉之分，亦阴虚也。据景岳言阳不足，何得又言脾阴不足？毁东垣热伤元气之非。

凡内伤积热者，在癥痞，在血气，或九窍脏腑，果因实证，必有可据，以实火治之。着意毁刘、朱之用寒凉，将谓永无火症矣。今仍有实火症一条，何耶？

二问汗。凡表邪盛者必无汗，有汗则邪随汗去。然有邪在经而汗在皮毛者，有汗后邪减未尽者，不可因有汗而谓无表邪也。此但言伤寒之汗。

凡温暑症，有因邪作汗，有得汗不解，皆表证也。表邪未除，在外则连经，在内则连脏，皆有症可凭，有脉可辨。此但言温暑之汗。

凡全非表证，有阳虚而得汗者，须实其气，有阴虚而得汗者，须益其精，火盛而汗者凉之，过饮而汗者清之。此汗症之有阴阳表里，不可不察也。如此治法，焉得有误。

三问头身。问其头可察上下，问其身可察表里。头痛者邪在阳分，身痛者邪在诸经，前后左右，阴阳可辨；有热无热，内外可分。但属表邪，散之则愈。此但言外邪。

凡火盛而头痛者，必有内应之证，或在喉口耳目，别无寒热表症，此热盛于上。看在何经，宜清宜降。若用轻扬散剂，火上升而痛愈甚矣。必以河间、丹溪之法治之，寒凉之药可废乎？

凡阴虚头痛者，举发无时，因酒色烦劳情欲，其发则甚。或精或气，非补不可。阴虚必阳亢，未可竟补，必兼滋阴降火。

凡头痛属里者，多因于火。亦有阴寒在上，阳虚不能上达而痛甚者，其症则恶寒呕逆，六脉沉微，或兼弦细，此阳虚头痛也。头痛属阳虚，百中一二，所以多因于火也。

凡眩运①或头重者，可因之以辨虚实。头重与眩运，不可混同立论。凡病中眩运，多因清阳不升，上虚而然。如丹溪云无痰不作运，殊非确论。果有确见而言之，如体气肥胖，过食厚味醇酒，胃中必有痰饮随肝火升腾而作运者多。余历症四十年，治眩运皆以二陈加黄连、山栀、钩藤、天麻、柴胡、白芍，而愈者多矣。虚则加参、术。如瘦人而胸前无阻滞，胃中无痰，可用地黄汤加黄柏、白芍之类。至于头重，尤属上虚。《经》曰：上气不足，脑为之不满，头为之苦倾。此之谓也。眩运之疾因痰火者多，仲景治眩亦以痰饮为先，非独丹溪。然丹溪亦言补虚，头重属湿气者多，未可为上虚。《经》云：邪之所在，皆为不足。上气不足，脑为之不满，耳为之苦鸣。此言邪乘虚客之，非竟言虚也。火盛者，仍以清凉寒药治之。

凡身痛之甚者，《经》曰：痛者寒气多也，有寒故痛也，必温其经，使血气流通，其邪自去。以通行经络为主，理气行滞则痛自止。

凡劳损病剧忽加身痛之甚者，此阴虚之极，不能滋养筋骨，营气惫矣。仍有阴虚而筋骨身痛者，必宜滋阴，岂可用温热药乎？

四问二便。凡小便，人见其黄，便谓是火，不知人逢劳倦，小水即黄，此劳役而火动。焦思多虑亦黄，劳心而火动。泻痢不期亦黄，津液耗而火起。酒色伤阴亦黄。阴虚火

---

① 运：通"晕"。《金匮要略·五脏风寒积聚病脉证并治》高学山注："运，与晕同。"

动。使非有或淋或痛，热症相兼，不可因黄便谓之火，余见逼枯汁而毙者多矣。若用通利则逼枯汁。若讲培养而兼清，焉得逼枯？《经》曰中气不足，溲便为之变。义可知也。非竟说黄赤也，统言大小二便变者，非变色也，谓异于平常也。小便或不禁，或淋漓，或短少频数，或清而多，大便或滑泄，或燥结，皆异于平时之调和也。《内经》之言，包括浑融，不可执定见识。

劳倦、焦思、泻痢、酒色，乃虚火，然痢症有暑热之邪者。若淋痛乃邪火，当分明白而用药，不可谓无火而用热药以误人。《内经》言邪之所在皆为不足，因不足而邪客之为病，后人往往以不足为病，脱却上文"邪之所在"句，竟言虚而用补。

大便乃肠胃门户，必见实邪，方可议下。否则导去元气，邪在表者反乘虚而内陷此讲伤寒，病因内困者必由泄而愈亏此言内伤。凡病不足，慎勿强通。大便弥固者弥良。营卫既调，自将通达，即秘结旬余，何虑之有？要调和若愈固者，乃燥结也，当荣养为主。若固结在老年，防有噎膈之症，不可谓弥固弥良。

五问饮食。外感病食不断者，知其邪未及脏，而恶食不恶食可知。内伤病，食饮变常者，辨其味有喜恶，而爱冷爱热可知。《内外伤辨》言之详矣。

凡诸症得食稍安者，虚也，得食更甚者，或虚或实皆有之，当辨而治。此说诚是。

六问胸。大法胸腹胀满不可用补，不胀不满不可用攻。然痞与满不同，胀塞中满是实邪，不得不攻。但不欲食，不知饥饱，似胀非胀，中空无物，乃痞气，非真满也。胸腹胀满，固不可补。不知饥饱，似胀非胀，此浊气未清，但当理滞气，不宜骤用参、芪、术补住浊气而为胀满。《经》云：浊气不降，则生䐜胀。

凡今人病虚症极多，非补不可。竟言补不分气血。欲察其可补不可补之机，全在察胸腹之宽否①何如，以渐而进，如未及病，再为放胆用之。补中兼疏，得其法矣。观东垣用药法可知。

凡势在危急，难容少缓者，必先问其胸宽乃可骤进。若元气虚而胸腹又胀，是必虚不受补之证，强进补剂，非惟无益，适足招谤。非虚不受补，当用疏补兼行之法，虚不受补乃俗说，非正论。

七问聋。其因病而聋者，伤寒三日，少阳受之，为耳聋。此邪在经，气闭而然。以余所验，未有不因气虚而然者。外邪传入少阳，岂可言气虚乎。《素问》曰：精脱者耳聋②。久病则有之。仲景曰：耳聋无闻者，阳气虚也③。非言伤寒。由此观之，属气虚者十九，气闭者十一耳。肾中真阴不足者多。外感少阳症，不可言气虚、精脱而宜用补。

聋轻者病轻，重者病重。随治渐轻，可察病之渐退，进则病亦进。有老年而久聋者。若聋极绝无闻者，此诚精脱之症，历试皆不治。精脱之聋，必有精脱之证。

---

① 否：闭塞不通。《广雅·释诂一》："否，隔也。"
② 精脱者耳聋：语见《灵枢·决气》。
③ 耳聋……虚也：仲景无此语。

八问渴。渴不渴，可察表里之寒热。凡内热盛，则大渴喜饮，冰水不绝，腹坚便结，脉实气壮者，阳症也。可用河间法矣。

凡虽渴而喜热不喜冷者，此非火症，中寒可知。非火何以渴？水亏故耳。水亏则内热，岂有中寒之理？水亏乃阴虚，可用热药乎？有郁滞不通畅，得热则快，得冷则凝，非水亏症。

凡阳邪盛而真阴虚，不可因其火盛喜冷便云实热。盖内水不足，欲得外水以济，水涸精亏，真阴枯也。余尝治垂危伤寒，每以峻补浸冷与服，补阴则可，若以热药冷饮，此治阴极似阳也。或以冰水、参、熟等剂间进，活人多矣。认错关头，杀人不觉。然必其干渴燥结之甚，乃可参、附、凉水并进；若无实结，不可与水。岂滋阴之药乎？水涸精亏而用热药，是杀之也。

此乃戴阳格阳症，阴极以①阳，当以仲景法治之。如内水不足而用热药，愈涸其水而毙，不可认错关头。

九因脉色辨阴阳。脉洪滑者为实为阳，然《内经》以脉大四倍以上为关格，皆属真虚，此滑大之未必为阳也。关格认为真虚，大误后人。形色之辨，红黄者为实热，黄者未必为实热。而仲景云面赤戴阳者为阴不足，此红赤之未必为实也。戴阳之红，红而娇嫩带白。

十从气味章神见。气味有阴阳，阴降阳升，阴静阳动。此皆浑话，何为阴，何为阳，何味升，何味降，不分明白。

① 以：通"似"。《汉书·高帝纪上》颜师古注："以，或作似。"

气味之升降，升者浮而散，降者沉而利，宜升者勿降，宜降者勿升。景岳用地黄、当归沉降之药而为散剂，大谬。

气味之动静，静者守而动者走。何等气味，说出甘、酸、苦、辣、咸五味方著实。

论治篇

凡看病施治，贵乎精一。病变虽多，其本则一。一拔其本，诸症尽除。《经》曰：治病必求其本。凡诊病者，须先探病本，然后用药。受病之本，非本原之本。既得其要，但用一二味便可拔之，即用至七八味，不过帮助之，引导之，意则一也，方为高手。治病有标本，用药有活法，最要以识病为第一。著识得真，可以放胆用药。若辨症不清爽，而竟放胆用药，无有不误者。近来吴门诸医每以虚脱为言而用参附，参或至一二两，附子三四钱，大剂投之，而毙者多矣。皆专精一二味便可奏效，误之也。最可哂①者，每以不寒不热、兼消兼补之药确然投之，极称稳当，此何以补偏救弊乎？补中有泻，泻中有补，此东垣用药之妙，节制之师也，何得可哂？又有以治风治火、治痰治食之剂兼而用之，甚称周备，此何以从其本而从其标乎？病有夹杂，治有活法，见痰治痰，见火治火，见风治风，见食治食，乃一定之理。如劳嗽发热而停食，自然先消食而后滋阴，此乃急则治标，缓则治本也。若安危在举动之间，用药虽善，若无胆量勇敢而药不及病，尚恐弗

---

① 哂（shěn 审）：讥笑。

济，矧①可执两端乎？胆量勇敢，认病不真，坏事多矣，因识病最难也。故施治之要，必须精一不杂。精一不杂，最能坏事。与其制补以消，孰若少用纯补以渐而进之为愈②也。此真谓之探病。与其制攻以补，孰若微用纯攻自一而再之为愈也。微则力薄，不能胜病。六君子用广皮，归脾汤用木香，枳术丸、参橘煎、参苏饮，岂非制补以消乎？后言仲景之小柴胡、节庵③之黄龙汤，皆制攻以补，而景岳又赞专精妙处，何议论之不同耶？若必不得已而用行中之补，补中之行，是亦势所当然，如小柴胡汤人参、柴胡并用，黄龙汤人参、大黄并用，此正精专妙处。前云兼补兼泻，亦势所当然耳。至东垣之方有二十余味者，欲效其法，须总会其一方之性味，某为专主，某为佐使，能会其一局之意，斯得东垣之心矣。景岳岂能会其一局之意乎？所立新方岂与东垣合乎？虽然东垣非不善也，余则宁师仲景，不敢宗东垣。所立新方俱师仲景者乎？

《内经》治法。岐伯曰：劳者温之温养也，摩之浴之薄之渐磨之也。

《内经》治法不一，则知病亦不一，岂可竟以阳为主而以热药补剂为常技乎？

用药本贵专精，但用一味为君，二三味为佐使，大剂进之，多多益善。若三五七分之说，亦不过点名具数，儿

---

① 矧（shěn 审）：况且。
② 愈：较好。
③ 节庵：即陶华，明代医家，字尚文，号节庵，余杭人，幼年业儒，后从医，著有《伤寒六书》等。

戏而已。七方十剂之道，景岳尚未讲究。

凡治实者，譬如耘禾之生稗，禾之贼也，有一去一，有二去二。若有一去二，伤一禾矣，有二去四，伤二禾矣。此用攻之贵得其真，不可过也。所以畏攻而不敢放胆。凡治虚者，譬如给饷，一人一升，十人一斗，日饷足矣。若百人一斗，千人一斛，三军之众，岂能活者？此用补之贵乎轻重有度，难从简也。所以喜补而大胆峻补，多致误人。

虚实之治，大抵实能受寒，虚能受热，所以补必兼温，泻必兼凉。此说大谬，所谓执死法也。若阴虚水耗而用温补，如火益热矣。盖凉为秋气，主杀万物，逢之便无生长，欲补元气，故非所宜。生脉散、人参白虎汤岂非凉补乎？即有火盛气虚，宜凉补者，亦不过因火暂用，火去即止，终非治虚之法也。用热药亦宜此法，中病即止，非可以久用也。或以苦寒之物谓能补阴，则《内经》有曰形不足者温之以气，温者，养也。温存以养，非温热之义。精不足者补之以味，夫气味之宜于人者谓之补，未闻以味苦气劣亦谓之补也。虽《内经》有曰水位之主，其泻以咸，其补以苦，然此特以五行岁气之味，据理而言耳。有因岁气而病者，当以此法治之。矧其又云麦、羊肉、杏、薤皆苦之类，是苦而补者也，岂若大黄、黄柏之气味苦劣而谓之能补，无是理也。去邪即所以补正。肾欲坚，急食苦以坚之，以苦补之，此

《内经》之言也。闻之王应震①曰：一点真阳寄坎宫，固根须用味甘温。甘温有益寒无补，堪笑庸医错用功。一言以蔽之矣。欲用附桂之语耳。夫温者，不寒不热之性。今以桂附热药谓之温补，不知何所取义？

补泻之法，补亦治，泻亦治，如以新暴之病而少壮者，乃可攻之泻之。新暴之病而少壮者，亦有不宜攻泻。凡临症治病，不必论其有虚症无虚症，但无实症可据而为病者，便当兼补。混话。有虚无虚，即当兼补，使世医不论病情而用补，误人多矣。亦不必论其有火无火，但无热症可据，便当兼温以培命门脾胃之气。使世医竟讲八味热药矣，大误大误。有寒者可用热药。又言无热即当温补以培命门，所以举世俱喜用热药。

温补两字，尚未讲明。《内经》言劳者温之，谓温存以养，使气自充。若言用热药温补命门，大失经旨矣。

治法有逆从。以寒治热，以热治寒，此正治也，正即逆也；以热治热，以寒治寒，此反治也，反即从也。如以热药治寒病而寒不去者，是无火也，当治命门，以参、熟、桂、附之类，此王太仆所谓益火之源，以消阴翳，亦正治也。又如热药治寒病而寒不退，反用寒凉而愈，此假寒症，亦从治法也。反治之道，非以热治热，以寒治寒。微者逆之，如寒病热病，其势尚微，用热治寒，用寒治热，是谓正治。

① 王应震：明清间医家，李中梓《医宗必读》卷一曾引其说，今传有清抄本《王应震要诀》，有"王应震先生四十四字要诀"等七部分内容。

若热极用寒药逆治，则格拒而反甚，故少加热药为引导，使无格拒，直入病所；用热药治寒病，少加寒药以顺病气而无格拒，使之同气相求，谓之从治。非竟以热药治热病，寒药治寒病也。若热药治寒病而寒不退者，所谓热之而寒者取之阳，求其属也。热药治寒病，用寒药为引导则无格拒，寒药热饮则愈，所谓从治，乃顺其性以折之，非以寒凉直折之，谓从治也，景岳认错治法。又有寒药治热病而热不愈，反用参、姜、桂、附、八味之类而愈者，此即假热病，以热从治之法也，亦所谓甘温除大热也。假热之病，仍是寒病，所以用热药治之，非从治法也。假热之病用热药，冷饮则愈。

　　探病之法，不可不知。凡虚实寒热难辨，补泻之意未定者，当先探之。若疑其虚，探以消导，不投则知虚矣；疑其实，探以纯补，觉滞则知实矣。假寒者，略温必躁烦；假热者，略寒必呕恶。探得其情，意有定矣。但探法宜精简，不可杂乱。能精简，不必探矣。

　　景岳立探病之法，最能误人，但能议论纷纷，不能历症识病，所以有探之之法也。前云治病要专精纯一，胆量勇敢，今又立探病之法，则知景岳不能识病之真矣。《经》云审察病机，又云能合色脉，可以万全。医者审察色症，自有一定之理。审其为寒而用热药，审其为热而用寒药，察其虚而用补，察其邪实而用攻，岂可以探之也？探之得其当犹可也，不得其当，则安危在反掌间矣，岂可以探之乎？

　　医诊治法有"行医不识气，治病从何据"一联，亦甚有理。古人云：不知五运六气，捡遍方书何济？不识气者，不知五运六气也，非气血之气。夫天地之道，阳主气，先天也；阴成形，后天也。故凡上下升降，寒热往来，晦明变易，风水留行，无不因气为动静，而人之于气亦由是也。阴阳互相为用，不可单言阳气，独不观太极图乎？阴阳毫无偏胜，阴中有阳，阳中有阴，互为根蒂，岂可专言阳而不言阴乎？若竟讲阳而不言阴，则天地但有春夏而无秋冬，《内经》不必言阳杀阴藏矣。虚劳遗漏阴虚火炎者多，亡阳失血之属，气不固则元不复，此气之虚也。虽曰泻火，实所以降气也。泻火与降气两法。虽曰补阴，实所以生气也。血脱益气，气有生血之功，血无益气之理，况阴无骤补之法，补阴生气，此说未妥。气聚则生，散则死。所以病之生也，不离乎气，医之治病，亦不离乎气。气聚于形而生，若无形，聚于何处而生？气散者，因身中之阴精竭，无所依附而散也。治病但讲气而不言血，亦是执一之见。近见浅辈临症，不曰内伤外感，则曰痰逆气滞。呵呵！此医家八字诀也。有此八字，何必八阵？又何必端本澄源以求迂阔哉？近来医家不知内伤外感，痰逆气滞甚多，端本澄源必欲扶阳乎？为病不一，治病亦不一。讲先天阳气者，可谓迂阔害人。

附：华氏治法[①]

华元化治病遵《内经》之法，不一而治，庸浅之辈竟讲扶阳补法为主，大失《内经》之旨。

[①] 法：原脱，据《景岳全书》卷一补。

气味篇

有气味兼用者，和合之妙，贵乎相成；有君臣相配者，宜否之机，最嫌相左。既欲合宜，尤当知忌，一味不投，众善俱弃，故欲表散者，须远酸寒。何故云滋阴可以散表？

神气存亡论

《经》曰：得神者昌，失神者亡。神者，有胃气也。以形证言之，目光精彩，言语清亮，神思不乱，肌肉不削，气息如常，大小便不脱。若此者，虽脉有可疑，尚无足虑，以其形之神在也。若目暗睛迷，形羸色败，喘急泄泻，或通身大肉已脱，或言语失伦①，虚空见鬼，或暴病沉迷烦躁，昏不知人，或一时卒倒，手撒遗尿。若此者，虽脉无凶候，必死无疑，以形之神去也。所谓审察病机，能合色脉也。今医往往不审病之虚实，形象之盛衰，专以脉之无凭者而言，使病家狐疑而误事。凡药入胃，必赖胃气施布。若邪气胜，胃气竭者，汤药纵下，胃气不能施化，呼之不应，遣之不动，此脏气元神尽去，无可得而使也。此之谓无胃气。

君火相火论

余向释《内经》，于君火以明、相火以位之义说固详矣，而犹有未尽者。及见东垣云相火者，下焦包络之火，

---

① 伦：原作"论"，据《景岳全书》卷二改。

元气之贼也。东垣无"下焦"二字，包络即膻中，系臣使之官，因代心君行事，故为相。火能生物，亦能害物，在动静之机，静则生物，亢则害物。故《易》云：燥万物者，莫熯乎火①。东垣以相火之亢动而耗人元气，故谓之贼。若以明以位则安静而不动，焉可谓之贼？何必纷纷多议。**予闻此说，尝掩口而笑，觉其不察之甚也。**不必笑，火动即耗人元气。故《经》云：阳气者，烦劳则张，精绝。**盖君道惟神，其用在虚；相道惟力，其用在实。故君之能神者，以其明也。**非光焰，乃虚灵不昧，故谓之明。景岳尚欠斟酌。**两间生气总曰元气，元气惟阳为主，阳气惟火而已。**阳气乃无形之气，可以生物，无一息之间断。火乃有形之火，即能害物，不可谓阳气即是火。天以阴阳五行化生万物，气以成形而理亦赋焉，未闻以火成形而理亦赋焉。景岳其将何辞以对？**如轻清而光焰于上者火之明，重实而温蓄于下者火之位。明即位之神，无明则神用无由著；位即明之本，无位则光焰何从生？**一阳居二阴之间，成乎坎也，此所谓水养之而蓄于下。若光焰则亢而动矣，而下焦之火亦起，故情欲之动，由心而起。不生光焰，方是正心诚意，毫无人欲，故谓之以明。《大学》② 所谓虚灵不昧③，以具众理而应万事者也，即明德④，非光焰也。**人生所赖者惟此。**惟此胃气而已，故人绝水谷则死。若竟以君相之火为本，而置脾胃为末务，非治病之要言。

---

① 燥万物……火：语出《周易·说卦》。熯，干燥。

② 大学：四书之一，儒家的经典书籍。

③ 虚灵不昧：心灵安宁、虚静的时候能体察到万物的道理及规律。

④ 明德：光明正大的美德。

然以予之见，则见君相之义无脏不有。据云君相之火无脏不有，即五志之火矣。君相之火动，即人欲之邪火矣，其为贼元气而病也，何疑？总言大体，则相火当在命门。在包络即臣使之官，代君行令。析言职守，则脏腑各有君相。生出许多议论，与《内经》不合。凡五脏发见之神奇，使无其地何以生？地不厚何以蕃？此皆从位而发，五脏各有位，则亦各有相，相强则君强，故圣人特命此名，诚重之也。相火安静不动，故为位。而后人指之为贼，抑何异耶？《内经》言热伤气，故指之为贼。故予不得不辨。不必辨。或曰：彼之指为贼者，亦有深意。《内经》壮火耗气之说，不必讲矣。盖人之情欲，妄动则火起，致伤元气。即君相之火动也。予曰：此固邪正之歧，最当明辨也。动则邪火，静则正火。夫情欲之动，邪念也，邪念之火为邪气；君相之火，正气也，正气之蓄为元气。君相之火动，是为邪火。应事接物，皆心为之用。凡邪念之起，由心之动，心动则火起，相火亦随之而起，耗人元气精血。自古圣贤教人正心诚意，恐其邪念起，故君子必慎其独也。夫静极则动，人欲之萌也。心动即是邪火，安得强词夺理，以毁前贤。譬之产业，能守能荡，罪不罪在子孙，镃基①何与焉？此譬甚觉牵强。

　　火本一物，君相之火，镇静不动则能生物。一动则为人欲，为邪火而害物，故谓之贼。何必哓哓②立说以惑世人？

---

① 镃（zī 姿）基：亦作"镃錤"，大锄。代指家产、财富。
② 哓哓（xiāoxiāo 消消）：争辩不止的声音。

先天后天论

此论乃风鉴①之语。

凡人有生之后，俱以后天为本。圣王之医药，亦为人有生之后，饮食起居，七情六欲，风寒暑湿燥火之侵袭而为病，故设医药以治之，亦是补偏救弊之意。观此书，每每以先天真阳之气为重，而以热药治病为要领，深辟刘、朱。殊不知先天强壮者能斫削而坏，先天不足者亦能培养而寿。《内经》所谓阴精所奉其人寿，俱赖后天水谷培养之也，不必将先天立言以治病。

标本论

本为病之源，标为病之变。近闻时医云：急则治其标，缓则治其本。予闻此说，本属不经，而亦有可取。既属不经，何得又云可取？既云可取，不可谓之不经。所谓不经者，谓其治标治本对待为言，则或彼或此，乃可相参为用矣。若然则《内经》曰治病必求其本，亦何谓耶？治病必求其本，必求其受病之本也。或因风寒暑湿燥火，或因七情六欲，或因饮食起居，受病不一。认清受病之因，非标本之本也。《内经》之言包括甚多，即如类中风一症，因痰因火俱因本元不足而猝然颠仆，痰涎涌甚，不能开口进药，自然先通其窍，或吐其痰使得开口，然后究本寻源而用药。岂非急则治其标、缓则治其本乎？何必生出一番议论。仓卒之急病，命悬顷刻，不得不用急法以治之。如缠喉风一症宜吐痰开口为急务。

---

① 风鉴：指谈相论命之人。

求本论

《内经》云：治病必求其本。此"本"字包括甚多，须认清门路而治。景岳将万病之本只此表里虚实寒热六者而已，如此简便，不察病起何因，竟将六者而论。将《内经》句细加详审，其理自见。

治形论

形以阴言，实惟精血二字足以尽之。水中有真气，火中有真液。此句尚有疑议。不从精血，何以使之降升？脾肾为五脏之本，不从精血，何以使之灌溉？然则精血即形也，形即精血也。天一生水，水即形之祖也。每每讲阳气真火，此处又重治形。据此不可偏执以阳为主。故凡欲治病者，必以形体为主；欲治形者，必以精血为先。使能知此，则神用无方。然用此之法，无逾药饵。若讲药饵治形，竟是皮毛工夫，非老子之言也。

景岳每每以阳为主，所以有阳来则生、阳去则死之论。今又以形言，则知有形则阳气可附而生，形坏则阳去而死，可见阴阳不可偏废。

脏象别论

脏气各有强弱，禀赋各有阴阳。有一脏之偏强，常致欺凌他脏；有一脏之偏弱，每因受制多虞。有素挟风邪者，必因多燥。热药非燥乎？有一人之禀而先后不同者。如阳脏而纵嗜寒凉，久之而阳气受伤变为阴矣；或阴脏而素耽辛热，久之而阴日以涸变为阳矣。据此说，热药不可久用。

设欲以一隙之偏见而应无穷之变机，吾知其遗害于人多矣。阳常不足，即一隙之偏见。

即此一论，变化无穷。寒热之药不可久服，何得讲阳不足之论？

天年论

凡疾苦之望医，犹凶荒之望岁①，其恳其切，其念何如。第庸医多则杀人亦多，每见寒热倒施，虚实谬认，一匕之讹，吉凶随应。困者莫知其然，虽死不觉；明公鉴其多误，能无恻心？第彼非无自，盖自《原病式》以来，祖述相传，日以滋盛，而黎元阴受此害者不知若干矣。照《原病式》察病之情而治之，活人多矣，何得深罪之也？若照景岳治病用药，受此害者亦多矣。《原病式》阐发《内经》，非无本之言，诸名家尝宗之，独景岳以为为害生民。及观新方，仍有用寒凉之药。而河间因病机属火热者多，然用药如地黄饮子仍用桂附，何得动辄深罪河间耶？

将《上古天真论》敷衍为天年论以炫人。此乃修真之士，恬澹虚无，真气从之，精神内守，病安从来？今人不能如是，七情六欲交侵，以致疾病，故设医药以疗之。何必纷纷议论，以炫己长？

中兴论

千言万论，不过要人爱惜精气为本，何必好奇②而云中兴论？

---

① 岁：当年的年景好。
② 好奇：喜欢标新立异。

逆数论

夫变易之数，即升降之数也。其所以无穷者，降以升为主，是即所谓逆数也。若无此逆，则有降无升，流而不返，而大道如环，何所赖乎？由是逆顺交变，则阳与阴对，热与寒对，以及升降长消、进退成败、勤惰劳逸、善恶生死，无一非对。圣人说易，取其意象。如此支离附会，穿凿著迹，毕竟以辞害意。凡此一逆一顺，其变无穷。惟从逆者从阳得生，从顺者从阴得死。详考卦气之圆图，其义昭然可见也。观其阳盛之极，自夏至一阴初姤[①]，由五六七八历巽坎艮坤，天道从西右行。凡医学风水，俱以后天八卦为方位起数，不言先天方位。即以先天方位而言，景岳之意又重在逆数，一边又独注向在阳上去，不知下文是故易逆数也，往者来者，俱仍归到逆上去，故朱子注云故皆逆数也[②]。玩一皆字，则知逆中有生，顺中亦有生矣，是即阴中生阳、阳中生阴之义。何必多为其说耶？则阳气日降，万物日消者，皆顺数也。万物皆潜藏，升降浮沉则顺之。然言天言人，总言生道也。而保生之道，其堪违阳道乎？千言万论，要将"阳"字为主。然医贵圆通，安容执滞？非曰尽不从阴也，从阴正以卫阳也。仍不脱出"阴"字，何必费许多笔墨。

逆数顺数，皆玄虚也，无关于治病。

---

① 姤：六十四卦之一，巽下乾上。《易·姤卦》："象曰：'姤，遇也，柔遇刚也。'"

② 故皆逆数也：语出朱熹《周易本义·说卦传》。

反佐论

用药处方，有反佐之道。《内经》论治曰奇之不去则偶之，偶之不去则反佐以取之，所谓寒热温凉，反从其病也。近观丹溪之治吞酸症，必以炒黄连为君，而以吴茱萸佐之。其治心腹痛症，谓宜倍加栀子，而以炒干姜佐之。凡此之类，余不解也。夫既谓其热，何以复用干姜、茱萸？既谓其寒，何以复用连、栀？使其病轻，或藉以行散。如其病重，人但见其日甚而不知犯寒犯热，自相矛盾，一左一右，动皆掣肘，能无误乎？总之其意要辟丹溪耳。仲景、东垣用寒药，有以热药佐使者，如滋肾丸黄柏、知母，而以肉桂佐之。吞酸吐酸乃肝火也，黄连恐其寒凉拒格，故少佐茱萸入肝而清火，胃火用姜汁炒山栀，亦是此意。独不观附子泻心汤寒热并用，岂仲景不知用药之理乎？可谓之自相矛盾乎？尝观轩岐之反佐，为创经权①之道也；后世之反佐，徒开杂乱之门也。至其变也，则泾渭不分者以之，模糊疑似者以之，寒热并用、攻补兼施者以之。东垣用药，寒热并用攻补兼施，称为医中之王道，岂模糊疑似而不分乎？观新方八阵，真杂乱无理。

升阳散火辨

火之为病，其发也，有阴有阳。发于阴者火自内生，发于阳者火自外致。内生者为五内之火，宜清降；外致者

---

① 经权：经，常规；权，变通。

为风热之火，宜散升。余阅方书，所见头目、口齿、咽喉、脏腑阴火等症，悉云风热。亦有言阴虚火亢者。余之立方处治，宜抑者直从降，宜举者直从升，所以效速而无耽延之患，亦不过见之真而取之捷耳。未必见之真而取之捷，治锁喉风而不知其理，意欲用参补之，后致于死。三月小儿发热，误认感寒而用细辛、白芷、川芎、羌活，耗其肺气而泻喘并作，用参汤全活，岂见之真乎？

夏月伏阴续论

世言夏月伏阴在内，此"阴"字有虚之义，离中虚①，坎中满②，《易》义可知矣。若作阴凉看，其误甚矣。且其时阳浮地上，燔灼焚燎，流金烁石，何阴冷之有？若于夏月火令之时妄投温热，宁免实实虚虚之患乎？此丹溪之言虚是固然矣。若以"阴冷"二字为误，而夏月禁用温热，此则余所不服也。丹溪因天令炎热，销烁真阴，不宜妄投热药以伐天和。若遇寒症仍用热药，恐妄用之也。"妄"之一字，当详察之，犹恐误用，非谓不宜也。景岳将"妄"字改作"禁"字，大误大误！在冬月亦不宜妄投寒药以伐天和。既云夏月之阳尽浮于外，则阴伏于内矣，阴盛则阳衰也，非寒而何？阴阳之理，毫无偏胜。夏月阳浮于外则外热内寒，冬月外寒内热，此浮沉升降，非夏月阴盛阳衰也。若欲补阳，必欲销尽其阴乎。经云夏食凉以养阴。虽有寒邪致病，亦当少用热药，所谓无伐天和是

---

① 离中虚：离卦的卦型。离卦为两阳爻中间一阴爻，故称。
② 坎中满：坎卦的卦型。坎卦为两阴爻中间一阳爻，故称。

也。阳浮于外，则气虚于中矣，气虚即阳虚也，非寒而何？阳浮于外，阴守于内，欲去其阴，则为孤阳而死矣。据云气虚于中，则丹溪之言不谬矣。然尤有显然者，井泉之水冬温夏冷，此非外寒内热、外热内寒之明验乎？三冬之时，阳在内阴在外，故外寒内热。若讲夏月阳衰，岂冬月阴衰乎？若夏月为寒宜用温热，冬月阳在内之时可用寒凉矣，《内经》毋伐天和之说不必言矣。景岳误人不浅。至若主气之外，又有客气，而天以五周，地以六备，寒暄递迁，气更应异。丹溪言其常，司天言六气之变而为病。是无论冬夏皆有非时之气以动，为民病者也。非时之气为温病、热病、时疫，亦不用热药。又岂因夏月火令，遂可谓无寒而禁温热乎？非禁也，不宜妄投热药。且伏阴之义，本以阴阳对待，寒热为言。若但以"阴"字为虚，则夏月伏阴宜多虚证，冬月伏阳即无虚矣。夏令天气炎热，热伤元气，故令人倦怠乏力，孙真人①制生脉散补之。冬月阳在内，故刚强不倦。今见四时之病，盛夏每多吐泻受暑热者多，深冬偏见疮疹，诸如此类，岂非冬多内热、夏多中寒乎？偶有疮疡亦是内伏之火邪，故在夏月患疮疖者多。总之夏有热症，亦有寒症，冬有实症，亦有虚症，虽从时从证，贵乎因病制宜，然夏月伏阴之义有不可不察者也。既云因病制宜，不可偏执一端矣。今若丹溪之论，则于理反悖不悖，而何切于用？丹溪治病，用药皆切当于理。观治江郑兄夏月患虚脱

---

① 孙真人：即孙思邈，因宋徽宗敕封为"妙应真人"，故称"孙真人"。

之症，艾灸气海穴，用人参膏二斤而开口，用参十斤而安。景岳亦细阅《局方发挥》否？近见徐东皋①亦述丹溪之说，而曲引《孟子》"冬日饮汤、夏日饮水"②之言为证。噫！此公都子③之言也，不过借喻内外，原非用析阴阳。圣贤借喻，亦是言理。

阳不足再辨

如人自有生以来，男必十六而精通，女必十四而经至。因水谷之气化生精血而成。其衰也，男精竭于八八，女血净于七七，凡精血既去而人犹赖以不死者，惟此气耳。先天之卦数已终，后天之谷气化生无穷。夫气为阳，精血阴也。此气从阴精而起。若无精，其气何以独立？阴精，后天水谷化生。《经》云：谷入于胃，化而为血以养身。不知精即水也，水即阳也。此乃水中之一阳，无水则无阳，譬之油干即火灭，丹溪补阴之说非谬也。水即阳之说，此言甚幻。若以化生言，则万物之生，其初皆水，先天后天，皆本于是，阴阳互为根蒂，不可偏废。而水即阳之化也。此先天之论。若讲后天，有生之后以水谷养之，至十六岁而阴精成，此时竟讲无形之阳，其精血从何处而来？景岳将先天阳气辟丹溪，而自成一家之言，大误后学。又若精在人身，盛则阳强，衰则阳痿。可见精衰则阳痿，当

---

① 徐东皋：即徐春甫，字汝元，号东皋，又号思敏、思鹤，祁门（今安徽歙县）人，明代医学家，著有《古今医统大全》等。

② 冬日……饮水：语出《孟子·告子上》。喻指饮食根据外因的不同而变化。汤，热水；水，凉水。

③ 公都子：孟子的弟子，《孟子·告子》中与孟子有辩论。

补阴为主。再若养生家所重者惟曰纯阳，纯阳之"阳"，以精言也。精若漏渗，何阳之有？既云纯阳而阳以精言，精若渗漏何阳之有？可见阴精去而阳气散，当补阴则阳气常存。丹溪补阴之说不诬矣。凡精血之生，皆为阳气，得阳则生，阳化气，阴成形。失阳则死。阴竭则阳去，岂有阴竭而阳气独存者乎？譬诸草木，初生苗，继生枝叶，再生花实。皆雨露之所滋而化生枝叶花实。其衰也，花实落而枝叶存，以渐而凋也。木液竭而生意尽，收藏之道也，非阳衰也。人之衰也，精血去而形犹存，以渐而终也。精血去而形犹存者，非阳气也，乃后天水谷之精气以养之也，故人绝水谷即死。即此阳气，亦是水谷化生。凡在生者，无非生气为之主生阳由谷气而生，而一生之生气，何莫非阳气为之主，而但有初中之异耳。有生之后，惟以胃气为本而以水谷为养。若讲无形之阳气，从何处生来？若以精至为阴至，岂花果之成，亦草木之阴至耶？花果雨露滋养而成。阳强则寿，阳衰则夭，又何以见阳之有余也？阳亢则衰，阴绝则阳去，景岳但讲阳气，而不言阴精所奉其人寿，《内经》之理未明，强词夺理以毁丹溪，大罪！大罪！观《天年篇》曰：人生百岁，五脏皆虚，神气皆去，形骸独居而终矣。五脏皆虚者，五脏之精也，即阴也。形骸者，精之躯壳也。有精即有气，形骸内阴阳精气皆寓于中，阴精绝则阳无附而死矣，所谓阴不足乃大理也，何必矫强立言？夫形，阴也；神气，阳也。神气去而形犹存，此正阳常不足之结局也，而可谓阳常有余乎？赵氏《医贯》亦云：人之真火，如鳌山走马灯，火动则拜舞飞走，火熄则徒存躯壳而不动，独加意补阳为主①。景岳之言亦犹是耳。余谓不然，殊不知火之中有油焉，油旺则火明，油少则火暗，油干则火灭，我欲加油则火常明。夫五脏之虚，乃五脏之阴精虚，非阳气虚也。阴精绝则孤阳无所附而死，此阴不足之结局，故《经》云阴精所奉其人寿。不明大理，妄自穿凿。人之形，躯壳也，非阴也，有此形而阴阳寓于中。人之初生，藉水谷之精气而日渐长大，及其死也，精竭而阳气去，徒存躯壳。若讲形为阴精，误矣。**故善治精者，能使精中生气**此景岳常谈。**今欲以不足之元阳，认作有余而云火，则相习以苦寒之劣物，用为补剂以滋阴。**丹溪言滋阴未讲苦寒，景岳将"苦寒"二字责丹溪，然景岳寒阵新方仍用之，何耶？**然天地之道，本自和平，一有不平，则灾害至矣。**既云和平，不宜专讲阳矣。**而余谓阳常不足，岂亦非一偏之见乎？**真一偏之见。**夫人所重者，惟此有生，而何以能生，惟此阳气。**精生气。

　　景岳《小儿补肾论》云：小儿精气未盛，后天之阴不足也；父母多欲水亏，先天之阴不足也。据此说，小儿尚且先后天之阴不足，况大人情欲多端，真阴易耗，所以丹溪有阴不足论，而景岳以阳不足辨之，何言之不相合若此？

小儿补肾论

　　夫小儿之精气未盛，后天之阴不足也；父母之多欲水亏，先天之阴不足也。丹溪之论，不必言其非矣。**凡小儿之病最多者惟惊风之属，而惊风之作，则必见反张戴眼，斜**

---

　　① 人之真火……补阳为主：语本《医贯·内经十二官论》。

视抽搐等证。此其故总由筋急而然，盖血不养筋所以筋急，真阴亏损所以血虚。血属后天，乃真水未足，不能荣木，肝木失其所养，故手足搐搦牵引而为惊风，非外邪为病，此热极生风，《原病式》言之详矣。

丹溪言阴常不足者，因人之初生，必待乳哺水谷，积十六岁而阴气始成，而为人之父母，所以有阳有余阴不足论。幼科钱仲阳独以六味丸为幼科之药，丹溪之言可为后世法。景岳创阳不足论以辟之。及观此篇，仍脱不出丹溪之论，未成人之时亦讲补肾，不必言其阴不足之非矣。

命门余义

命门为精血之海，脾胃为水谷之海，均为五脏六腑之本。然命门为元气之根，为水火之宅，五脏之阴气、阳气非此不能滋发。先天之本在命门，后天之本在脾胃。有生之后惟以脾胃为根本，资生之本，生化之源，故人绝水谷则死。精血亦饮食化生，《经》云人受气于谷，余独重脾胃。既云水火之宅，阴阳寓于中，何故竟讲阳而不言阴。而脾胃以中州之土，非火不能生但言火而不言水，然必春气始于下，则三阳从地起，而后万物得化生。卦有六爻，但知有三阳而不知有三阴也。吾故曰：脾胃为灌注之本，得后天之气也；命门为化生之源，得先天之气也。先天阴阳合而为一，若竟讲先天，日日用补肾之药而不饮食，岂有得生者乎？故以脾胃为本。所以《内经》以胃气为主。

命门有火候，即元阳之谓也，即生物之火也。姑以大纲言之，则一阳之元气必自下而升，而三焦之普濩①乃各见其候。前云命门为水火之宅，今但讲火候，不知天一生水之义，亦是偏见。中焦如灶釜者，凡饮食之滋，本于水谷，胃中阳气，其热如釜，所以朝食午化，午食申化，如釜化之速。观灶釜之少一炬则迟化，增一炬则速化，火力不到则全然不化，即其证也。《经》云：一阴一阳之谓道②。阴阳水火，不可偏胜，此但言火候，而不及水之一字。殊不知胃为水谷之海，多气多血，胃中津液充润，食物可以转输运动而下行，若干枯则不能转输而下达。如竟讲火候而不及津血，则肠胃槁而成噎膈矣。灶下多火，釜中之物皆焦干而坏，此理易明。总之喜用热药耳。上焦如太虚者，凡变化必著于神明，而神明必根于阳气。阳之在下则温暖，故曰相火以位；阳之在上则昭明，故曰君火以明。是以阳长则阴消，而离照当空，故五官治而万类盛。上焦如太虚，即朱子云虚灵不昧，以具众理而应万事者也，是毫无人欲之起也。若心君之火一起，即人欲所蔽而昏矣，不可言火也。火宜镇静不动，方是以明以位。若讲阳长阴消，必欲使真阴消尽而为之离照当空，五官治而万类盛乎？此以三焦论火候，则各有所司，而何以皆归之命门？不知水中之火乃先天真一之气藏于坎中，自下而上，与胃气相接而化，实生生之本也。是以花萼之荣在根柢花萼之荣必藉水以滋养，使真阳不发于渊源，则总属无根之火矣。无真阴之

---

① 普濩（hù 户）：散布。
② 一阴一阳之谓道：语出《周易·系辞上》。

水，谓之无根之火。火无油，不能常明。**若使命门阴胜，则元阳畏避，而龙火无藏身之地，故致游散不归，而为烦热格阳等病。**龙有水则能潜伏于下，阴胜两字不知是真阴胜、阴寒胜？混言阴胜，不分明白。**治此者惟从其性，但使阳和之气直入坎中，据其窟宅而招之诱之，则相求同气，而虚阳无不归原矣。**一阳居二阴之间，因阴衰而阳亢，岂可以热药招之？**昧者不明此理，多以虚阳作实热**当以真阴养之，不思温养此火，**而但知寒凉可以灭火，安望其尚留生意耶？**水可养火，火旺则水干，如灯中之油，油干则火灭。温养两字，不可作热药治，当以真阴养之。赵养葵所谓水养火也。**此实医家第一活人大义。**若讲热药治虚火，杀人多矣。惟以滋阴之中，少加热药为引导则可。

　　命门有生气，即乾元不息之机也，无生则息矣。盖阳主动而升，阴主静而降。惟动惟升，所以阳得生气；惟静惟降，所以阴得死气。命门生气，即坎中阳气也，不可竟言阳，因阳在水中。**又如水暖则化气，化气则升，无不生也；水寒则成冰，成冰则降，无不死也。**阳伏于下，阴浮于上，万类潜藏，至春发生，故河水坚冰而阳气下伏而暖，昆虫草木潜藏于下，非死也。**至若人之生气，无所不在。**俱是浮谈。

　　命门一阳居二阴之间，生气即一阳也。坎中之阳气升腾，因有坎中之水养之，所以不致孤阳飞越。今竟以生气为阳，而脱却阳中有阴之义，殊不知阳根于阴，无阴则阳无以化。据云：水暖则气升，不知天令严寒，井中之水暖而气升者，此阳闭藏于内也。夏月则无之，阴在内也。又云水寒则成冰，无不死也，不知水寒成冰，万物潜藏，故鱼龙在水底，未见其死，所谓阳杀阴藏也。何必哓哓多说以惑人？

盖命门为北辰之枢①，司阴阳之柄，阴阳和则出入有常，阴阳病则启闭无序。即此言阴阳不可偏废，何故独以阳为重？故有为癃闭不通者，以阴竭水枯，干涸之不行也。癃闭之治不一，不可单讲阴竭水枯之一端。有为滑泄不禁者，以阳虚火败，收摄之无主也。滑泄不禁，不可单言阳虚火败。若执两法而治，未免失之多矣。然精无气不行，气无水不化，此其中又有可分、不可分之妙用。此即《内经》所谓无阳则阴无以生，无阴则阳无以化，阴阳互用而不可分。

命门有阴虚，以邪火之偏胜也。邪火之偏胜，缘真水之不足也。故其为病虽是火证，而非邪热实热之比。盖虚热之火不可以寒胜，所谓劳者温之也。此温字当作养字解，温存以养，使气自充，若作温热解，失之多矣。盖虚火因其无水，只当补水以配火，则阴阳平而病自愈。赵养葵之言。若但知知、柏为补阴，则愈败其肾，而致泄泻食减，必速其殆矣。阳亢之时，亦当用之。

阴虚以邪火之偏胜也，邪火之偏胜，由真水之不足。即此而论，水因邪火而耗，当滋水而兼降火。譬之釜中之水，灶底之火煎熬而耗，若但加水而不退火，终无益也；加水而兼退火，则水不干，如六味加知、柏是也。若胃气伤，不可用耳，景岳寒阵中

---

① 北辰之枢：地球围绕对着北极星的地轴转动，喻北极星为枢纽。北辰，即北极星。

方仍用之以治阴虚火亢，独不害人耶？

误谬论

医之为道，性命判于呼吸，祸福决自指端，此于人生关系，较之他事为尤切。以此重任，使不有此见此识，诚不可猜摸尝试，以误生灵，矧立法垂训，尤难苟且，倘一言失当，则遗祸无穷，一剂妄投，则害人不浅。汝之阳不足论遗祸无穷。窃见相传方论，每多失经意，背经旨。总属意见有不到，至理有未明，故各逞胸臆，用示己长。汝之逞胸臆，示己长，特自不觉耳。第以疑似之间，加之便佞①，则真为伪夺，是非乱而强辨出，由是贤者固执，愚者亦固执。汝之强辨，专以阳为重，亦愚者之固执，抑贤者之固执乎？

辨河间

刘河间《原病式》所列病机原出自《内经》，而以病机十九条总于篇末，且曰有者求之，无者求之，盛者责之，虚者责之，令其调达，而致和平。补偏救弊，使气道流行而和平。岂竟讲热药补塞乎？自《原病式》出，而丹溪得之定城，遂目为至宝，因续著《局方发挥》及阳常有余等论，丹溪著《局方发挥》，不可执方治病，非若新方之害人。即如东垣之明，亦因之而曰：火与元气不两立。即壮火食气，热伤气也。今之医流，则无非刘、朱之徒，动辄言火，莫可解救，多致伐人生气，败人元阳，杀人于冥冥之中而莫

---

① 便佞：巧言善辩，阿谀逢迎。

之觉也。用热药而杀人者，皆景岳之误也。**医道之坏，莫此为甚**。医道之坏，坏于此书。此书之作，坏于《医贯》。

《内经》病机十九条，属火者五，属热者四，属寒者一，可见火热为病者多，故河间、丹溪、东垣出，而著《原病式》《阳有余阴不足论》《脾胃论》《内外伤辨》《局方发挥》，用药宜活，因病而施，所以后人得以受其益。今出景岳之书以辟之，亦生民之厄运也。目下时医俱奉此书为至宝，用新方而治病，蒙其害者多矣。此书独立主见，以阳为重，重用热药，深毁前贤，不知未有此书，生民患病者，未见皆死，既有此书，未见皆活，但见各处来就医者，多为热药补火而误也。

宾①谓吐酸吞酸，总由停积不化，而停积不化，由脾胃不健，非温脾健胃不可也，而尚可认为火盛耶？停积不化，则郁而为热，犹如仓廪之米豆，其气不通则发热，其理可知。若竟讲温补，其痞塞更甚矣。且妄引经文为证，其谬孰甚？河间发明《内经》"诸呕吐酸皆属于热"之言，岂妄引乎？景岳将《内经》之言俱废矣，真轩岐之罪人。

夫泻白为寒，人皆知也，而青挟肝邪，脾虚者有之，岂热证乎？青乃肝火煅炼，积滞而下痢。红因损脏，阴络伤者有之，其②尽热乎？红因损脏络而下血，此肠红之症，误认为痢，大谬！大谬！黑为水色，元阳衰者有之，岂热乎？痢证热极而黑，《准绳》有瘀血一条，色亦紫黑，有热毒熏灼而黑者，诸家皆为热，景岳以为阳衰，不知出于何书，大误后人。**凡泻痢**

---

① 宾：张介宾自称。
② 其：同"岂"，难道。

者，水走大肠，小水多涩，水枯液涸，便尿多黄。泻于痢病属两途，岂可混言？水泻由大肠而去，故以分利为先。此黄涩之证，未必皆由热也。"未必"两字甚游移，则非尽寒也。至如完谷不化，澄澈清冷，诚大寒矣。河间只言痢不言澄澈清冷，《原病式》属在寒症，并未言火也。然人偶以寒邪伤脏，或偶以生冷犯脾，稍失温和，即病泻痢，此本受寒，然未必即大寒证也。景岳泻痢并言，大非识病之处。且凡脾胃初伤，阳气犹在，何至清冷，遂成完谷不化？盖由生冷伤于前，复以寒凉败于后也。但言痢未言完谷不化，《原病式》澄澈清冷仍议寒症，并不言热，何必言其谬？凡饮食入胃，其神化而归于营卫者，乃为膏血，其不化而留于肠胃者，惟糟粕耳。此其为精为秽，本自殊途，是以糟粕不能化脓，从可知矣。且垢亦非脓，而实肠脏之脂膏也。黏腻积滞而云脂膏，认病不真，贻祸后人。如久痢不已，或经年累月，而所下皆有脓垢者，岂热化之脓，可以久延如此乎？其非脓也明矣，安得皆云为热？仲景治痢，用黄芩芍药汤、白头翁汤，皆苦寒之药，岂有误乎？欲罪河间，仲景之言亦当照顾。此盖以肠脏受伤，而致膏脂不固。若不安养脏气而用寒凉，未有不脏气日败而至于死。仲景治痢之方可去矣。

河间因病机属热属火者多，故阐发阴阳之理，恐后人误用热药耳。观其立方处治，仍有桂附参术等补剂，非谓无寒症而概用寒凉。景岳独以一偏之见，专以温补为主，助阳为本，深罪刘李朱三大家，惟张仲景为医中之圣，不敢斥言，然尚有滋阴发汗之谬言，以补仲景之未及，真医中之贼也。

以五色分五脏，其理颇通，若谓本则一出于热，则大不通矣。夫泻出于脏，无不本于脾胃，脾胃之伤，以五气皆能犯之。将"泻"之一字立说，大谬！大谬！

泻与痢大不相同，泻者无积而不后重逼迫，痢者有积而后重逼迫腹痛。河间言痢不言泻，景岳以泻而言，脱去痢字而议河间之非，真认错关头。

河间曰治痢莫若以辛苦寒药治之，或微佐辛热则可，据此说，最为治痢之害。治痢用香连丸，诸名家用之奏效者多矣，何云治痢之害？总之，此书之作以辟刘、朱为本，而近时用热药杀人者皆宗此论而惑人，可谓医中妖孽。自丹溪之后，凡治痢者悉用寒凉，皆此说之误之也。用寒凉推荡而痢愈者亦多，用热药而死者亦不少。毋论其他，姑以苦能燥湿之言辨之。夫五味之性①悉出《内经》，有曰以苦燥之者，盖言苦之燥者也。河间不能详察，便谓是苦皆燥，而不知《内经》之言苦者，其性有二，其用有六。用味苦之药燥之，《内经》不言苦之燥者也。景岳不明经旨，反言河间之非。《内经》云：脾苦湿，急食苦以燥之。河间之言不谬。《内经》并不言其性二、其用六，景岳妄将经旨私自杜撰。河间言诸苦寒多泄，惟黄连、黄柏性冷而燥，未尝言是苦皆燥。《药性》言黄连能厚肠胃，故凡火之泻者必以吴茱萸、炒黄连以治之，暴注之泻必用黄连。何必矫强立言而深毁河间？曰湿淫于内，治以苦热，燥淫于内，治以苦温，是皆言苦之阳也。《内经》治以苦热，非竟以

---

① 性：《景岳全书》卷三作"理"。

苦热为治。下句云佐以酸淡，以苦燥之，以淡泄之，燥淫于内，治以苦温，佐以甘辛，以苦下之，非竟讲一句，其中有佐使之药。若但言苦燥苦温，其湿得热则郁蒸而湿气更甚，燥症得温，其燥更甚，故下文佐以甘辛，以苦下之，其火得下泄，其燥自润。景岳单扯一句而言，不将下文细究，而妄自议论前人。苦之发者，麻黄、白芷、升柴之属也。白芷味辛。苦之温者，人参味甘、附子、姜桂、吴茱萸、肉蔻、秦椒之属也。诸药之味俱辛，并非苦也。误认为苦，大错！大错！苦之坚者，续断、地榆、五味、诃子之属也。黄柏能坚肾，此四味并非苦者也。夫气化之道，惟阳则燥，惟阴则湿，此不易之理也。天地炎热则润，严寒则地土燥烈，此不易之理。岂以沉阴下降有如黄连、黄柏之属者，以至苦大寒之性，而犹谓其能燥，有是理乎？《内经》云脾苦湿，急食苦以燥之；又云肾欲坚，急食苦以坚之，以苦补之。有湿热，必用黄连。河间未尝不分寒热，惟暑热之邪而言热。近来治痢，俱用温补止涩而死，皆景岳杀之也。是但知苦燥之一言惟黄连、黄柏未尝言是苦皆燥，而不察苦发、苦温、苦坚、苦泄、苦下之五者，抑又何也？“坚”者，即“燥”之义也。河间本《内经》五脏苦欲补泻而立言，非杜撰创立之语。因致后人治痢多不分寒热虚实，动以河间之法，至死不悟，谁之咎与①？夏伤于暑，秋为痢疟，故以清暑热之药。然治病有寒热虚实，必察色辨证，审其为寒而用热药，审其为虚而用补药，审其为热而用寒药，审其为邪实而用推荡，

---

① 与：同“欤”。《说文解字注》：“欤，通作与。”

不可执定见识而咎河间。

夫肿胀之病，因热者固有之，河间之言不谬矣，但未及论寒胀耳。因热固有之，则仍有热胀者矣。而因寒者尤不少。《经》曰脏寒生满病，又曰胃中寒则胀满，此皆轩岐之言也。诸腹胀大，腑肿，皆属于热，亦是轩岐之言，则知河间非无本之言也。且庶物隆盛，乃太和之阳化，以此拟形质之强壮则可，以此拟腑肿之病象则左①矣。往往胃热则腑肿。热胜则肿，此《内经》之言也。六月土令，湿热土浮而万物隆盛，至秋渐渐收缩，此天地升降沉浮之理，何必强词夺理？寒战皆为火证，而何以《经》曰阴胜则为寒，又曰阳虚畏外寒，又曰阳虚而阴盛，外无气，故先寒栗也，又曰阳明虚则寒栗鼓颔也？河间悉言为火，其然否可知也。《经》云诸禁鼓栗皆属于火，则知战栗乃热极而反见寒象，畏寒、外寒、寒栗与禁栗不同，畏寒、外寒、寒栗但有怕寒之意，禁栗乃战栗动摇之象，自有分别，不必深辟河间。即如疟疾，寒战之极，必发壮热，因内伏之邪热外达也。

据此所云恐则喜惊，恐则伤肾，然《经》曰肝气虚则恐，又曰恐则气下，惊则气乱。夫肝肾既亏，而复见气下、气乱，无非阳气受伤之病。阳气受伤，则何由心火遽甚，而惊则皆由火也？气下，气之下坠也。气乱，气之扰乱不宁也。不宁则火起，非阳气受伤之病，将谓补阳乎？今常见惊恐之人必阳痿遗溺，其虚可知。火炎于上不能降下而阳痿，惊则

---

① 左：谬误。

肝胆之火妄动而下注疏泄遗溺也。然因火入心而惊者有之，未有因恐而惊者，皆可指为火，则倍理甚矣。惊恐相连为病者多，五志之火由惊恐悲哀喜怒忧思而起，于理不悖。

夫邪火盛而阳狂见鬼者固然有之，又岂无阳气大虚而阴邪为鬼者乎？因热者固有之，则知河间非杜撰矣。《难经》曰：脱阴者目盲，脱阳者见鬼，华元化曰：得其阳者生，得其阴者死，岂皆妄意之言乎？脱阴脱阳俱是绝症，得其阳者生，得其阴者死，非如见鬼神之解。

辨丹溪

尝见朱丹溪阳常有余阴常不足论，且妄引《内经》强以为证，此诚大倍①经旨、大伐生机之谬谈也。盖人得天地之气以有生，而有生之气即阳气也，无阳则无生矣。无阴则阳无以生矣。《经》云无阴则阳无以化，据景岳可删去一句矣。故自生至壮，无非阳气为之主，而精血皆其化生也。精生气之说不必言矣。是以阳盛则精血盛，生气盛也。阳盛则阴衰。阴阳宜平不宜偏。阳衰则精血衰，生气衰也。故《经》曰中焦受气取汁，变化而赤，是谓血，岂非血生于气乎？谷气入胃而化生血，非气也，所谓精生于谷。《经》云：人受气于谷，谷入于胃，以传于肺，五脏六腑皆以受气。何得云阳衰则精血衰、生气衰也？与《内经》之旨大相悖谬。故东垣著《脾胃论》以垂后世，为万世医门之法。中焦者胃也，水谷之精气

---

① 倍：通"背"。违背。《荀子·天论》："倍道而妄行，则天不能使之吉。"

化而为血，胃中水谷即有形之物，变化而为血，若胃中但有气而无水谷，将何以化血乎？水谷即阴也。景岳其有说乎？丹溪但知精血属阴，而不知所以生精血者先由此阳气。倘精血不足，又安能阳气有余？由此虑之，何不曰难成易亏之阳气，而反曰难成易亏之阴气？是何异但知有母而不知有父乎？人出自母胎，乳哺水谷，至十六岁阴精始成，岂有不因水谷而专讲扶阳乎？何《小儿补肾论》又议王节斋①之非？何前后之不符耶？其所立补阴等方，谓其能补阴也。然知柏止堪降火，安能补阴？若任用之，则戕伐生气而阴愈亡。景岳寒阵新方中治阴虚火盛仍用知柏，独不伐生气乎？及察其引证经文，则何其谬诞？若《经》曰：阳者，天气也，主外；阴者，地气也，主内，故阳道实，阴道虚。此《太阴阳明论》言脾之与胃生病有异，以阳明主表，太阴主里。《内经》之言，包括总理，如阳者天气也至阳道实阴道虚八句，统言天地阴阳之理，后言犯虚邪贼风阳受之，饮食不节起居不时者阴受之，言病也。阳受之则入六腑，阴受之则入五脏，言阴阳表里也，非单言脾与胃。凡犯贼风虚邪者阳受之，阳受之则入六腑，而外邪在表，邪必有余，故曰阳道实也；饮食不节，起居不时者阴受之，阴受之则入五脏，而内伤脏气，脏必受亏，故曰阴道虚也。阳病多实，阴病多虚，有如此，岂以天地和平之阴阳而谓其阳常有余，阴常不足乎？言脏腑

---

① 王节斋：即王纶，字汝言，号节斋，慈溪（今属浙江）人，明代医学家，著有《名医杂著》等。

表里受病，不言虚实，岂有入五脏而多虚者，如下文膜满闭塞，下为飧泄，久为肠澼，皆为虚乎？景岳《内经》之言尚欠明白，丹溪言阳道实则入表，阴道虚则入里，岂非阳有余阴不足乎？又《经》曰：至阴虚，天气绝；至阳盛，地气不足。此本以上下不交者为言，亦非阳有余阴不足之谓也。且下二句犹或似之，而上云至阴虚，天气绝，则何以为解？丹溪之言，亦有似之。

圣王悯黎元之疾苦而设医。观《内经》病机十九条，属火热者多，故河间、丹溪、东垣出而治病，俱阐发《内经》之旨而垂后世。若寒症仍用温热，但寒症少而热症多，犹恐热药耗人元气，故谆谆告诫。何生民不幸，出此景岳之妖孽，创新奇之语，而为阳不足论，深心著意，以毁前贤，使世人喜用热药，至死不悔。及至立新方，寒阵中仍用寒凉，抑又何耶？

据丹溪《相火论》，无非阐扬火病而崇其补阴之说也。据景岳将阳字敷衍，创论以辟丹溪，使人用热药而害人，真岐黄之妖孽也。两仪动静，为五行之先天，先天者，性道也；五行寒热，为两仪之后天，后天者，变体也。凡疾病俱因后天变动而起。若讲先天，则毫无人欲，五志之火寂然不动，焉有疾病？阳为元气之大主，火为病气之变见，而动乃阳之性道，安得以性道为病变，而言凡动皆属火也？人欲之萌动，由先天性道中来，不必哓哓多说。即自天人论之，则曰天行健，岂天动即火乎？又曰君子以自强不息，岂人动即火乎？丹溪独言人之病。天之运动，此常道也。人之四体运动，周身气道流行，合天之数，是谓无病。若七情六欲交战于中，劳役过度，厚味煎炒，则火起焉，如天之雷电而火起焉，岂天无火乎？镇静不动则能生物，劳动太过则起而害物。**若谓凡动皆属火，则岂必其不动而后可乎？若人奔走劳动，则汗出脱衣，岂非动则火起之明验欤？夫以阳作火，词若相似，而理则大倍矣。**动静以理言，何为大倍？在丹溪则曰阴虚则病，阴绝则死。阴绝则孤阳飞越而死，如盏中之油干则火灭。余则曰阳虚则病，阳脱则死。阳为外卫，阴为内守。阳之脱也，因内守之阴耗竭，阳无所附而脱，故阴精所奉其人寿。**景岳不知大理，妄自穿凿①以误人。因动生火，**此或因情欲之思者，止有一证，如欲念不遂，或纵欲太过，致动相火而为劳瘵者，诚有之也。非一证也。不可以一欲念不遂，纵欲太过，致动相火而论。即此一证亦是阴精耗竭，相火亢盛而病。丹溪之言不为谬矣。**如五志之动皆能生火则不然也。《经》曰：喜伤心，怒伤肝，思伤脾，忧伤肺，恐伤肾。五脏受伤，则五火何由而起？**五志即人欲之火。五脏者藏精气者也，精气衰则火起也。**《经》曰：五脏者，主藏精者也。伤则失守而阴虚，阴虚则无气，无气则死矣。《经》云阴虚生内热，又云热伤气，未闻有阴虚则无气之语。可见脏不可伤，气亦不可伤，未闻伤即为火也。《经》云壮火食气，即为火也。即云为火，必有火证，使无火证而但以"动"字敷衍其说，是何异捉影为形？**动静以理言，不为敷衍。如天为阳，阳主动；地为阴，阴主静。天之动，疾风雷电，即天之火也；人肖天地，人之动，喜怒悲思恐，触而

---

① 穿凿：牵强附会之意。

发之则火起矣，即人欲之火也。常见五志所伤之人伤极必生战栗，是盖以元阳不固，神气失守而然。五志之火起，将元阳不固创论，真为杜撰。

原经文五火之说，乃《解精微论》中言厥病之目无所见也，谓阴阳不交，所以为厥，厥者逆也。阳逆于上火不降，阴逆于下水不升，水火既不升降，而目以一阴之微精，不胜五脏之阳逆，此单言厥逆之为病也，厥病有一水不胜五火，至他病亦有之。岂言火有五而水止一乎？五志人欲之火，即是五火。又按二火之说，乃论人有身寒之甚而反不战栗者，名为骨痹。谓其人肾水素胜，以水为事，则肾脂枯而髓不能满，故寒甚至骨也。岂非真阴不足之寒乎？精气不足则骨髓空虚而畏寒，故纣时老人朝涉①乃骨髓充实，所以不畏寒。又以肝为一阳，心为二阳，二脏皆有伏火，则一水不胜二火，所以身虽寒而不冻栗，此单言骨痹之为病也。如此又岂阳常有余之谓乎？一水不胜二火，即是阳有余矣。《内经》之言包括浑融②，一水不胜二火，虽言骨痹，而议火多水少，理则一也。丹溪言阳有余阴不足，亦非杜撰之言，非比汝阴有余阳不足之杜撰也。

予味丹溪云气之病寒者十无一二③，夫气本属阳，

---

① 朝涉：典出《尚书·周书·泰誓下》。纣王在冬天见一老人清早便在水中行走，认为此人腿中骨髓如此耐寒，定与别人不同，便砍断其腿查看。为商纣王罪行之一。

② 浑融：融会不显露。

③ 气之……一二：朱丹溪《局方发挥》："非若诸火病自内作，所以气之病寒者十无一二。"

《经》云气伤精，岂非气有余而为火乎？《经》曰气实者热也，气虚者寒也。据景岳引经文气实者热也，则气有余便是火之说不谬矣。又《经》曰血气者喜温而恶寒，寒则泣不能流，温则消而去之，则其义可知矣。但讲温不言热，若用热药则血气反为所耗。温者，温和之意，即温养也。且今人之气实与气虚者，孰为多寡，则寒热又可知矣。《内经》病机属火者多，景岳将《内经》细究则知火症居多矣，岂《内经》之言不足凭乎。然而何以证之？如心气虚则神不明，肺气虚则治节有不行，脾气虚则食饮不健，肝气虚则魂怯不宁，肾气虚则阳衰而精少志屈，胃气虚则仓廪匮而并及诸经，三焦虚则上中下俱失其职，命门虚则精气神总属无根。《内经》云：五脏六腑皆受气于胃，不言命门也。凡此者何非气虚①之类？气虚即阳虚，阳虚则五内不暖而无寒生寒，所以多阳衰羸败之病。气虚因热邪耗散其气之故。《内经》云：热伤气。若以阳虚而用热药，则愈耗其气，故东垣刻刻戒辛热之药，有耗散元气之祸。孙真人夏月热气熏灼，元气受伤，以生脉散补之，未闻有补火之说。景岳每每言气虚即阳虚而用热药，不知气虚当用参芪，若用热药气愈耗矣。其曰气有余便是火，而余反之曰气不足便是寒。气不足便是寒，气有余便是火，两句对讲，不必强辨。

据丹溪曰：湿热为病十居八九，则无怪乎寒凉之药亦宜八九矣。东南卑下之地，地卑土湿，湿气熏蒸而湿热，故病居

---

① 虚：原无，据《景岳全书》卷三补。

八九。以天道证之，交四五巳午之月，天令郁蒸，衣服器皿皆霉黴①坏，岂非湿热所致乎？西北地土高燥，则无霉黴之患。

丹溪夏月伏阴论，据此则夏月止宜寒凉矣。丹溪言夏月炎热，肺金受制，不宜妄投热药以耗元气，非谓竟用寒凉。不宜妄用者，盖恐孟浪投之耳，亦将"妄"字一解为妙。春夏有阴寒之令，秋冬有温热之时，所谓主气不足，客气胜也。反四时则病。所谓必先岁气②，无伐天和，亦此谓也。寒热温凉，此四时之令，故《内经·四气调神论》宜应四时以养生。若论客气，乃非其时而病，丹溪必不执法处治，景岳何必将客气以毁之。丹溪止知时热宜凉，而舍时从证，又何以不知也？丹溪治夏月寒症亦用热药，从权治法，丹溪岂不知乎？观其所论，止言夏月忌温热，丹溪明明说"妄"字，何故改作"忌"字。不言冬月忌寒凉，何其畏火之见、主火之言，一至于此？言夏月，其冬月不言而喻矣。

丹溪《局方发挥》曰：《经》云暴注下迫，皆属于热；又曰暴注属火；又曰下痢清白属寒，故泻痢一证，似乎属热者多，属寒者少。详玩《局方》专以涩热为用，若用于下痢清白而属寒者斯可矣。可见丹溪治下痢清白者，仍讲温热之药。其属热者，投以涩热，非杀之而何？据此说，以二火一水言泻痢之由，殊未当也。夫《经》言暴注下迫皆属于热者，谓暴泻如注之下迫，非肠澼下痢之谓也。丹溪言

---

① 黴（méi 梅）：同"霉"，《说文解字注·黑部》："黴，中久雨青黑。"

② 岁气：一年的气候。

暴注下迫乃夏秋感受暑热之邪而为痢，脓血稠黏，逼迫肛门，腹痛后重，非飧泄，久为肠澼也。秋令之痢乃暴病，属湿热者多，飧泄、肠澼乃久病，岂可并论乎？且《内经》言泻痢之证，寒者极多，于泄泻门详列可考，何丹溪独引二火之说？言痢而不言泄泻，若泄泻而认为痢，景岳失之多矣。夫以泻痢为火者本出河间，而丹溪宗之，故变为此说，遂致诸家方论皆言湿热而不知复有寒湿矣。诸家皆言湿热，惟景岳独言寒湿，不知湿气郁蒸则为热。在丹溪之言火多者，谓热药能杀人，病机属热者多，属寒者少，景岳不知《内经》之言。而余察其为寒多者，痢属热者多。则但见寒药之杀人耳。治痢往往用仲景黄芩芍药汤而愈者多矣，岂仲景之法非欤？热病寒病，用药得宜，皆能活人，非寒药专能杀人。若是则《内经》"治热以寒""热者寒之"之句可删矣。

仲景治痢，可下者十法，可温者五法，可见属热者多。景岳将《金匮要略》细读之，然后再讲著书。

据丹溪以痢之赤白言血气，而分属大肠、小肠，其于五行之说则然，而于病情则凿矣。盖小肠为心之府，宜主血。此言红积小肠，属血分，故红。大肠为肺之府，宜主气。此白积属气分。然水谷气化于小肠，岂小肠之非气乎？或粪前见血，岂大肠之无血乎？《经》曰：血者，神气也。此非赤化于气乎？血者，水谷所化。又曰：白血出者死，此非白亦为血乎？盖赤白无关①血气，但其来浅者白，而来深

---

① 　无关：《景岳全书》卷三作"无不关乎"四字。

者则赤也。故《经》曰：阳络伤则血外溢，此言血出上窍而吐衄。阴络伤则血内溢。此言便血，即肠红，非言痢也，景岳认错经旨。丹溪言痢，有气血之分，不言阳络伤、阴络伤之衄血、便血，辨别毫无确当。至若初得一二日间，元气未虚，必推荡之。则此说不可概言矣。此证有不宜下者，有必不可下者，岂以一二日间必可推荡耶？丹溪原云元气未虚必下，今单执下句而疑其"必"字耶？丹溪言元气未虚必推荡之，此《内经》通因通用之法。若元气不足，自然不用推荡。观《格致余论》治叶先生之痢，后重逼迫，正合承气症，因气口脉虚，面色黄而白，平昔过饱伤胃，遂与参术十余剂先补其胃气，而后用承气推荡之。丹溪岂孟浪乎？景岳看书未到，竟将推荡两字深罪之，大谬！大谬！宜推荡者亦不过数十中之一二耳。不可执定十中一二，可推荡则推荡，可清则清，可补则补，在用之权变耳。仲景治痢，至其时复发，此下未尽也，复下之，想景岳未读此书也。在丹溪亦曰：余近年涉历此造用之书，亦有大虚大寒者，此亦丹溪晚年之一隙耳，亦知前言之过否。则知丹溪仍有用温补，何得责其用寒凉，吹毛求疵以毁之。

丹溪痢疾门附录曰：诸有积者，以肚热缠痛推之；诸有气者，以肚如蟹渤①验之。大要以散风邪、行滞气、开胃脘为先，不可遽用补涩，致增变证。此段丹溪治痢有外感，有气滞，当用通因通用之法，不可骤用补涩，使积邪无处出路，必变症蜂起而淹延不已。

---

① 蟹渤：便下多气泡如蟹沫状，为气痢证候之一。

据此三法亦不过言其大概，至若补住寒邪之说，则大有不通。《经》云：邪之所凑，其气必虚。凡病之起，无有不因虚而发。外感内伤，七情饮食，皆乘虚而窃发。至于痢症，因内有积滞，外受暑热，故积滞稠黏，腹痛后重，理宜用仲景法下之。若补住必变肿胀，此自然之理。景岳将"补住寒邪"句纷纷胡说以责丹溪，不去细览《内经》之言，治病竟以一补为良法，真轩岐之妖孽也。夫既受寒邪，即当辨其虚实，实而补之，则随补随甚，即显见也，又何待乎变证？误补则有变证。若因脏气受伤者，则无非虚证，即宜温补。丹溪治脏气受伤之病，自然补之如人参膏，治阴脱之症，亦见奇效，岂丹溪不知治虚症乎？盖温可逐寒邪，补可健脾肾，脾肾健，寒邪去，则无不速愈，何反有补住之理，变证之说？既云寒邪，当去寒邪为主，若邪而用补，其邪从何而去？若补住寒邪，其变症自然蜂起。景岳之言，害人不少。若执补住之说而禁用之，则虚者日虚而变症百出矣。若邪未去而执用温补，其邪更甚，必致变证百出矣。余所见寒凉变症之害，不可胜纪，近则旬日，远则经年，终于殒命而后已，邪未去而补，邪气闭塞于内扰乱本元，绵延岁月而殒命矣。《内经》"客者除之"之说，不必言矣。未闻以温补变症而淹延不已者。温补则邪不散，必淹延而死。余年出古稀，涉历不少，虽古稀之年，涉历尚少，故执定温补而无活法。凡遇人言，无不曰补住寒邪，无不曰邪得补而愈盛，既云邪则当去邪为是，若补之，如闭门逐盗，盗自何出？所谓藉寇兵而赍盗粮也，不通之论。致病者宁受凉而死，不愿温补而生。治病当寒凉用寒凉，当温补用温补，不可执寒凉为非

而害人。仲景承气汤、白虎汤，岂非寒凉乎？**余切悲之，今反**
其说曰：以寒遇寒，则留住寒邪，邪得寒而愈甚，理所必
然。《经》云：人之伤于寒也，则为病热。以次传入于内，始而发
表，入里用寒药攻之，仲景法也，岂寒邪不可用寒耶？

又总原刘、朱二家之说，无非偏执言火。自二子之说
行，而轩岐之受诬久矣。使轩岐再起，能无眦裂①而发竖
乎？二子之说有误于人，何景岳述古之治，每每宗之而治病？且
又云：丹溪治虚火仍用参芪之属，则知丹溪未尝不用温补，河间
治肾水不足之类中，仍以地黄饮子，其中有桂附，则知二子遇热
药补剂之病，亦尝用之，何得如此痛骂而辟之耶？若景岳颠倒是
非，着意辟其言火而用寒凉，何新方寒阵中用知柏地黄汤治阴虚
火亢者，岂非寒凉乎？景岳用之，独不害人耶？何敢肆言无忌，
以谤前贤？

刘、朱二家未尝竟用寒凉，遇虚寒症，亦常用参、术、桂、
附。想景岳河间《宣明论》《保命集》诸方未曾看耳。即《丹溪
心法》诸方亦未尝不用温补，何必深罪其言。岐黄之书，寒热温
凉，随病而用，岂执定温热之药哉？若云寒凉害人，何《经》云
热淫于内治以咸寒，火淫于内治以咸冷？可不言矣。景岳竟议温
补之药，世人蒙其害者多矣。

论时医

时医治病，常以标本藉口，曰急则治其标，缓则治其
本，是岂知《内经》必求其本之意？《内经》治病必求其本，

---

① 眦裂：目眶瞪裂，形容盛怒。

求其受病之本也，或本风寒六气，或本七情六欲，此一"本"字，包括最多。急则治标，缓则治本者，如人患劳怯之症，偶然食积，或感风寒，自当暂治其停食、风寒，然后再治其本病。诸如此类，所谓急则治标也。景岳将标本之本认为本元之本，大错关头。**故但见其所急在病，而全不知所急在命也。**此皆浮词不经之言。急治标缓治本者，此古人治病之缓急，因病之害命故急治其病，若舍病而日所急在命，不知何所处治乎？

中风症悉由内伤，本无外感。悉由两字，执死见也。本无外感，此风字从何处来？若云悉由内伤而用补剂，误人多矣。既云中风，因外之风邪乘虚而袭之，轻则口眼㖞斜，半身不遂，痰涎壅甚，语言不出，二便闭塞，或发表，或豁痰开窍，通行经络，使邪去而后议补，此先贤之大法也。岂可云悉由内伤而骤补乎？大非正论。

伤寒关系全在虚实二字，实者易治，虚者难治。实者，邪气之实也，邪盛亦难处治，未可轻言易治。**若治挟虚伤寒，不知托散而但知攻邪，则愈攻愈虚，无有不死。**托散之说，仲景之书不载。

伤寒阳经与阳证不同：阳经者，邪在表也；阳证者，热在里也。若以阳经作阳证，妄用寒凉，致外内合邪而不可解者，必死。阳经亦有用清凉解散者。

痢疾之作，惟脾肾薄弱者极易犯之。往往农夫强壮之人患痢者甚多。夫因热贪凉，致伤脏气，此人事之病，非天时之病也。秋时患痢，亦因夏月感受暑热之邪，至秋收敛之时，其邪内发而为痢，在他月则无之，则知热邪为痢者多。**痢证多在秋**

深，斯时也，炎暑既消，不可执言热毒，秋凉日至，何堪妄用寒凉？患在秋凉，感于夏月，《经》云夏伤于暑，秋为疟痢。又有一生畏寒冷之物而亦患痢，岂寒凉为痢乎？

小儿痘疹发热，此其正候，盖不热则毒不能透，凡其蒸热之力，即元气之力，故自起至靥，无不赖此热力为之主。惟热甚而毒甚者，有内热真火脉证，方可治以清凉，此不过数十中之一二耳。如无内热，而但有外热，必不可攻热以拔元气而伤脾肾。近代痘科全不知此，但见发热，止知寒凉，致伤脾食减，靥时泄泻而毙者，皆此类也。近来俱以清火解毒而全活者甚多，未见有用参、芪、桂、附而愈者。

痘疮不起，如毒盛而不可起者，此不救之证。大用清火解毒而全活者有之。

妇人经脉滞逆，或过期不至，总由冲任不足而然。若讲滞逆，不得不用消瘀行滞之药，若讲血枯，必当补养，故血滞与血枯不同。

凡情欲致伤，多为血症，或时发热，此真阴受伤。若但知治火，不知治阴，则阴日亡而成劳瘵矣。真阴受伤，因欲火煎熬而伤。若无火，焉能耗阴？当先制其火，而后滋阴并清心静养，使火不沸腾而阴自生矣。"劳"字之义，尚未详解。上面两个"火"字，下面一个"力"字，因用力劳动而火起，吐血咳嗽之病作，故要讲火之为病。

痰症必有所因，是痰不能生病，皆因病生痰也。若止治痰而不知所以生痰，则痰必愈甚。因痰而生病者多，何反言之？痰之生也，由恣食肥腻厚味，或好饮酒，或因抑郁气滞，积渐使然，胶固于胃，触动而发，故仲景有五饮之停积，王隐君有顽痰老痰之治，何得妄生议论以误人？

膨满总由脾胃，脾胃虽虚，未必即胀，若但知消导，则气愈虚而胀必甚。《内经》中满者，泻之于内，开鬼门，洁净府，去陈莝之言，可删去矣。

气滞隔塞，总属脾虚不运。若不养脾，但知破气，则气日亏而渐成噎隔。若竟讲养脾，《内经》言留者攻之、结者散之、坚者削之之治不必言矣。实实之误，景岳大罪。

小水短赤，惟劳倦气虚、阴虚者多有之，若通作火治而用寒凉，则变有不测矣。劳倦阴虚，东垣于参芪之中常用知柏，不可固执不宜寒凉。

病本大虚，治以微补，本无济益，若疑为误而改用消伐则死。有似虚而用补剂不能取效，至病深药浅，执用补药至死不悔，皆此说误之也。

任医须择贤者。若彼宵小①之辈，惟妄炫己长，好翻人案，多致淆惑是非，生命所系不浅。景岳即蹈此辙，大翻前人之案，杀人而不知觉也。

王叔和以左为人迎，右为气口，致后人每以左脉辨外感，右脉辨内伤，岂左无内伤，而右无外感乎？两句混乱，大谬大谬！

《内外伤辨》东垣发明之，故有"辨脉"一条：外感风寒，皆有余之症，是从前客邪来也，其病必见于左手，左手主表，乃行

---

① 宵小：盗贼昼伏夜出称"宵小"，现泛指伪佞小人。

阳二十五度；内伤饮食，饮食不节，劳役过度，皆不足之症，必见于右手，右手主里，乃行阴二十五度也。故外感风寒，则独见左寸人迎脉浮紧，按之洪大。紧者，急于弦，是足太阳寒水之脉，按之洪大有力，中见手少阴心火之脉。丁与壬合，内显洪大，乃伤寒证脉也，此乃东垣内伤外感辨脉之言。恐后人内伤外感不明，故细细详审而著《内外伤辨》，以垂后世，仁民之意深矣。岂有谬乎？景岳妄自穿凿，贻害不浅。

病人善服药者，闻其气，尝其味，便可觉宜否，固无待入腹而始知也。有病之人，或外感而人事不清，或内伤而口不知味，岂有病人尝其味而觉宜否乎？医者尚不能尝气味之性，必如神农可以尝而知之然。此说荒唐不经，病者无识无知者多，故用医治之。如可尝而知之，不必延医矣。

京师水火说

此说人人共知，可以不必言。

医非小道记

予出中年，尝游东藩之野，遇异人焉。果遇异人而创此异言以误人乎？亦无对证之语，借此异人以惑世。

景岳自谓博览群书而为明医，圣贤尚且谦退，而景岳每每自夸，可耻可耻！

病家两要说

病不贵于能延医，而贵于能延真医。景岳自谓真医矣。阅此书瑕疵甚多，偏执一见，不明大理，真庸医之辈。使主者不有定见，能无不被其惑而致误事者鲜矣。此浮言之当忌也。景岳浮言驳辨，有似是而非者甚多，病家信以为高明，用之必有误处。

保天吟

一气先天名太极，太极生生是为易。易中造化分阴阳，分出阴阳运不息。刚柔相荡立乾坤，剥复夬姤[①]群生植。禀得先天成后天，气血原来是真的。既云先天名太极，易中造化分阴阳，又云刚柔乾坤后天气血，则知阴阳无偏胜也，何故讲治病独以阳为主？

脉神章

《内经》脉义

胃气

《平人气象论》曰：平人之常气禀于胃，胃者，平人之常气也。人无胃气曰逆，逆者死。胃气为人之根本，非真阳为根本，景岳细思之。

又曰：人以水谷为本，故人绝水谷则死，脉无胃气亦死。先天真阴真阳虽足，一绝水谷，人即死矣。请景岳再思之，不必浮谈阴阳水火以炫人。

脉色

能合色脉，可以万全。

---

① 剥复夬（guài 怪）姤：六十四卦中的四卦，意指自然之道。剥，即落，指事物由盛到衰的变化；复，恢复、回复，指事物由坏变好的过程；夬，决断、决裂，指决裂、决断的方法；姤，遇合，指遇合、聚合之道。

人迎气口

详人迎本足阳明经脉在结喉两旁，气口乃手太阴经脉在两手寸口。东垣《内外伤辨》亦云：左为人迎，右为气口，其中有至理。足阳明经脉虽在结喉，而诊脉在右关。

寸口诸脉

寸口脉沉而弱，曰寒热及疝瘕，少腹痛。若竟讲下竟下，少腹、膝足中事也，当在尺中，今诊在寸口，则知诊脉不可执一。

真脏脉

黄帝问曰：见真脏者死，何也？岐伯曰：五脏者，皆禀气于胃。胃者，五脏之本也。五脏者，皆禀气于胃，胃者五脏之本。景岳独以真阳、元阳、命门为根本，每每以此立言。而今医读是书，治病不曰补火即曰导火归源，补火生土，习俗以为常套，未闻以脾胃为本。**按：此胃气即人之阳气，阳气衰则胃气弱，阳气败则胃气绝矣。**创出一阳气。脉为气血之先，胃为水谷之海，水谷之精气变化为脉，故人绝水谷则死。有胃气者，不疾不徐难以名状也，即和缓也，岂可将一阳气为言？不知"脉"之一字从何处来。脉者血脉也，何得以阳气乱惑人心？**所谓凡阳有五者，即五脏之阳也。五脏之气，互相灌濡，故五脏各兼五气。是可见无往而非阳气，亦无往而非胃气，无胃气即真脏独见也，故曰死。**但知五脏之阳气，不知五脏之阴精，可谓有阳而无阴。竟说胃气，不必生出一阳气。

通一子①脉义

脉神

脉者，血气之神，邪正之鉴也。何前篇脱却"血"之一字而竟以阳气为胃气？大谬！故血气盛者脉必盛，衰者脉必衰，无病者脉必正，有病者脉必乖。人之疾病，无论表里寒热皆有虚实，既知表里寒热，而复以虚实二字决之，则千病万病，可一贯矣。有病虚而见实脉，有病实而见虚脉，不可以实脉便是实症，虚脉便是虚症，必察色问情为要。不可以"虚实"二字决之，千病万病可以一贯，误人非浅。

部位解

按《本经》曰：上竟上者，胸喉中事，下竟下者，少腹腰股膝胫中事，所以脉之形见上者候上，下者候下。自王叔和云心与小肠合于左寸，肺与大肠合于右寸，致后人遂有左心小肠、右肺大肠之说，其谬甚矣。经络亦在上部。经络受病，在寸诊之，亦为有理，如齿属肾，其在上部，肾虚齿痛，诊在寸乎尺乎？肝开窍于目，亦在上，肝火作痛，诊在关乎寸乎？故诊脉要圆活变通，不可拘执上竟上、下竟下之说，所谓切而知之之谓巧也。

正脉十六部

沉滑为宿食，为伏痰。景岳言痰因病而生，非因痰而生病。既云伏痰，乃痰伏于内而致病，何其言之不符？沉而实者，

---

① 通一子：张景岳别号。

多滞多气，故曰下手脉沉，便知是气郁。

数脉有阴有阳，今世相传皆以数为热，及考《内经》，但曰诸急者多寒，急者紧也，大急六至者曰数为热，细急六至者曰紧，紧主寒主痛。缓者多热，滑者阳气盛，微有热，粗大者，阴不足阳有余，为热中也，缓而滑者，曰热中，舍此则无以数言热者。《内经》云数则烦心，岂非热乎？自余历验以来，凡见内热伏火等证，脉反不数而惟洪滑有力，如《经》所言是也。内热伏热等症，往往沉细带数，重按有力，丹溪《涩脉论》其言甚详。惟脉不可以言传，当以意悟之，而以审察病机为要。《经》云能合色脉，可以万全，若专讲脉息，未免误人。凡寒邪外感，脉必暴见紧数。紧则为寒，数则为热，二脉不知分别，何得云切而知之乎？又有阴虚之数者，必数而弦滑，虽有烦热，亦宜慎用寒凉。阴虚则脉数，水衰火亢之象，并非虚寒也。疟有数脉，凡疟作之时，脉必紧数，疟止之时，脉必和缓，岂作即有火，而止则无火乎？弦数者多，故曰疟脉多弦，未可言紧。夏伤于暑，秋为痎疟。热邪内伏，寒邪外束，发为疟疾，故脉弦数。疟来其热邪外达，脉象弦数，疟止其邪火内伏，弦数即平，是暑热之邪随疟之进退而变动耳，非无热也。凡痢疾之作，率由寒湿内伤，脾肾俱虚，所以脉数，但兼弦涩细弱者，总皆虚数，非热数也，悉宜温补命门，百不失一。痢疾热者居多，此数句一出，杀人多矣。景岳罪孽不小。胎孕有数脉，以冲任气阻，所以脉数，本非火也以血不足而热，此当以强弱分寒热，不可因其脉数而执以黄芩为圣药。强者于火无疑，弱者亦阴分不足而热，故脉数。数则为热，黄芩清血中之火，加于凉血养血药中，则胎不受火燔灼而安，故为圣药。**按：以上数脉诸证，凡邪盛者多数脉，虚甚者尤多数脉，则其是热非热，从可知矣。**虚甚而见数脉，亦真阴之虚，虚火妄动，但可滋阴，不可以温热药治之。

洪脉为血气燔灼，大热之候火气非血气。浮洪为表热，沉洪为里热，为胀满，为烦渴狂躁，为班疹，为头痛面热、咽干喉痛、口疮痛肿，为大小便不通，为动血，此阳实阴虚，气实血虚之候。此非气实血虚，乃阳火亢盛之症。

微脉乃血气俱虚之候，为畏寒恐惧，怯弱少气，中寒胀满，呕哕泄泻，虚汗，食不化，腰腹疼痛，伤精失血，眩运厥逆。此虽气血俱虚，尤为元阳亏损，最是阴寒之候。以上诸症，治法不一，不可竟以元阳亏损而用热药。

滑脉又凡病虚损者，多有弦滑之脉，此阴虚然也。泻痢者，亦多弦滑，此脾肾受伤也，不得通以火论。不可通以寒论。

涩脉为血气俱虚之候，为少气忧烦，痹痛拘挛，麻木无汗，脾寒少食，胃寒多呕，二便违和，四肢厥冷，男子伤精，女子失血不孕，经脉不调，凡此总属阳虚。诸家言气多血少，岂以脉之不利，犹有气多者乎？涩为血少伤精。以上诸症，或寒或热，治法不一，不得谓之总属阳虚而用热药。若景岳诊脉治病，大有误人。

至如留滞郁结等病，本亦结脉之证应，然必其形强气实而举按有力，此多因郁滞者也。留滞有形象可据。

伏脉有因胸腹痛剧，有因气逆于经，脉道不通，有偶因气脱不续，此必暴病。暴逆者乃有之，调其气而脉自复矣。伏脉之见，果有气滞痰凝，纠结于肠胃之中，有形象可据。若无凝滞方可论虚，虚症察色听声，显然自露。

胃气解

脉无胃气，即名真脏。脉见真脏，何以当死？盖人有元气，出自先天，人有胃气，出乎后天，后天必本先天为主持，先天必赖后天为滋养。无所本者死，无所养者亦死。何从验之？如但弦、但钩、但毛、但石之类，皆真脏也。胃气一生要紧关头。胃气旺，饮食化生精血充之于脉，不宜专重命门真火，何故前论创立一阳气即是胃气？况阳气因水谷之精气旺而充身泽肤，而为外卫也，总之要发"阳"之一字耳。

宜忌歌

伤寒病热兮，洪大易治而沉细难医。要分有力无力。霍乱喜浮大而畏微迟。吐泻之后，宜沉小而虚。

卷 二

伤 寒

经义

《水热穴论》帝曰：人伤于寒而传为热，何也？岐伯曰：夫寒盛则生热也。此言真伤寒，自表传入里而为热，因寒邪郁遏其火而热也。

伤寒总名

黄帝曰：今夫热病者，皆伤寒之类也。此言温暑病有类伤寒，故曰伤寒之类也。又曰：凡病伤寒而成温者，先夏至日为病温，后夏至日为病暑。因冬令寒邪郁遏其火，至春发为温病，至夏发为热病，由内达外之病也，此皆《内经》之明言也。故凡病温热而因于外感者，皆本于寒。《内经》明言伤寒之类，不竟言伤寒，解释未明，徒误后学。近或有以温病热病谓非真伤寒者，在未达其义耳。《内经》何不竟言伤寒而曰病温病热？景岳于经义尚未详悉，抑有意欲毁河间，故将经义涂抹耶。

初疹伤寒法

凡病伤寒者，初必发热，憎寒无汗，以邪闭皮毛，病在卫也，渐至筋脉拘急，头背骨节疼痛，以邪入经络，病在营也。自此而渐至呕吐、不食、胀满等证，则由外入内，由经入府，皆可因证而察其表里矣。若无表热，亦不憎寒，身无疼痛，脉不紧数者，此其邪不在表，病必属里也。里证满闷、舌苔、口渴、便坚为属里，未可以无前症而为病必属里，"必"字不可轻言。

论脉

伤寒之邪，实无定体，或入阳经气分，则太阳为首。寒伤营，热伤气，当分明白。或入阴经精分，则少阴为先。血分不可言精分。

脉大者为病进，大因邪气胜，病日甚也。然亦有宜大不宜大者，如脉体本大而加洪数，此则病进也，如脉体本小，因服药而渐见滑大有力者，此自阴转阳，必将汗解。盖脉至不鼓者，由气虚而然，无阳岂能作汗也？何必议血药能发汗之方？自相矛盾。

愚按浮为在表，沉为在里，此古今相传之法也。然沉脉亦有表证，浮脉亦有里证，故凡欲察表邪者，不宜单据浮沉，只当以紧数与否为辨。伤寒不宜专拘脉息，当以证为主，故《内经》言：审察病机，能合色脉，可以万全。若专拘脉息，未免有误，故节庵言伤寒证，不言伤寒病。

伤寒始自仲景，后诸大家言之详矣，不必另立议论以误后人。仲景《伤寒论》为伤寒之祖，历代诸家议论甚多，至明陶节庵《六书》分别详悉，简要明白。王肯堂有《伤寒准绳》，大纲细目，朗若列眉，可谓集大成矣。学者于此考究，治病有余。后人往往好名而立伤寒书，俱不脱前人窠臼。其中有另立议论者，皆非纯正之言。书愈多，法愈乱，徒使后学茫无头绪。景岳于伤寒亦可不言矣。

风寒辨

凡病伤寒者，本由寒气所伤，而风即寒之帅也。故凡寒之浅者为伤风，风之深者为伤寒，而不浅不深、半正半邪之间者为疟疾，留于经络而肢体疼痛者，为风痹，凡此皆风寒之所为也。仲景言：无汗，恶寒，发热，脉浮紧为伤寒，有汗，恶风，发热，脉浮缓为伤风，分别甚清，何必又牵杂病之因风者插入伤寒门中，真混乱无头绪。

伤寒三证

伤寒为病，以冬令水冰地裂之时，多杀厉之气，人触之而即病者，是为正伤寒，此即阴寒直中之证也，此为中寒，非伤寒。仲景有发热恶寒者发于阳也，无热恶寒者发于阴也。不必多议。然惟流离穷困之世多有之。此是内伤劳倦之证，当从东垣法，不可言伤寒，混乱后学，可罪！可罪！其有冬时感寒，至春夏又遇风寒，而伏邪乃动，故在春为温病，在夏为暑病。寒邪郁遏，阳气不得伸越，至春时强木旺之月复感风寒，触动内之伏邪而发为温病，夏至后发者为热病，俱自内达外，当从河间法，不可作伤寒治。景岳未明大理，徒乱后学。又有时行之气者，如春寒、夏凉、秋热、冬温，此非其时而有其气，是以一岁之中病多相似。此乃时行感受不正之气，发热头痛，当以时令司天之法治之，不可言伤寒。景岳不分明白，俱混言伤寒，大误后学。凡此三者，皆伤寒之属此言大谬，第其病有不同，治有浅深。既云病有不同，不可俱言伤寒矣。

传经辨

陶节庵《六书》简便明白，观之不致惑乱。若欲详悉，《准绳》中细细考究可也，不必另立此说。

阳证阴证辨

已有节庵辨证明白，不必再议，徒费唇舌。

两感

病两感于寒者，一日则太阳与少阴表里俱病。此为两感，脏腑俱受邪也。按：门人钱祯曰：两感者，本表里之同病，似皆以外感为言，而实有未尽然者，正以内外俱伤，便是两感。今见少阴先溃于内，而太阳继之于外者，即纵情肆欲之两感也。内伤证不必入伤寒。太阴受伤于里，而阳明重感于表者，即劳倦竭力、饮食不调之两感也。此为内伤而挟外邪，东垣自有治法，并非两感于寒也。

表里辨

阳邪在表，则表热；阴邪在表，则表寒。非阳邪在表而表热，因受寒邪，郁遏其火而发热，亦非阴邪在表而表寒，《经》云：发热恶寒者，发于阳也，无热恶寒者，发于阴也，不必言表热表寒以惑人。邪在表则不烦不呕，邪在里则烦满而呕。少阳症，胸胁痛而呕。凡病本在表，外证悉具，而脉反沉微者，以元阳不足，不能外达也。未可以脉沉微而议其元阳不足，而用温热之药。用发表之药而脉自浮大，乃内伏之邪从内外达也，不可不知。但当救里，以助阳散寒为上策。邪在表而即用救里，助阳散寒，必致发狂、发班，大误后人，所谓表症而用里药。大错！大错！

寒热辨

邪气在表发热者，表热里不热也，宜温散之。辛温发表。

阳不足则阴气上入阳中而为恶寒，阴胜则寒也，宜温之。伤寒恶寒，非阴胜则寒而宜温药。

《经》曰：阳微则恶寒，阴弱则发热。经义非言伤寒，而言杂病。

论汗

曰：太阳病，脉浮紧，无汗，发热，身疼，八九日不解，表症仍在者，当发其汗。按此一证，虽以太阳经为言，然阳明、少阳日久不解者，亦仍当汗散。阳明、少阳日久不解，当用柴葛解肌。若仍当汗散而用发汗之药，必致变症。景岳论伤寒治法，大有误人。

按：仲景表汗之条，缕悉尚多，今但述其切要。第其所用汗剂，不曰麻黄，则曰桂枝，此寒邪初感，温散之妙法也。后人以麻黄、桂枝为异物而不敢用，而复有强为释者，谓仲景乃为隆冬直中阴寒者设耳，而不知四时阴胜之邪皆宜者也。霜降后天气严寒，触冒之者名曰伤寒，故仲景用麻黄、桂枝以散外之寒邪。若春夏天令暄热之时，必不可用。景岳治温热，必致误人。

各经表证，凡有汗出不彻者，其人必身热不退而仍觉躁烦，或四体酸疼，坐卧不安者，但诊其脉紧不退，及热时干燥无汗者，即其证也，仍宜汗之。烦躁坐卧不安，此内有邪热，未可以脉紧不退而再用发表，出汗必致逼其火邪亢盛，狂妄发班而病重，此言大误。如果汗透而热不退，或愈甚者，是即所谓阴阳交、魂魄离，大凶之兆也。因发表多汗而大凶。

凡汗之不彻者，其故有三：邪深汗浅，卫解而营不解，一不彻也；或邪重汗轻，二不彻也；或邪去未清，因虚复感，三不彻也。凡此当辨其详而再汗之。尚要斟酌，未可轻言再汗。

凡既愈复热者，或以邪方散而胃未清，因而过食者，是为食复。因食而复热，宜消其食，其热自退，岂可再汗？大谬！大谬！或新病方瘳，不能调摄，或劳伤脾阴而复热者，是名劳复。或不慎房室而再感者，是名女劳复。若此者，或从补，或从汗，当因变制宜，权其缓急而治分虚实也。劳复、房劳复俱属内伤，岂可再汗以耗其元气？

取汗之法，当自然，不宜急暴。余尝见有子病者，其父母欲其速愈，且当温暖之令，覆以重被，恐犹不足而以身压之，竟致亡阳而毙。是但知汗出无妨，而不知汗之杀人，此强发之鉴也。因食复而发汗，因劳复、女劳复而发汗，必致亡阳而死，即此类也，请景岳细思之。

凡病外感而脉见微弱者，其汗最不易出，其邪最不易解，何也？正以元气不能托送。不可竟言脉之微弱而为元气虚也。虚必有见证，如懒于言语，身体倦怠乏力，面色少神，此为真不足。元气虚而邪不能退，则专救根本，以待其自解自汗为宜。若元气虚而表邪不解专救根本之说，未可尽信，惟东垣法用参芪于羌防发表中，庶得奏效。

论吐

凡用吐药，中病即止，不必尽剂。凡药治病，皆当中病即止。

论下

曰：汗出谵语者，以有燥屎在胃中，此为风也，须下之。风字尚有疑议。

按：若非大满而犹生寒热者，是表病犹未除也，不可下。乃少阳之邪。

凡伤寒热邪传里者，服药后用盐炒麸皮绢包熨腹，使药气得热则行，大便必易通也。此法恐火气助邪，当用紫苏煎汤熏浴最良。

舌色辨

辨舌之法，莫如《准绳》中为详细。

其有元气大损而阴邪独见者，其色亦黄黑，真水涸竭者，其舌亦干焦，此肾中水火俱亏，原非实热之证。阴邪岂有真水涸竭而舌干焦者乎？热能耗水而津液干枯，则舌焦燥，岂可认为阴证而用热药？若云肾中水火俱亏，于理欠通。水亏必火亢，火衰则水不致涸竭，请景岳细思之。若青黑少神而润滑不燥者，则无非水乘火位，虚寒证也。凡见此者，但当详求脉证，以虚实为主，不可因其焦黑而执言清火。伤寒固尔，诸证亦然。亦不可执为寒证而用热药。惟黑而滑润，不渴不喜饮为寒，然必察色辨证为要。

余在燕都治一阴虚伤寒，舌黑之甚，其芒刺干裂，焦黑如炭，身热便结，大渴喜冷，而脉则无力，神则昏沉。"阴虚"两字，尚要讲明。阴虚者，水因火耗，当用滋阴。若用桂附，则非阴虚，乃虚寒火衰之症，或戴阳格阳、阴症似阳，乃可用耳。此处关头，宜细详察。余察其形气未脱，遂以甘温壮水救其本，间用凉水滋其标，前后凡用参地辈一二斤，附桂各数两，冷水亦一二斗，然后诸症渐退。若用桂附人参，此虚寒之症，冷水必不喜，岂可饮一二斗乎？此言甚觉谬妄。惟邪热炽盛，可用冷水。所以诊伤寒者，若以舌色辨虚实，则不能无误，盖实固能黑，以火盛而焦也，虚亦能黑，以水亏而枯也。水亏之黑，岂可用热乎？

此讲伤寒，不讲阴虚。伤寒当以仲景法为主，温病热病以河间法治之，劳倦内伤以东垣法治之，阴虚以丹溪法治之，不必混同立论。

大抵舌黑之症，有火极似水者，宜凉膈散之类，以泻其阳；有水来克火者，宜理中汤以消阴翳。水来克火之舌黑，其人不渴，不喜饮水，舌亦不干燥，可用热药。以此辨之，可以无误。

饮水

其有阴虚火盛者，元气既弱，精血又枯，多见舌裂唇焦，大渴喜冷，三焦如焚，二便闭结等症，使非藉天一之精，何以济燃眉之急？故宜以冰水解其标，而继以甘温培其本。若元气虚而精血枯，岂可用冰水乎？用之则有寒战、呃逆之祸，此狂妄之治也。其有内真寒外假热、阴盛格阳等症，则将甘温大补之剂浸冷而饮之，亦用水之意也。热因寒用之法，节庵诸书言之详矣。

三阳阴证辨

以上乃三阳经之阴证。此为两感，一腑一脏同受其邪，非三阳经阴症。

再论阴证阳证及李子建《伤寒十劝》之害

经有阴阳，则三阳为阳症，三阴为阴症；症有阴阳，则实热为阳症，虚寒为阴症。凡经之阴阳，有寒有热，故阳经有阴症，阴经有阳症；症之阴阳，有假有真，故发热亦有阴症，厥逆亦有阳症。此经自经而证自证，不可混也，而今之医流每致混指阴阳，肆行克伐，杀人于反掌之间，而终身不悟。阳证实邪肆行温补，杀人于反掌之间，而终身不悟。皆景岳竟讲阴症误之也。原其所由，本于李子建《伤寒十劝》。如一劝云：伤寒头痛及身热，便是阳症，不可服热药阳症用热药之误。观仲景治太阳经伤寒，头痛发热无汗者，用麻黄汤；汗出恶风者，用桂枝汤；阳明病，脉浮，无汗而喘者，宜麻黄汤，凡此之类，岂非用热药，以治阳经之头痛发热乎？此乃辛温发表以散表之寒邪，非热药治内。若邪热传里，岂可用热药乎？太阳经伤寒无汗者，用麻黄汤散其表寒，得汗而解，此火郁则发之也。若以温补治，并以热药温中，必然发狂谵语矣。凡寒邪之感人，必先入三阳之表，使于此时能用温散，则浅而且易，故岐伯曰发表不远热。发表药温而兼散，若竟讲温补，必致害人。此惟仲景知之，故能温散如此，是岂阳经之病，便是阳证耶？发热恶寒者，发于阳也，岂非阳症乎？经证不明而戒用温热，最妄之谈。邪热入里，大忌温热。二劝曰：伤寒必须直攻毒气，不可补益。据此则凡是伤寒尽皆实症矣。此讲邪气，故用攻法，而不宜补，若果虚症，自然用补，非凡是伤寒皆实症也。何岐伯曰邪之所凑，其气必虚？因气虚而邪入之，先以去邪为急，而后议补，若邪未去而用补，如闭门逐盗矣。又观仲景论伤寒虚症虚脉，及不可汗吐下者，凡百十余条。若果无热恶寒之寒症、虚症，自然用补，如仲景竟讲温补，承气、十枣、陷胸等方俱不立矣。此外如东垣、丹溪、节庵辈所用补中益气此乃内伤之药、回阳返本此是直中寒症之药、温经益元此乃戴阳之药等汤，则其宜否温补，概可知矣。伤寒直攻邪气，此仲景用麻黄、葛根、承气、陷胸、十枣等汤以攻之，岂非直攻其邪乎？至于东垣补中益气，乃内伤之药，不宜混入伤寒外感之中。回阳返本、温经益元，乃伤寒阴症而设。若竟讲补益，则伤寒无实症矣，仲景不立汗吐下之法矣。总之攻补之法，仲景、东垣、节庵皆认证用之，非但讲补也。景岳治伤寒，必致杀人。矧今之人，凡以劳倦情欲及天禀薄弱者，十居七八，一旦因虚感邪，若但知直攻毒气，不顾元阳，则寇未逐而主先伤，顾可直攻无忌乎？劳倦内伤与伤寒各自不同，不宜牵入伤寒中。东垣有

《内外伤辨》，概可知矣。但宜辨症明白：果是外感自然去邪为要，果是内伤自然用东垣法治之。此是议伤寒外感，非议内伤也，何必多言？三劝曰：伤寒不思食，不可温脾胃。但伤寒之热症固不能食，而寒症之不食者尤多，以中寒而不温脾，则元阳必脱而死矣。此讲伤寒不讲中寒。伤寒、中寒自有分别，不宜混乱。四劝曰：伤寒腹痛，亦有热证，不可轻服温暖药。据所云亦有热症，则寒症居多矣，而特以温暖为禁者，何也？寒症居多，但用温暖，而不知亦有热症腹痛者，当细细详察，不可俱认为寒证而用温暖。因热症不少，恐世人俱认寒症以热药治热证之误，故言之，是慎之也，非妄谈也。独不见仲景之治腹痛，有用真武、通脉四逆者，有用四逆加附子者，有曰手足厥冷、小腹满、按之痛者，此冷结膀胱关元也。使此证而亦忌温暖，则寒在阴分，能无毙乎？此证自然用温暖。李子建言热症不可轻用温暖，不言寒症忌温暖。看书不将字义细解，惟纷纷罪人之误，不知汝之误，亦已多矣。再如五劝之伤寒自利，不可例服补暖挟热自利者多、止泻药泻利不宜止涩；六劝之禁用艾火禁艾火灸，亦为正论；七劝之手足厥冷，不可例作阴证等说。有热厥之证，不可认为寒厥，一例作阴证误治，故言之。总属禁热之谈，余亦不屑与之多辨。余亦不屑与景岳言之。详考仲景《伤寒论》见所立三百九十七法，而虚寒者百有余，一百十三方，用参者二十，用桂附者五十有余，又东垣曰：实火宜泻，虚火宜补，薛立斋曰：凡元气虚弱而发热者，皆内真寒而外假热也，若此者，岂皆余之杜撰耶？薛立斋、李东垣俱言内伤劳倦发热，不言伤寒。仲景言伤寒，有虚有实，有寒有热，故一百十三方中用参用桂附者七十，其四十三方有承气，有白虎、泻心、陷胸诸方，仍有寒凉攻邪者。临症处治，用药随机应变，岂可云尽属虚寒而戒用寒凉乎？今观十劝之中，凡禁用温补者，居其八九，致末学但知凉泻之一长，尽忘虚寒之大害。嗟！嗟！何物匪才①，敢言十劝？治伤寒以仲景为主。仲景立汗吐下三法，岂非直攻其邪乎？若竟讲阴症、虚症，舍邪炽热症之法而用药，必致杀人。何物匪才，敢执一偏之见而误后人？可罪！可罪！余有契姻，以中年过劳，因患劳倦发热，余为速救其本，已将复元，忽遭子建之徒坚执十劝以相抗，不数剂而遂置之死地，诚可痛恨也。劳倦发热，子建未必坚执为伤寒发热而误治。若照景岳伤寒发热，每每以为内伤劳倦而用温补，必致置之死地而后已。近来医家俱用温补治伤寒，皆此书误之也。

治法

凡治伤寒不必拘于日数，但见表证即当治表，见里证即当治里，因证辨经，随经施治。不必拘于日数，节庵已言之矣，不必景岳再言。其有脉气不足、形气不足者，则不可言发、言攻，而当从乎补矣。形气不足者即属内伤，不可牵入伤寒门。

少阳经半表半里之证，治宜和解，以新方诸柴胡饮及小柴胡汤之类酌用之。少阳症，仲景自有小柴胡汤和之，新方

---

① 匪才：无才。匪，无。

柴胡饮杂乱无理，宜屏①之。

伤寒如表证悉除，反见怕热、躁渴谵语、班黄发狂，或潮热自汗、大便不通、小便短赤，或腹满胀痛，上气喘促，脉实有力者，即是传里之热症，即当清里。如实邪内结，不得宣通，必大为荡涤，庶使里通而表亦通也。邪已入里而用攻法，又云表亦通，岂汗之乎？然必肠胃燥结，大满大实者，乃可攻之，故法曰痞满燥实坚五者具而后可下，又曰下不嫌迟，恐误攻也。仲景有急下之以存津液，不可言不嫌迟。

凡治伤寒，如时寒火衰，内无热邪而表不解者，宜辛温热剂散之。伤寒不言火衰，仲景未有此说。时热火盛而表不解者，宜辛甘凉剂散之。第凉散之法，当辨其表里俱有热证，若表虽热而内无热证者，此表邪未解，因寒为热也，不可妄用凉药。发热而渴者，此热邪在内也，发热不渴者，此热邪未入内也，宜解表发汗。若温病热病邪气自内达外，未可轻用发汗，若误汗之，祸不可言。

论虚邪治法

凡患伤寒治法，在表宜散，里宜攻，此大则也。然伤寒死生之机，全在虚实二字。夫邪之所凑，其气必虚，故伤寒为患，多系乘虚而入者。时医不察虚实，动曰伤寒无

---

① 屏（bǐng 饼）：摈弃。《诗经·大雅·皇矣》陆德明释文："屏，除也。"

补法，任意攻邪。凡病之起，无有不因内气之虚而发。外之风寒暑湿，内之气血食积痰饮，外邪乘虚侵入，内病亦乘虚而窃发，不独伤寒也。《内经》云：邪之所凑，其气必虚。因邪气乘虚而凑袭之，既入之后，又当以逐邪为先，如仲景之汗吐下三法皆为去邪也。若竟讲补益，仲景断不立此法矣。不知凡患伤寒而死者，必由元气之先败。临症者但见脉弱无神、耳聋手颤、气怯畏寒、颜色青白、诸形证不足等候，便当思顾元气。此等症俱属内伤劳倦不足之病，并无外邪形状，不必谓之虚邪，竟作不足之症治之。此无疑难，人人共知，不劳过虑。若元气大虚，则邪气虽盛，亦不可攻。凡元气大虚者，随感随发，邪气不甚，当以补中益气汤出入加减为要。东垣立法最好，不必好奇而用新方之凝滞血药热药以误人。如平居偶感阴寒，邪未深入，但见发热身痛，脉数不洪，内无火证，素禀不足者，当用理阴煎加柴胡或麻黄。凝滞血药而加麻黄，此大无文理之方。若虚在阴分而液涸水亏不能作汗，当用补阴益气、三柴胡饮。阴虚竟讲阴虚，治法不必取汗，亦不宜列在伤寒内。若阴盛格阳，真寒假热者，则当以大补元煎、右归饮、八味丸之类。戴阳格阳，阴症似阳，仲景以四逆汤温之，不必用杂乱之方。若邪火热甚而水枯干涸者，或用凉水渐解其热；表未解而固闭者，或兼微解渐去其寒；或邪实正虚，原有不敌之势，但能保定根本，则邪将不战而自解。若讲用凉水，乃邪热炽盛而可用。若水枯干涸，此肾阴亏损，当滋水为主，岂可用凉水乎？凉水非解表热之法，如何保定根本使邪不战而自解？此皆无本之谈也。此中大有玄妙不妙，余藉此而存活者，五十年来若干人矣。五十年来不知误人若干。

补中亦能散表

夫补者所以补中，何以亦能散表？盖阳虚者即气虚也，气虚于中，安能达表？非补其气，肌能解乎？内伤不足之症，东垣有《内外伤辨》辨其为内伤劳倦发热，当用补中益气出入加减以治之，未可以阳虚伤寒而立论。若论阳虚必恶寒不热，乃直中之寒症也，当温之，不可发表，立言不相符合。阴虚者即血虚也，血虚于里，安能化液？非补其精，汗能生乎？《经》云阴虚生内热，阴虚即肾虚水耗，岂可汗乎？虽用滋阴，不能得汗，若汗出则阴愈耗矣，用丹溪阴虚发热之论，而以滋水为急务。妄立阴虚伤寒之名，而误后人。

张仲景以伤寒最重，故立论，刘河间以温病热病不可作伤寒治，宜辛凉疏散为要，此二家以外感言也。东垣有《内外伤辨》，恐内伤发热误治也，丹溪有阴虚发热，不可升阳，当滋阴为要。阴虚伤寒、阳虚伤寒，仲景之书不载，此杜撰之言也。

寒中亦能散表

夫寒中者所以清火，何以亦能散表？盖阳亢阴衰者，即水亏火盛也，水涸于经，安能作汗？水亏火盛，滋阴降火为要，岂可发汗乎？若云温热之病，亦宜清凉之剂以散之，不可用滋阴凝滞郁遏其邪，而热势不得宣散也。若论伤寒，断无是理，使景岳而在理，当迸①之四夷。

---

① 迸：通"屏"。《礼记·大学》："惟仁人放流之，迸诸四夷，不与同中国。"朱熹集注："迸，读为屏，古字通用。迸，犹逐也。"

伤寒三表法

何为三表？盖邪浅者散在皮毛也，渐深者散在筋骨也，深入者散在脏腑也。故浅而实者宜直散，虚而深者宜托散。托散者，但强其主而邪无不散也，如理阴煎、大温中、六味回阳饮、十全大补汤之类，皆建中逐邪，脏腑之散剂也。诸前贤未尝有用十全大补以逐邪者。以散为散者，谁不知之？惟不散之散，则玄之又玄矣。坏之又坏。

仲景治伤寒初起在表，辛温之剂汗之，使邪从汗解而愈。传入少阳则和之，渐入于里则邪入于脏，热症宜下，寒症宜温，此不易之论。若托里而散，此又创一新奇之言而误人。补中益气汤东垣治内伤发热，岂可治伤寒？十全大补治气血两虚则可，稍涉外邪而服之，必致危毙。既云伤寒当以仲景之言为正，不必翻新创论，贻误后人。

伤寒无补法辨

按伤寒一证，惟元气虚者为最重，虚而不补，何以挽回？奈何近代医流咸谓伤寒无补法。为邪盛者言，非谓俱不宜补也。兹第以一岁之事言之，如万历乙巳岁，都下瘟疫盛行，凡年衰及内伤不足者，余用大温大补兼散之剂，得以全活者数十余人。瘟疫时行与伤寒不同。瘟疫时行遭荒乱之时，人民饥馁劳苦，元气不足，传染时疫，故东垣亦为此而立补中益气汤出入加减以治之，非大补大温兼散之也。若论伤寒，有邪盛者，有邪入里者，有寒有热，有虚有实，治法或表或攻，或补或温，其法不一，未可竟以一补为要法。余痛夫枉者之非命，因遍求经传，并无伤寒无补法之例，必求其由，则惟陶节庵有云：伤寒汗吐下后，不可便用参芪大补，使邪气得补而热愈盛。遍求经传，无伤寒无补法之例，何孙真人、陶节庵言之？但言邪得补而愈炽，不言虚证无补法。此一说者亦本于孙真人之言，云服承气汤得利瘥，慎不中补也。实邪已攻之后尚不宜补，况邪气未攻而可补乎？甚言补之不可轻用也。此外则有最庸最拙为世之害者，莫如李子建之《伤寒十劝》，故余于前论直叱其非。最庸最拙之人竟讲大补大温以治伤寒，李子建非谓虚症不宜补，何得直叱其非？今人之患伤寒者，惟劳倦内伤、七情挟虚之类十居七八，劳倦内伤、七情挟虚，自有东垣法，不必混入伤寒。而不知以直攻而死者皆挟虚之辈也。虚证自然用补，不宜直攻。其有本来无术，偏能惑人，但逢时病，必曰寒邪未散，何可用补？若讲邪气，自然不宜用补。倘以邪实正虚而不知固本，将何以望其不败乎？邪实正虚之证，未可竟固其本。邪实自当去邪，补之则邪从何而散？正虚自当补正，攻之则正气愈虚。病属两难，法当兼顾。若云补则邪散，断无是理。矧补以治虚，非以治实，何为补住寒邪？补以补中，非以补外，何谓关门赶贼？《经》云：邪之所凑，其气必虚。留而不去，则成为实。实者，邪气之实也。仲景邪热入里则急下之以存津液，若先补之，其邪从何而去？岂非闭门乎？若云不必赶贼，承气汤之设，将何用乎？仲景之言非欤，景岳之言是欤？如仲景之用小柴胡汤，以人参、柴胡并用。恐邪气传入太阴，故先拒其邪之入里。东垣之用补中益气，以参、术、升、柴并用，盖一以散邪，一以固本。此内伤之证而用之，非外感之药。

攻补寒热，因病而施，所谓神化莫测，非竟温补也。景岳尚
欠斟酌。

病宜速治

伤寒之病，皆自风寒得之，若待入里，必致延久，而
亲属之切近者日就其气，气从鼻入，必将传染。伤寒与时症
大不相同：伤寒乃冬月杀厉之气，触冒感受；时行疫症乃能传染，
其气从口鼻而入。景岳将伤寒认为时疫传染之症，泾渭不分，大
错关头。

温病暑病

温病暑病之作，本由冬时寒毒内藏，故至春发为温
病，至夏发为暑病，此以寒毒所化，故总谓之伤寒。温病
热病，乃冬月寒邪郁遏其火。因闭藏之令伏藏于内，至春夏内伏
之火得外邪触动而发，故发热不恶寒而渴。渴者，内火消烁也，
故用清凉解散。若不渴而恶寒，为寒疫之症，若云寒毒内藏，岂
有热病之理？当云寒邪郁遏其火，至春夏发为温病热病则可。

温病暑病，宜从凉散，固其然也。若值四时寒邪客
胜，感冒不正之气，虽外热如火而内无热证者，不得以温
暑之名，概用凉药。四时寒邪不正之气感冒之者，乃时行疫症，
治法与温热不同，不可混杂于温热之中。景岳论证不清，大误
后人。

发班

成无己曰：大热则伤血，热不散，里实表虚，邪乘虚

出于皮肤而为班也，若汗之，重令开泄，更增班也①。自后诸家所述皆同，予以为不然。凡伤寒之邪，本自外而入，深入不解则又自内而出。因里实，故自内而出。但使内外通达，邪必由表而解。即如犀角地黄汤，乃治班之要药，人知此汤但能凉血清毒，而不知善于解表散邪，若用之得宜，则必通身大汗。犀角地黄汤治发班，因邪热入于血分，故用生地凉血。若云能解表发汗，此说自古及今从未及言，而景岳独创为发表之剂，真妖怪之语。

发狂

近见伤寒家则别有如狂之症，古人所未及言者，盖或由失志，或由悲忧，或由失精，或由劳倦思虑，此其本病已伤于内，而寒邪复感于外，则病随邪起，其证如狂，亦所谓虚狂也。七情致病，有似狂而实非狂，非伤寒中病别有如狂之证，徒乱人之治也。而虚狂之证，必外无黄赤之色、刚暴之气，内无胸腹之结、滑实之脉，察其上则口无焦渴，察其下则便无硬结，是皆精气受伤，神魂不守之症。凡治此者，须辨阴阳：其有虚而挟邪者，邪在阳分，则宜补中益气之类；邪在阴分，则宜补阴益气煎之类。既云精气受伤，神魂不守之症，宜补精安神之药治之。又云虚而挟邪，邪在阳分阴分者俱用补剂，又以热药，则邪从何出？神魂焉得安宁？此说尚要讲究。

---

① 大热……班也：语见明·陶华《伤寒明理续论·发班》。

凡身有微热，或面赤戴阳，烦躁不宁，脉弱无力，此阴症似阳也，名为阴躁。盖以阳虚于下则气不归原，故浮散于上而发躁如狂，速当温补其下。戴阳格阳，乃阴极似阳，假热之症，为阴躁，非如狂。

劳力感寒

劳力感寒，东垣自有内伤治法，不劳景岳将无学问之新方混乱牵入。

动气

动气治法，亦要察其病情。景岳惟讲直救真阴，此执一①法耳。

战汗

夫战为正气将复，栗则邪气肆强，故伤寒六七日有但栗不战，竟成寒逆者，多不可救。此以正气虚，阴邪胜，凡遇此证，非用大补温热之剂，焉能御之？《内经》诸禁鼓栗，皆属于热。不可竟言阴邪内盛，而用大补温热之剂，必宜审察病机，庶无错误。

余尝治一衰翁，年逾七旬，陡患伤寒，初起即用温补。不言姓名，竟无对证，总为要用参附而设也。

下利

若以寒利作热利，妄用寒凉，无有不死。若挟热利而妄

---

① 执一：典出《孟子·尽心上》。固执一端。

用热药，必致狂妄发班，亦不可不知。

按：此三条乃言热利之当清也。然寒邪在表，脉无不数，但数而有力者，为阳症，数而无力者，即阴症也。脉数无力，乃真阴不足，虚热也，非阴寒症。

凡自利家，身凉脉小者为顺，身热脉大者为逆。挟热者，脉大亦不妨。

诸 风

经义

《阴阳应象大论》曰：风胜则动，热胜则肿，燥胜则干，寒胜则浮，湿胜则濡泻。刘河间《原病式》病机实本于此。

论古今中风之辨

《难经》曰：伤寒有几？其脉有变否？然。伤寒有五：有中风、伤寒、湿温、热病、温病，其所苦各不同。此伤寒内之诸病，不宜入类中风内。

仲景曰：太阳病，发热汗出，恶风脉缓者，名为中风。可见《内经》之言中风者，本以外感寒邪为言也。外感不一，未可竟言寒邪。

观仲景之论中风，其所云半身不遂者，此为痹，乃指痛风之属为言，谓其由于风寒也。痹与痛风各有分别，痹乃经络阻滞不通而不痛，痛风乃流走不定而作痛。认病不真，混治必致误人。再如邪在皮肤，及在络在经，入腑入脏者，此由浅而深，亦皆以外邪传变为言也。自唐宋来渐有中经、中血脉、中腑脏之说，而凡以内伤偏枯、气脱卒倒、厥逆等症，悉为中风，而忘却真中风矣。外中风邪，必由内伤而起，未可竟认外邪传变也。

即木郁之发内一条之言，耳鸣眩转、目不识人、善暴僵仆，此中风内发之证，由外感而起内病，所以《内经》言风者百病之长也。既云百病之长，凡内之痰火、瘀血、食积等类，无有不因外邪所触而起。既发之后，当认清门路，或治外，或治内，看缓急先后而用药，未可执定非风而议前人，将"百病之长"一句细思之，其理自见。据《内经》言"风者，百病之始也，清净则肉腠闭拒，虽有大风苛毒，弗之能害"，则知元气充实，不能侵入，元气虚，腠理不密，风邪乘虚入之而为病。类中之病亦由内气之虚，必先祛邪而后补。东垣之治法本此，不可议其非而罪之。

论中风属风

夫中于风者即真风也，属于风者即木邪也。真风者外感之表症也，属风者内伤之里症也，即厥逆内夺之属也。因外感而起内病，故有语言謇涩等症，曰内起可也。外感为真中风，内起为类中风。曰类者，有似于风也。肝为风木之脏，故曰属肝。内外皆有风，故曰皆。细究字义，其理自明，不可言非风也。

论河间中风说

据河间论，谓非肝木之风，亦非外中之风，由乎将息失宜，此独得之见，诚然善矣。既云独得之见，非轩岐之魔矣。**然皆谓为热甚，则不然也。**天气郁热之极，必有暴风之起，岂非热极生风之谓欤？此内起之风，风乃肝木为病也。**凡将息失宜，五志过极，本属劳伤症也，而劳伤血气者，岂皆火证？又岂无阳虚病乎？**五志过极则火起，津液悉化为痰而上逆，卒倒无知而为废人，岂非《内经》所谓诸逆冲上之火乎？《经》曰：喜怒伤气，寒暑伤形，暴怒伤阴，暴喜伤阳。夫伤阴者，水亏也；伤阳者，火虚也。五志过极，非劳伤也。怒则火起于肝，喜则火起于心，思则火起于脾，忧则火起于肺，恐则火起于肾，此为五志之火。至于暴怒伤阴者，非水亏也，因肾肝属阴，心肺属阳，怒伤肝，故曰伤阴。喜伤心，心火亢盛，故曰伤阳，非火虚也。景岳不知大理，将水亏火虚误解。**以虚作火，鲜不危矣。**河间地黄饮子亦用桂附，未见其用寒凉也，何每每毁其用寒凉而害人？医之治病，寒凉温热在用之得其当耳。

据河间，脉浮、恶寒、拘急不仁等证本皆伤寒之类也，何又名为中腑？似伤寒实非伤寒，故言"类"也。《经》云人之伤于寒也，则为病热。伤寒必发热，类中身不发热，但有内病窃发耳。**且续命汤、三化汤之属，但可以散风寒，攻实热，若所云将息失宜者，岂尚堪治之以此？**河间立地黄饮子，岂非将息失宜、内伤不足之药乎？何得云其混乱，故意毁谤河间？

论东垣中风说

据东垣年逾四旬气衰①之说，余深服之。然忧喜忿怒

---

① 年逾四旬气衰：李东垣《医学发明·中风有三》："凡人年逾四旬气衰者，多有此疾，壮岁之际无有也。"

伤气者固有此疾，而酒色劳倦伤阴者尤多此疾。盖气生于阳，形成于阴，阳衰则气去，故神志昏乱；阴亏则形坏，故肢体废弛。气去则脱矣，焉得神志昏乱？神志昏乱，乃火之妄动，非阳衰也。因君相之火起，故躁扰不宁，若阳衰则寂静安宁，语言怯弱而清爽。所以此病多在四旬之外，正以其渐伤渐败，而至此始见其非外感，而总由内伤可知也。因内气衰而外邪袭之。今以气脱形坏之病若气脱必用大剂参芪，顾可谓之风热而散之攻之也否乎？东垣不言散之攻之，惟言和脏腑，通经络。

夫既曰将息失宜，又曰气衰所致，本皆言其虚也因气衰而窃发内病，而治法皆用汗下，则分明又作实邪矣。《经》云：邪之所凑，其气必虚，留而不去，则成为实。去其邪而后补正。

论丹溪中风说

据丹溪引《内经》以下皆谓外中风邪之说，不知《内经》之言风者，皆以外感为言，原非后世之所谓中风也。外感必兼内症。至若东南之人，只是湿痰生热，热生风，此仍述河间之说，而非风等证，岂皆热病？即云为痰，又岂无寒痰，而何以痰即生热，热即生风也？痰得风火则能上升，横行而为害。若寒痰但能凝滞固结，不能上升，惟得风火则上升为害矣。虽痰之为物，本为湿动，然脾健则无，脾弱则有，而脾败则甚。竟讲健脾而补，其痰焉得出路？治痰之法不一，未可执健脾一法也。是可见因病所以生痰，非因痰所以生病也因病生痰非因痰生病之说，甚谬！仲景有五饮致病，而皆以半夏为君，岂非治痰之病乎？

论真中风

此外如贼风虚邪之伤人，则岁岁有之，是无非外感之病，未闻有因外感而卒然昏愦致死也。外感卒然昏愦而死者，亦由内伤不足也。矧今人之所谓中风者，或于寂然无风之时，素无外感而忽然运仆，忽然偏废，此其是风非风，又可知矣。此内起之风，热极而然。

非 风

古人言类中风者，有类中风，故曰"类"。若言"非"，不似中风形状矣，仍当易类中风为是，不必好奇而杜撰立名。

论正名

今人之所谓中风者，则以《内经》之厥逆悉指为风矣。有似中风，故曰"类"。惟近代徐东皋有云：痉厥类风，凡尸厥、痰厥、气厥、血厥、酒厥等证，皆与中风相类。此言若乎近之，而殊亦未善也。悉是类中风。既名为风，安得不从风治？既从风治，安得不用散风之药？以风药而散厥证，所散者非元气乎？因致真阴愈伤，真气愈失，是速其死矣。厥证治法不一，非可以元气虚为言。若竟讲阴虚阳虚而用补，是亦速其死矣。当认清门路治之。

论有邪无邪

有邪者病由乎经，即风寒湿三气之外侵也；无邪者病出乎脏，而精虚则气去，所以为眩运卒倒，气去则神去，所以为昏愦无知也。虚脱之证，必现形象之虚，若有痰塞火升之证，万不可孟浪投补。有邪者邪必乘虚而入，故当先扶正气。当去邪而后扶正，若讲先扶正气，邪气焉得外达？如闭门逐寇矣，不通之论。

论肝邪

夫肝邪者，即胃气之贼也，一胜一负，不相并立。凡非风等证，其病为强直掉眩之类，皆肝邪风木之化也，其为四肢不用，痰涎壅盛者，皆胃败脾虚之候也。未可尽指为胃败脾虚，治法宜圆活，审症用药必能奏效。若执一而治，不免误人。

论气虚

凡非风卒倒等证，无非气脱而然。凡病此者，多以素不能慎，或七情内伤，酒色过度，先伤五脏之真阴，此致病之本也。伤真阴则阳无附而脱。阴亏于前，阳损于后，阴陷于下，阳乏于上，以致阴阳相失，精气不交，所以忽尔昏愦，卒然仆倒，此非阳气暴脱之候乎？阳脱亦是阴亏于前。故其为病，或为遗尿者，命门之气脱也。肾虚不能闭藏也。今人见此，无不指为风痰而治从消散。此等之症，乃脱症也。虽至愚之医，必不用消散之药。不知风中于外，痰郁于中，皆实邪也，而实邪为病何遽令人暴绝若此？实邪为病，亦能暴亡，故《内经》云五实死，邪气闭塞而死也。景岳将《内经》之言细思之。故凡治卒倒昏沉等症，若无痰气阻塞，必须以大剂参附峻补元气。精衰非附子热药可治。盖精即气之根，气生于下，即向生之气也，《经》曰精化为气，即此之谓。既曰精化气，不当用热药。

类中之症亦有虚脱，如遗尿自汗，口开手撒者皆脱症也，不可救药，当从补治。若痰涎壅盛，二便闭塞，语言蹇涩，目瞆神昏，此乃闭症，当从清火豁痰开窍，通行经络。

论痰之本

凡非风之多痰者，悉由中虚而然。夫痰即水也，其本在肾，其标在脾。胃为贮痰之器。不观之强壮之人，任其多饮多食则随食随化，未见其为痰也。多饮多食者，其痰最多，景岳历证尚少故也。醇酒肥腻积于胃中，为火煅炼而成，若胃中无物，焉得成痰？故凡病虚劳者，其痰必多，而病至垂危，其痰益甚，正以脾气愈虚，则全不能化，而水液尽化为痰也。虚劳之人，因火煎熬津液而成痰，所以肌肉消瘦而饮食尚能多进，乃肾水虚而火亢耳，非脾气愈虚。认错病源。岂非痰必由于虚乎？此说大误后人。故治痰者必当温脾强肾，以治痰之本。治痰竟讲温脾强肾，仲景治痰饮之方不必立矣。执一之人，焉可议医？

论经络痰邪

凡经络之痰盖即津血之所化也，使果营卫和调，则津自津，血自血，何痰之有？血色赤，凝结则为瘀血，不能为痰；津液随气所滞，则为痰。惟是元阳亏损，神机耗败，则水中无气，而津凝血败，皆化为痰耳。津凝则成痰，血败则成痰，壅滞经络，不用化痰消瘀，何能得通？岂可竟用补乎？照景岳治病，必致误人。**若谓痰在经络，非攻不去，则必并精血而尽去之，庶乎可也。**津凝血败之痰，不去何为？但虚者补中兼消为可。**故凡用痰药如滚痰丸、清气化痰丸之类，必其元气无伤，偶尔壅滞，或见微痰之不清者，乃可暂用分消。**既云痰乃精血，若攻之并精血而尽去之，何又转出滚痰丸等偶有壅滞者乃可暂用？则知不可专补矣。

论治痰

凡非风初病而痰气不甚者，必不可猜其为痰而妄用痰药。非全无痰也，但不甚耳。既不甚，何谓猜其痰？痰若甚则病危急矣，岂可不用痰药？**开痰之法，惟吐为捷，如古方之独圣散、稀涎散之属，皆吐痰剂也。但恐元气大虚，不能当此峻利之物，或但用新方之吐法为妥。**元气大虚之人，吐之必死，惟实者可吐。景岳立言，大欠斟酌。**或用牛黄丸、抱龙丸之类。**景岳仍用治痰之药、去痰之法，岂不伤精血乎？

张子和善用吐法，然有不可吐之禁。景岳但讲吐之为妙，如元气虚者万万不宜。

若气不甚虚，而或寒湿生痰者，宜六安煎、二陈汤主之。景岳言治痰宜补，何又立此治痰之方？**阴气不足，多痰兼燥而咳者，金水六君煎。**两相悖谬之方。**脾肾虚寒，不能运化而为痰者，不必兼治痰气，只宜温补根本。**"只宜温补"四字执板。**若中气虚者，理中汤六君子为妙，或温胃饮。阴不足者，理阴煎之类最佳。**不佳。

薛立斋曰：若脾气亏损，痰客中焦，闭塞清道，以致四肢百骸发为诸病者，理宜壮脾气为主，佐以治痰，则中气健而痰涎自化。补脾而兼治痰，此言甚是。东垣用药，补中兼疏，乃活法也。

论寒热证

尝见有引《内经》之意而曰：偏于左者，以左寒而右热；偏于右者，以右寒而左热。诚谬言也，不知偏左者，其急在左而右本无恙也，偏右者亦然，故无论左右，凡其拘急之处即血气所亏之处也。《内经》言寒则拘急，此邪之所袭，未见其言血气所亏。《经》云：邪之所凑，其气必虚。气为卫，外卫密，邪气无从而入。气虚不能为外卫，邪气乘虚而入。故但言气虚，不言血虚。景岳混言气血所亏，大失经旨。必先散其邪而后补，所以仲景用散表之药。以药治者，左右皆宜从补。皆宜从补，则寒邪何得消散而舒畅？至若《经》言寒热，则凡如唇缓流涎、声重、语迟含糊者，是皆纵缓之类。纵缓者多由乎热，而间亦有寒者，气虚故也。皆是邪气乘虚而入，故见诸证。歪斜牵引，抽搐反张者，皆拘急之类。拘急者多由乎寒，而间亦有热者，血虚故也。歪斜牵引，抽搐反张拘急，此暴病也，不可言血虚。若血虚而用凝滞之药，其病更甚。血虚不足，其病缓，缓则当用荣养之法治之。

如寒而拘急者，以寒盛则血凝，血凝则滞涩，滞涩则拘急，此寒伤其营也。亦是伤寒。又若寒而弛纵者，以寒盛则气虚，气虚则不摄，不摄则弛纵，此寒伤其卫也。此伤寒也，必身发寒热。《内经》云寒伤形，热伤气，又云壮火食气，火为元气之贼，景岳独创寒盛气虚之说，乃杜撰之言，贻误后人。

论治血气

凡非风口眼歪斜，半身不遂，及四肢无力，掉摇拘挛之属，皆筋骨之病也。夫肝主筋，肾主骨，肝藏血，肾藏精，精血亏损，不能滋养百骸，故筋有缓急，骨有痿弱之病，总由精血败伤而然。口眼歪斜、掉摇拘挛之属，皆肝木为病，亦由外之风寒所触而发，乃暴病，非常病。审症察色，因病用药，未可言精血败伤也，病久当用滋养，若初起即用滋养，其歪斜、掉摇、拘挛反甚矣。

偏枯、拘急、痿弱之类本由阴虚，言之详矣。然血气本不相离，故阴中有气，阴中亦有血。"阴中"两字，不知指肾指身体？若肾只有藏精之说，未有藏血者。夫血非气不行，气非血不化，凡血中无气则病为纵缓废弛，气中无血则病为抽掣拘挛。何也？盖气主动，无气则不能动，血主静，无血则不能静，故筋缓者当责其无气，筋急者当责其无血。夫气血并行而不相离者，血中岂无气乎？气行而血自行，气道中无血，则干枯而不活动矣。无气无血之说，俱属不经。若人无气无血，则死矣。但可言气弱不能举动，血少不能荣润耳。景岳立言不善。

非风诸证治法

凡非风症，未有不因表里俱虚而病者也。外病者病在经，内病者病在脏，治此之法，只当以培补元气为主。经病者病在经络，或手足偏废，口眼歪斜，当用治经络之药；在脏则语言蹇涩，痰涎壅盛，当用治脏之药。若但补元气，不分明白，失之多矣。

　　人于中年之后多有此症，其衰可知。《经》云人年四十而阴气自半，正以阴虚为言也。此阴虚乃阴精也，《经》云阴精所奉其人寿。夫人生于阳而根于阴，根本衰则人必病。所谓根本者，即真阴也。指阴精。人知阴虚惟一，而不知阴虚有二。此"阴"字当改为"肾"字，肾藏精藏气，气即阳气也。如阴中之水虚，则多热多燥而病在精血；阴中之火虚，则多寒多滞而病在神气。一阳居二阴之间，成乎坎，即肾也。肾藏精与气，精为水，气为火，火即无形之气也，水火俱寓于肾，即坎中之水火也。若言阴中之水火则误矣。景岳立言，每每好奇。水虚者，宜左归饮方中有甘草，焉得达肾？

　　非风眩运，掉摇惑乱者，总由气虚于上而然。"总由"两字，执一不通。《经》云诸风掉眩，皆属肝木，肝为风木之藏故也。惑乱者，躁扰不宁也，乃肝火妄动，何得云气虚于上？《经》曰上气不足，脑为之不满，头为之苦倾，目为之苦眩，又曰上虚则眩，此明训也。《内经》云：邪之所在，皆为不足，故上气不足，脑为之不满，头为之苦倾。眩运、掉摇、惑乱与脑不满、头倾大不相同，亦非气虚于上。引证不明，用药悖谬。丹溪曰无痰不作运，岂眩运者必皆痰症耶？此言最为不妥。谓必无痰，此言亦不妥。痰随肝火升腾而眩运者，多不尽属虚。

　　非风麻木不仁等症，因其血气不至，所以不知痛痒。凡遇此症，只宜培养血气，勿得误认为痰。"只宜"两字，执一不通，当随病机而用药，有痰者仍治痰，看虚实加减为妙。麻木之病，因气血不足，不能荣养，经隧空虚，痰涎乘虚流注经络而麻者多。凡遇此症，当审症用药，不可云只宜补养。此说一出，误人多矣。

非风遗尿者，由肾气之虚脱也，然必命门火衰，所以不能收摄。命门之火岂能收摄乎？惟无形之气可以摄之。

论用药佐使

凡非风而有兼证者，则通经佐使之法本不可废。通经佐使之法本不可废，前云气虚于上者，是执一不通之言。如参芪所以补气，而气虚之甚者，非姜附之佐，必不能追散失之元阳寒者可用。通经之法，大都实者可用寒凉，虚者必宜温热也。实者可用寒凉，虚者必宜温热，此二句甚不妥。亦有邪气充塞于内，若用寒凉，则闭遏不通而病反甚，必宜疏通其滞。虚者亦当分别是气虚、是阴虚，若阴虚而用温热，则真阴愈耗矣。今人谓附子有毒，多不敢用。《内经》所谓“大毒治病，十去其六”，恐过则有伤。不知制用得宜，何毒之有？此诚奇品，其毋忽之。药石颇多，独赞附子奇品，今医每每好用而误人，皆景岳害之也。

辨经脏诸证

凡非风等证，当辨其在经在脏。既云非风，何以为在经在脏？惟有类中风，故云在经在脏。然在经在脏虽有不同，而曰阴曰阳无不本乎气血。在经在脏，亦由邪之所凑，或痰、或火、或气虚、或七情所致，竟曰阴阳气血，不分明白，糊混而言，大误后人。**若必曰某脏某经，必用某方某药，不知通变，多失其真。凡治病必先明经络脏腑，审色辨证，知病在何经何脏，然后用某药治某经某脏，毋使诛伐无过。所以仲景用药，太阳经用太阳药、阳明用阳明药、少阳用少阳药、太阴用太阴药、少阴用少阴药、厥阴用厥阴药，毫无差失。喻嘉言云先议病后议药，不明十二经络，开口动手便错。若照景岳之言，真不知变通极矣。含混用药，不分经络脏腑，大误后人。**

汗　证

论证

火盛而汗出者，以火烁阴，阴虚可知也；无火而汗出者，以表气不固，阳虚可知也。**表气不固，此气虚不能卫外，非无火也。若言无火，于理不通。**

汗证有阴阳。阳汗者热汗也，阴汗者冷汗也。人但知热能致汗，而不知寒亦致汗。有汗多亡阳者，有因寒而汗出者。**盖气为阳为外卫，阳气虚不能固表而寒，非寒亦致汗也，此说大谬。亦有热极而冷者，亢则害承乃制也。又有痰症而冷汗自出者。**

瘟　疫

论证

瘟疫本即伤寒，无非外邪之病，但染时气而病无少长率相似者，是即瘟疫之谓。**瘟疫乃时行传染不正之气为病，何**

得云本即伤寒，无非外邪之病？既云伤寒乃外之寒邪所袭而病，自表传里。既云但染时气而病，则非伤寒也，此言殊谬。春温之病，冬令寒邪郁伏火气，至春得风寒所触，自内而发外，从春令，故曰温病。瘟疫病乃感受时行不正之气而病，所以传染，少长相似者，不论四时皆有之。景岳于瘟疫伤寒、温病热病尚未清爽，用药惟投温散发表出汗，治法大谬。

瘟疫脉候

瘟病汗不出，或出不至下部者死。伤寒症有此说。若时疫，万不可发汗。

治法六要

余注《类经》，所列伤寒治要有六，曰汗、补、温、清、吐、下。《内经》言伤寒治之，各通其脏脉，病日衰已矣。未满三日，可汗而已，其满三日者，可泄而已，未见有补之说。若言补之，乃内伤劳倦发热，有类外感，故东垣有《内外伤辨》，立补中益气加减治之。若混乱治法，必致误人。

汗有六要五忌

治伤寒之法，六要之外又有五忌。盖六法之中，惟汗为主亦有不宜汗者，正以伤寒之愈未有不从汗解者，故法虽有六，汗实统之。有传里而下之者，不可执定发汗。若传里而发汗，必致发狂谵语。

汗散法

凡伤寒瘟疫，表症初感，速宜取汗，不可迟也。伤寒瘟疫，不可混同，各有治法。

清利法

冷水禀天一之性，大能清热解烦，滋阴壮水，虽虚证不可用，然亦有当用者。但察其喉口热极、唇舌干焦、大便不通而大渴喜冷者，此阴虚水亏症也，不妨与参、地、桂、附、干姜之属相间并用。既云水亏，当用滋阴，何得用姜、桂、参、附以助火邪而愈耗其水？千古以来，未闻用桂附热药而谓滋阴者，恶极！恶极！

下法

今见时医有妄下而亦不致死者。岂有妄下而不致死者乎？

疟　疾

论截疟

凡欲截之，若气血俱虚，用人参、生姜各一两煎服，顿止。松江赵嘉柱疟发数次，用此法变血痢而死，不可孟浪。

疟疾之发，由于受暑伤食者，多清暑消导为要。若骤用温补截之，为害不浅。疟不死人，截之而补早，必传入里而为痢，或不得发越而为鼓胀。此等之论，宜屏绝之。

论似疟非疟

惟阴虚之证，则最不易辨。盖阴中之水虚者，阴虚也；阴中之火虚者，亦阴虚也。火虚即阳虚，仲景用八味丸益火之源，以消阴翳也。阴虚乃真阴亏损，宜壮水之主，以制阳光。"阴虚"两字，将何着落？火虚但谓真火虚衰，治当八味，不必好奇而云阴中火衰。其有倏热往来，或面赤如脂而腹喜热饮，或上热下冷，或喉口大热而大便不实，此其证虽若热而脉必细微，或虽洪大而浮空无力者，是皆阳气无根而孤浮于上，此阴中之火虚也。治宜益火之本，使之归源，如海藏八味地黄丸或右归饮之类主之。阳为火，阴为水，水衰阳无所附而浮于上，故谓之孤阳，宜补填真阴，则孤阳下附。岂可热药治之乎？仲景戴阳格阳之症而用热药，此内寒而外假热，阴极似阳，仍是寒症，故用热药。若是孤阳因水衰而沸腾上越，岂可用桂附而补火乎？其将孤阳两字细思之。

述古

古法云以清脾饮治秋时正疟，随症加减，大效。若胃中有伏痰郁结者，以草果饮，一服可愈。景岳议疟非痰食，何以用清脾饮、草果饮两方治之？

丹溪曰：邪气深入阴分血分而成久疟者，必当用升发药，自脏而出之于腑，然后自表作汗而解。景岳云：刘、朱之言不息，轩岐之道不彰，丹溪之言不足凭矣，何又述其言耶？

辨古

愚谓疟疾之作，本由风寒水湿之邪感而致病，亦有非风非水而衣薄受凉，凡体怯者，皆能为疟。总之无非外邪为之本，岂果因食因痰有能成疟者耶？疟之作也，必胸膈不宽，呕吐不食，岂非食物停滞而为痰乎？久疟不已而成疟母，岂非食积痰血结成乎？何前云清脾饮最效，又云草果饮一服可愈，是非消导痰食之药乎？疟疾以痰食之药而愈者多矣。《内经》虽未言及，然夏月受暑又兼饮食停滞，至秋感受外邪而起内病，故《经》但言外邪起疟，而不及于内耳。《经》虽不载，未可谓绝无痰食者，何必矫强立说以非前贤？

火　证

经义

《保①命全形论》曰：木得金而伐，火得水而灭，土得木而达，金得火而缺，水得土而绝。五行之中，不言土得木而克而言达者，因土者顽然②块垒而已，木藉土生，得土之气发荣滋长而达于外，以彰土德，故不曰克而曰达。

论君火相火之病

《经》云：心为君主之官，神明出焉。心属火，故曰君火以明。明者非火之明，乃《大学》所谓明德之明，因虚灵不昧，以具众理而应万事者也。以包络护捧其心，不使邪气干入，故曰心包络，即膻中也，为臣使之官，代君行令，谓之相火，非出于肾。肾中之火，一阳居二阴之间，坎中之火，即龙雷之火、水中之火也，不可言相火。惟东垣言相火属心包络，因臣使之官，故曰相。君火一动，相火即起，相从君令也。景岳议论纷纷，尚未考究。

论病机火证

诸篇所言在专悉病情，故必详必尽。仍要悉病情为本。余以刘河间《原病式》之谬，故于《类经》惟引经释经，

① 保：《素问·宝命全形论》作"宝"。
② 顽然：自然质朴貌。

不敢杜撰一言，冀在解人之惑。非谬也，详审病机俱有当于理者，理之所无，方可谓之谬。

论虚火

凡虚火证，即假热证也。虚火因肾虚水不能制火而火起，非假热症。假热者，似是而非，阴极格阳，物极则反，阴症似阳，并非虚火。阳虚者亦能发热，此以元阳败竭，水不归源也。阳虚发热，独创之论。火不归源，如盏无油而火沸腾，非阳虚也。阳戴于上，而见于头面咽喉之间者，此其上虽热而下则寒，所谓无根之火也。非无根之火，乃寒极似热也。阳浮于外，而发于皮肤肌肉之间者，此其外虽热而内则寒，所谓格阳之火也。格阳症乃阴盛格阳，躁扰不宁，欲卧于泥水之中，饮水不得入口，并不发热。阳陷于下，而见于便溺二阴之间者，此其下虽热而中则寒，所谓失位之火也。阳陷于下者，阳气陷入于阴中不能收摄而二便遗失，用东垣之法以升阳，非下热中寒、失位之火也。失位之火，即阳无所附而飞越，谬甚。阳亢乘阴，而见于精血髓液之间者，此其金水败而铅汞干，所谓阴虚之火也。此肾水不足之虚火也。第阴虚之火惟一，曰金水败者是也。竟言水衰，不必言金。阳虚之火有三，曰上中下者是也。阳虚者，火衰也，何必言火？若以阳虚发热，则治宜益火。但有劳倦发热，阳虚只有恶寒未见其发热者，只有阴症，戴阳格阳，躁扰不宁，似乎阳症耳。

气本属阳，阳气不足，则寒从中生，寒从中生，则阳无所存而浮散于外，是即虚火假热之谓也，而假寒之证其义亦然。假寒假热之症，必辨证明白，显然毕露，《内经》所谓审察病机为要。

火有虚实，故热有真假，而察之之法总以中气为主，而外证无足凭也。陶节庵云：症者，证也，如"对证"之"证"，有诸内必形诸外，故《内经》云：能合色脉，可以万全，岂可言外证无足凭乎？大误后人。而不知内热者当远热，内寒者当远寒，内有可据，本皆真病，又何假之有？外证可据，在内将何据乎？

论五志之火

人于食息之常，孰不以五志为生，亦孰不以五志为用，而未闻以五志之动皆为火也。《内经》一水不胜五火。五志之火，动则火起，静则不起，此一定之理。

虚 损

经义

《口问篇》曰：邪之所在，皆为不足。邪之所在，皆为不足，谓邪气之入，因不足而侵入也。上气不足，故脑不满，耳苦鸣，头苦倾，目为眩，虽虚亦有邪之所在也。中气不足，下气不足，皆有邪之所在，不可竟言虚，当察其病之机为要。岐伯曰：脉盛，皮热，腹胀，前后不通，闷瞀，此谓五实。景岳谓实而误补犹可解救之说，大误后人。实而用补，所谓实实。

论虚损病源

凡劳伤虚损，五脏各有所主，而惟心脏最多。此七情所伤。

喜因欲遂而发，若乎无伤，而《经》曰喜伤心，又曰暴喜伤阳，又曰喜乐者神惮散而不藏，又曰肺喜乐无极则伤魄，盖心藏神，肺藏气，二阳藏也，故暴喜过甚则伤阳，而神气因以耗散。肺藏魄而主气，司呼吸而出入者，非藏气也。

淫欲邪思，又与忧思不同，而损惟在肾，盖心耽①欲念，肾必应之，凡君火动于上，则相火应于下。夫相火者，水中之火也。相火，包络之火，即膻中也。《经》云膻中者，臣使之官，即相也，代君行令，非水中之火也。静而守位则为阳气，炽而无制则为龙雷，而涸泽燎原，无所不至。坎中之火居于下，即龙雷之火。

景岳"君火相火"论情欲之火，邪火也，君相之火，正气也，何东垣指相火为元气之贼？丹溪亦述而论之，乃掩口而笑。今仍云心耽欲念，君火动于上，相火应于下，炽而无制，则为龙雷而涸泽燎原，无所不至，故余曰：火本一物，静则生物，动则害物，邪念之动，由心而起。景岳另立邪念之火，与君相之火各别，以辟东垣、丹溪，今仍与东垣、丹溪合，何必矫强立说以惑人耶？

气以怒伤而木郁无伸，以致侵脾气陷，而为呕为胀，为泄为痛，为食饮不行者，此伤其阳者也。木郁无伸，此肝气郁于脾土之中不得疏泄而克土，脾气不运而为胀、为呕、为泄、为痛、为饮食不行，岂有伤其阳者乎？

---

① 耽：沉溺。

色欲过度者多成劳损，盖人自有生以后惟赖后天精气以为立命之本。景岳每每讲先天虚浮之谈，此处亦重后天为立命之本，则知不必顺数逆数之浮谈也。

劳倦不顾者，多成劳损。夫劳之于人，孰能免之？如贫贱之劳，作息有度，习以为常，何病之有？惟安闲柔脆之辈而苦竭心力，斯为害矣。贫贱之劳，岂无病哉？饥饱不时，奔走负重，冲风冒雪，但非劳心，劳形则有之，此皆致病之由也。

少年纵酒者，多成劳损。盖酒成于酿，其性则热，汁化于水，其质则寒。酒性大热，故为腐肠之药。若云汁化于水，其质则寒，于理不通。热之性在水中，故酒浸食物必烂，岂有热去而水寒者乎？如桂附之热，必经水煎，岂亦寒乎？

论证①

阴中之阴虚者，其病为发热躁烦，面赤舌燥，咽痛口疮，吐血衄血便血尿血，大便燥结，小水痛涩等症；阴中之阳虚者，其病为怯寒憔悴，气短神疲，头运呕恶，腹痛飧泄，二便不禁等症。阴中之阴，阴中之阳，景岳以为特出之语。殊不知肾中真阴虚则火亢而为吐血、衄血诸症，肾中之真阳虚为怯寒、二便滑泄不禁、倦怠少食，诸症起矣，不必言阴中之阴、阴中之阳。盖肾为精血之海，而人之生气即同天地之阳气，无非自下而上，所以肾为五脏之本。五脏之本，独重胃气，故一部《内经》以胃气为本。

---

① 论证：原无，据《景岳全书》卷十六补。

虚损，两颧红赤，或唇红者，阴虚于下，逼阳于上也，仲景曰：其面戴阳者，下虚故也。若谓逼阳于上而为上热，可有逼阴于下而为下寒者乎？仲景戴阳症，乃寒极似阳，非水衰火亢也。认错病情。

论治

有水盛火亏而见脏腑寒、脾肾败者，即阳虚之证也。岂有真水盛而病者乎？气属阳，气虚当以参术补之，非火亏也，不可用桂附。

阳虚者多寒，非谓外来之寒，但阳气不足则寒生于中也。若待既寒，则阳已败矣，而不知病见虚弱，别无热证者，便是阳虚之候。若无热症，便为阳虚而用热药，必致火亢而为吐血。欲补阳气，惟辛甘温燥之剂为宜。辛能耗散元气，燥能消烁精血，皆非虚损之药，故东垣有耗散元气之论。姜桂燥热，所当禁用。欲补阳气，惟参芪为主，非温燥所宜。景岳认气虚即是阳虚，妄投桂附，不知火衰宜桂附，气虚宜参芪，热药有耗元气，故东垣禁之，请读《脾胃论》即可知矣。

兼受风寒而嗽者，宜金水六君煎，此杜撰之方，大忌。贝母丸治嗽最佳贝母力微。

若大吐大衄，而六脉细脱，手足厥冷，危在顷刻，而血犹不止者，速宜用镇阴煎，其血自止。血脱益气，大剂独参汤、补血汤为要。

大脱血之证，镇阴煎、回阳饮俱非对病之药。有形之血不能速生，几微之气所当急固，惟以大剂独参汤、补血汤为主，此古人血脱益气之良法，阳生阴长之妙用也。景岳不知此理，将热药、血药乱投，大谬！

附按

立斋治韩州同色欲过度，当峻补其阴，遂以加减八味丸一斤，用桂一两，以水顿煎六碗，冷服，熟睡。至晚又温饮一碗而证退。补阴而用八味丸，益火则阴愈耗。翼日①畏寒足冷诸证仍至，是无火也，当补其阳。一人而倏阴虚，倏无火，两相悖谬。

又治一童子，年十四，发热、吐血，余谓宜补中益气，以滋化源。内有升麻，非阴虚吐血所宜。

劳倦内伤

经义

竟以东垣《内外伤辨》《脾胃论》讲究可也。

论证

外感内伤，俱有恶寒发热等症。外感寒热者，即伤寒也；内伤寒热者，即劳倦也。伤寒以外邪有余，多宜攻散；劳倦以内伤不足，多宜温补。景岳治伤寒，俱讲温散补托，必致杀人。即温补二字，尚要讲究，若讲温热之药，则失之多矣。

有因积劳饥饱，致伤脾肾，则最易感邪而病为发热头痛、脉紧恶寒，类伤寒等症，此内伤外感兼而有之，是即所谓劳力感寒症也。若以此为真伤寒，则既由劳伤，已因

---

① 翼日：次日。

不足；若以此为非伤寒，则甚至发班发狂，结胸谵语无不有之。此等之证仍属热邪，不可混入内伤劳倦，惟发班有内伤者。

论治

若脾胃中气受伤者，理中汤、养中煎。新方不必用，于东垣补中益气内加减，细心讲究，自然切中病情。若用新方，必致有误。

余复制补阴益气煎，凡阳虚于下，水亏不能作汗，而邪有不解者，此方尤胜。阳气鼓动方能作汗。如讲水亏不能作汗，而用养阴凝滞之药，断无此理，乃好奇之语。

辨脉

夫人迎本阳明胃脉，在结喉两旁此乃胃之经络动；气口本太阴肺脉，两手所同称也。百脉朝会于肺，故五脏六腑皆诊于此。又如所云左大者为风邪，右大者为饮食，则尤其不然。左为肝胆之应，风木所司，故外感诊之，右为脾胃之应，饮食失节，故诊于右，理之必然。若议东垣为非，则脉既大谬，而治病皆误，东垣之书可废矣。景岳好奇而毁前贤，大罪大罪！夫人生禀赋之常，凡右脉大者十居八九，左脉大者十居一二。凡右脉大者十居八九，左脉大者十居一二，此言大谬！人生禀赋之脉不同：或天禀素弱，脉亦细小；天禀刚强，脉亦坚劲有力；或肝火有余，左脉弦大；或脾胃健旺，右脉滑大。此禀赋不同，脉亦随之有强有弱，岂可大概而论？外感者，两手俱紧数，但当以有力无力分阴阳。如此论脉，误人不浅。自叔和至今，凡阴受其殃者，不知几多人矣。此不得不辨，以为东垣之一助也。东垣医中之王道，历症用药，伊匪朝夕人民，岂阴受其殃乎？景岳之辨，谅东垣未必服也。

东垣辨气少气盛。东垣《内外伤辨》极为详悉，不必竟辨气少气盛。

关 格

论证

曰吐逆者，特隔食一证耳，曰不得小便者，特癃闭一证耳，二证自有本条，与关格何涉？隔食癃闭，其来也渐，关格之证，其来也暴，故曰不得尽期而死，其证阴阳离绝，不治而死。景岳多添出病证治法，亦好奇翻新之言也。

论治

关格之脉，必弦大至极。夫弦者为中虚，浮大为阴虚，此肾水大亏，有阳无阴之脉也。治此者，宜以峻补真阴为主。仲景：关格之脉，在尺则为关，关则不得小便，在寸则为格，格则吐逆。有是脉有是证，甚为简约明白，何得又生出肾水大亏，有阳无阴之脉？治当峻补真阴，反多支离矣。

饮食门

经义

《脏气法时论》曰：脾苦湿，急食苦以燥之。黄连性燥而厚肠胃，独景岳以为滑泄，而泻痢者不用。肾欲坚，急食苦以坚之。黄柏苦能坚肾，独景岳畏之如鸩毒。

《宣明五气篇》曰：辛走气，气病无①多食辛。药之热者，其味多辛，桂、附、姜、椒俱耗气，东垣《脾胃论》中皆禁之，景岳独喜热回阳为根本，是未察《内经》之言也。

论治

凡失饥伤饱，损及脾胃，令人胸膈痞闷，不能消化，或嗳气吞酸，神体困倦，此皆脾气受伤，中虚而然，宜木香人参枳术丸，或大健脾丸去黄连主之。有湿热者不可去。若虚在下焦而阴中无阳不能生土者，惟理阴煎加减主之。又将阴中无阳、火不生土而用归、地、桂、附为脾胃药。

以脾胃受伤，病邪虽去而中气未复，故或有数日不能食，或胸喉中若有所哽如梅核气者，此中本无停积，但以阳气未舒，阴翳作滞，胃气太虚，不能运化而然。轻则温胃饮，甚则必加参附，但使阳气得行则胃口自开也。阳气未舒者，因阳气郁滞不能伸越，故喉中若有所梗如梅核气状。宜以开郁行气疏肝为主，逍遥散加山栀、香附必能奏效。若认阴翳作滞而用温胃、参附之药，必致热甚，咽喉干燥，而病增剧。

以酒质伤脏，致生泄泻不已，若因湿生寒，以泻伤阴，致损命门阳气者，非胃关煎及五德丸之类不可。湿生寒而用热药，又是新奇之语。古人以酒为腐肠之药，因其性热也，造酒因热酿成，故鱼肉一经酒糟则熟腐矣，岂有质寒之理？

论脾胃三方

补中益气汤以升、柴助升气，以参、芪、归、术助阳

---

① 无：通"毋"。《说文解字·毋部》："毋……古通用无。"

气，东垣立方之意诚尽善矣。第肺象天，脾象地，地天既交，所以成泰①。然不知泰之前有临②，临之前有复③，此实三阳之元始，故余再制补阴益气煎，正所以助临复之气也。去芪、术而加熟地、山药，凝滞胃中，其气焉得运行？此亦好奇翻新也。又补中益气汤，若全无表邪寒热而但有中气亏甚者，则升、柴之类大非所宜。妙在升、柴以升清阳之气，东垣深明药性之理，藉此以升参、芪之气，得君臣佐使之法，合《内经》之旨。景岳但知一味用补，不知佐使之理，大误后人。惟有邪者固可因升而散，使或无邪，能不因散而愈耗其中气乎？有参、芪，何得耗气？且升、柴并非耗气之药。当此之时，即纯用培补，犹恐不及，而再兼疏泄，安望成功？即地黄丸用泽泻之意。故于诸证之中，凡其不宜用此者则有不可不察，如表不固而汗不敛者不可用，升、柴、参、芪之性，达表而固表。补中益气汤治自汗者，用之见效，何景岳不知用药之理而议东垣？可罪！可罪！外无表邪而阴虚发热者不可用。东垣但讲升阳益气，不曰治阴虚发热，何必牵引多端？

脾　胃

论脾胃

是以水谷之海本赖先天为之主，而精血之海又必赖后

---

① 泰：卦名，意为阴阳交通和畅。
② 临：卦名，意为从高处往下看和治理。
③ 复：卦名，意为往而有返，依时回归。

天为之资。景岳开口必言先天为立命之本，动辄以补阳为主，今此处脱不出。后天谷气以化生精血，以养先天，故东垣立《脾胃论》以救世。丹溪阴不足论以人之出自母胎，惟藉乳哺水谷之精气滋养，至十六岁而阴气始成，而与阳气为配，可见阴气之难成，故以养阴为本。独景岳反言之，而以阳常不足以辟丹溪，所谓自成一家也。自成一家，斯有偏见之害矣。故《经》曰：平人之常气禀于胃，胃者平人之常气也。人无胃气曰逆，逆者死。又曰：人以水谷为本，人绝水谷则死，脉无胃气亦死。正以人之胃气即土气也，万物无土皆不可，故土居五行之中而旺于四季，即此义也。景岳每每以阳气为本，此处言胃气为本，乃是治病关头。若讲阳气，竟以热药回阳，可能久存乎？故水谷尤要于扶阳也。脾胃属土，惟火能生，故其本性则常恶寒喜暖，使非真有邪火，则寒凉之物最宜慎用。土旺四季之末，寒热温凉，随时而用，故脾胃有心之脾胃、肺之脾胃、肝之脾胃、肾之脾胃，认清门路，寒热温凉以治之，未可但言惟火能生土而用热药。

论东垣《脾胃论》

内伤不足之病，苟误认作外感有余之病而反泻之，则虚其虚也。实实虚虚，如此死者，医杀之耳。然则奈何？惟当以辛甘温之剂补其中而升其阳，甘寒以泻其火则愈矣。仍讲甘寒泻火，不言热药泻火。《经》曰劳者温之，温者，养也。又曰温能除大热参芪之属，大忌苦寒之药。香燥热药，有耗元气，东垣亦禁之。兹察其所谓苍天贵清净，阳气恶烦劳者，此指劳倦之为病也。烦劳则火起，故用泻火之药。"劳"字之义，有两火在上，岂非劳则火起乎？如曰饮食失节，寒温不适，脾胃乃伤，此固喜怒忧恐，损耗元气，资助心火，心不主令，相火代之。相火者下焦包络之火，元气之贼也。火与元气不两立，火胜则乘其土位，此所以为病。若此数语，则大见矛盾矣。五志之火妄动则耗元气，火起于妄。心君妄想则心火动，相火亦随之而起，故东垣补中益气汤中加黄柏以泻阴火，乃权衡之道。非纯用苦寒，必于参芪中加之，则胃气不伤而热势可清也，即桂、附热药亦借此以引导耳。夫元气既损，多见生阳日缩，神气日消，何以反助心火？劳则气耗，邪火独亢，故《经》曰：阳气者，烦劳则张，精绝，辟积于夏，使人煎厥。脾胃属土，得火则生，何谓火胜则乘其土位？火亦能焦土，不可竟言生土，凡土经火烧则干硬而不生物。热伤元气，而因劳动火者固常有之，此自不得不从清补。东垣补中加清火，不为矛盾。若因劳犯寒而寒伤脾胃者，尤酷尤甚，此可概言为火乎？寒性缓，非比火性之酷烈也。第热证显而寒证隐，故热证易见而寒证不之觉也。寒热之证，察色问情，俱易辨之，何谓寒证不之觉？矧元气属阳，火其类也。气与火大不同，气无形，火有形，故能耗气也。而阴为阳贼，寒其仇也。生机被伐，无不速亡。若真阴非阳贼也，寒邪能害人而速，若虚寒不致速亡。故《经》云少火生气，未闻少寒生气也，又云避风如避箭，未闻避热如避箭也。热地如炉，伤人最速。夏月农夫，赤日暴烈，求其避而不可得，更甚于箭也。请景岳于赤日中晒之何如耳。由此观之，何不曰寒与元气不两立，而反云火与元气不两立乎？《内经》云壮火散气、少火生气，景岳云寒与元气不两立而毁东垣，《内经》之义尚未明白，何必矫强立论？不过要用热药耳。兹举火字特以为言，致令后生尽忘东垣前四条之格言，而单执不两立之说，用为治火之成按，是东垣戒之而反以诲之，此其白璧之瑕，余实不能不为东垣惜也。东垣谓火为元气之贼者，因热气熏灼，令人倦怠乏力，无气以动，故加知柏于益气汤中，以制火而益元气。东垣用药，升中有降，散中有敛，真节制之兵，何得议为白璧之瑕？将显而易知者言之，试观夏月炎热，人必倦怠乏力，懒惰欲睡，口渴喜冷，岂非热伤元气乎？冬月外虽严寒，殊不知阳火潜藏于内，人亦刚强而不倦，冰坚地燥，元气不衰而强于作用，岂可谓之寒与元气不两立乎？矫强立论，乃东垣之罪人，实后世害民之贼。用是思及仲景，见其立方之则大而简，东垣之方小而杂，何其悬绝一至如此？仲景制方虽大，其服而分为几服，以知为度，不必尽剂，东垣与仲景用药不同，其理则一，不必判其孰是孰非。

论治脾胃

太阴常多血少气，阳明常多血多气。使此中血瘀，则承气、抵当之类总属脾胃之药；使此中血虚，则四物、五物、理阴、五福之类又孰非脾胃之药乎？血药凝滞中官，脾胃焉得受纳运化，岂脾胃之药乎？若脾得健运，饮食大进，化生精血。《经》云：食气入胃，浊气归心，淫精于脉。可见健脾食进，血自化生，不必用血药也。景岳往往以归地为脾胃药，亦偏执之言。

述古

又曰[①]：汉张仲景著《伤寒论》专以外伤为法，其中顾盼脾胃元气之秘，世医鲜有知之者。凡医先以胃气为主，非独张仲景也。用攻剂亦要看胃气旺方可用。惟见王纶《杂著》戒用人参之谬说，乐用苦寒攻病之标，致误苍生，死于非命，抑何限耶！苦寒原是攻病，非攻元气也。若邪热未除而用参芪，是犹闭门逐盗，必致蔓延为害。况斯世斯时，人物剧繁，禀气益薄，兼之劳役名利之场，甚至蹈水火而不知恤，耽酒色以竭其真，不谓内伤元气，吾弗信也。凡人之病，无有不因元气之虚，而邪气得以乘虚侵入。既入之后，即宜去邪，然后补正，若骤用补剂，必致害人。

眩　运

经义

《口问篇》曰：上气不足，脑不满，耳苦鸣，头苦倾，目为之眩。凡看书要将上下文细究，其理自明。《内经》上文有"邪之所在，皆为不足"，故上气不足，脑为之不满、耳为之苦鸣、头为之苦倾、目为之眩，此言邪之所凑，皆因不足而袭之，七情六欲，风寒暑湿，或痰或火，乘虚侵入而为耳鸣、目眩等证。今竟将不足引经义，脱却上文两句，大失《内经》之义。

---

① 又曰：此下文字见《景岳全书》卷七"伤寒无补法辩"引"徐东皋曰"。有删节。

《决气篇》曰：精脱者耳聋，气脱者目不明。此两句不当列在眩运门，当在脱证内。

论证

眩运一证，虚者居其八九，而兼火兼痰者不过十中一二耳。仍有痰有火，不可责丹溪为非。丹溪亦言兼气虚者当补气，未尝不用补也。不知景岳刻刻要与丹溪为仇曷①故。即如《内经》之言，亦无非言虚。亦有六气所侵而眩运，巨阳、厥阴火气升腾而发眴仆，岂皆虚耶？眩运病情不一，《内经》六气司天岂皆虚之一字言之乎？

所列诸证皆因病而运，非眩运之本病，竟将本病治则眩运自除，何必牵扯多端以惑人？

河间之论眩运，独取《至真要大论》一句，曰诸风掉眩，皆属肝木，风主动故也。河间、丹溪但言眩运本证。此释风木之义，固然似矣。既云固然，非杜撰也。必若《口问篇》《卫气篇》《决气篇》《经脉篇》《海论》等义，方为最切最近之论，何河间一无引证，引诸风掉眩，皆属肝木。而独言风火二字以该眩运一证，岂无失乎？汝之言无非言虚，岂可以一虚字该之乎？若据此论，则凡属眩运无非痰证也。丹溪言挟虚挟火，未尝竟言痰也。何轩岐之言绝不及痰，而但曰上气不足，头为之苦倾，目为之眩，脱却邪之所在句，单取下文立说。曰督脉②虚则头重非眩运，凡此者岂皆痰

---

① 曷（hé 河）：何。
② 督脉：《景岳全书》卷十七作"肾脉"。

症乎？丹溪亦言挟气虚而兼用补气降火之药治之。**余则曰：无虚不能作眩，当以治虚为主，而酌兼其标。**若竟讲虚而用补，《内经》六气致运，岂皆宜补耶？不问七情六气，但执一虚字而用补剂，可谓执死法也。误人不浅。

凡病无有不因虚而致。因虚而痰火得以干之，即邪之所在，皆为不足也。

头痛之病，上实证也；头眩之病，上虚证也因虚而邪袭之，故《内经》分别甚明，曰头痛巅疾，上实下虚，又曰上实下虚为厥巅疾。据此言仍讲上实。实者邪气之实也，不言上虚。至若眩运之病，则曰上气不足，又曰上虚则眩，未闻言上之实也。上实下虚，岂《内经》之言非欤？而后世诸家如严用和、杨仁斋辈，有曰结而为饮，随气上逆者仍有痰饮之论，有曰疲劳过度，下虚上实者邪气之实，即如朱丹溪，亦曰痰在上、火在下，凡此皆言上实也。痰在上，岂非上实？何与《内经》相反若此？夫眩运之证，或为头重，为眼黑，或为脑髓旋转，不可以动，求其言实之由，不过为头重者为上实，而不知头本不重于往日，而惟不胜其重者，乃甚于往日耳。上力不胜，阳之虚也，岂上实乎？有因湿而重者，非阳也。阳虚则畏寒矣，岂有重之理乎？又何气不归元及诸气逆奔之有？气不归元，补肾纳气降火。凡逆上之气，补而必兼降火，《内经》所谓诸逆冲上，皆属于火。

头眩有大小之异，但忽运而忽止者，人皆谓之头运眼花，卒倒而不醒者，人必谓之中风中痰。火升则运，火降则止，皆水衰之故。如卒倒而不醒者，又兼痰随火升，上干心窍也。

不知忽止者，以气血未败，故旋见而旋止，即小中风也。小中风之名杜撰。卒倒而甚者，以根本既亏，故遽病而难复，即大头眩也此乃痰火之类中，且必见于中年之外，较之少壮，益又可知。于此察之，则其是风非风、是痰非痰，而虚实从可悟矣。竟云虚而不分受病之源，故云非风非痰。何今人不识病机，但见眩仆不语，无不谓之风痰？病机两字，可见活而不执，非只讲虚之一字可知矣。

论治

头眩虽属上虚，然不能无涉于下，盖上虚者阳中之阳虚也，下虚者阴中之阳虚也。造出阳中之阳、阴中之阳，专以一补为长技。所以凡治上虚者，犹当以兼补气血为最。不论病情，以补为死法。

眩运证，凡有如首条所载病源者，当各因其证治之。其或有火者宜兼清火，有痰者宜兼清痰。仍讲清火清痰，则知丹溪之法不可废矣。亦在乎因机应变，然无不当以治虚为先。既云因机应变，不可以治虚为先，如痰火盛，又当以痰火为先。

古法之治眩运，亦有当察者。丹溪曰湿痰者多宜二陈，火者加酒芩；挟气虚者，相火也，治痰为先。挟气药降火，如东垣半夏白术天麻汤之类。景岳言丹溪之论痰火眩运为非，今仍以丹溪、东垣治痰之药治眩运何耶？若丹溪治虚症眩运亦用人参大剂补之而愈，未可竟言痰火而责之。眩运不可当者，以大黄酒炒为末，茶汤下。前云无虚不作眩，又治法用大黄，何也？

述古

述古中有痰涎郁遏者，有因风火而动者，非讲尽属虚也。

吐法新按

先君寿峰公，少时好酒，四旬外遂戒不饮，至七旬偶饮一杯，次早眩运不能起。先君素善吐法，因吐去清痰而眩运顿愈。原其所由，不过以恶酒之脏而忽被①酒气，则真阴清气为之淆乱而然。吐去痰饮，酒气可除，吐能升气，清阳可复，此非治痰而实以治乱耳。真阴、清气何得即成有形之痰饮？因平素有蓄，故动而出耳，否则吐去痰饮一句将何着落？

好酒者平素有湿痰在胃，虽不饮酒，其根尚在，得酒触动，借酒之性，胃中痰饮随火上升而眩运，吐去其痰而眩运顿愈，非真阴清气淆乱也。不察至理，想出奇论以炫人。景岳深辟丹溪无痰不作眩，其父之痰从何吐出？创言立说，贻害非浅。

怔忡惊恐

论怔忡

怔忡之病，心胸筑筑振动，惶惶惕惕，无时得宁者是也。然古无是名，在《内经》则曰胃之大络，名曰虚里，出于左乳下，其动应衣，宗气泄也，在越人、仲景，则有

---

① 被：遭受。

动气在上下左右之辨，云诸动气皆不可汗下也，凡此皆怔忡之类。此动气也，宗气也，非怔忡之证。怔忡乃心胸之间，上冲而筑筑惕惕然动，怔怔忡忡不能自安也。将动气为怔忡，大非也。此证惟阴虚劳损之人乃有之，盖阴虚于下，则宗气无根而气不归原，所以在上则浮撼于胸臆，在下则振动于脐旁。怔忡之病不一，非但阴虚于下。既云阴虚，则无以滋荣肝木，木火上冲而怔忡不宁也。虚微者动亦微，虚甚者动亦甚。有血虚与痰，有阴火上冲，怔忡不已，甚者火炎于上，或头运眼花，不可竟作虚论。若误认为痰火而妄施清利，则速其危矣。认是痰火，只作痰火治。

考之《准绳》中为痰为火为郁，为思虑劳心，致怔忡者不一，不宜竟言虚而用补，须将《准绳》中逐一分别明白可也。双林韩佐相患怔忡病，三载不愈，时医俱用景岳之言，而用参、芪、地黄群补之药，日甚一日。就医于余，余用豁痰降火之药一剂，是夜即大减，后以温胆汤加山栀、黄连、石膏、胆星、枣仁，丸服，不一月而全愈。照此书而执用补剂，必致误人。

论惊恐

若因惊而病者，如惊则气乱而心无所倚，神无所归，虑无所定之类，此必于闻见夺气而得之，是宜安养心神，滋培肝胆，当以专扶元气为主。必兼清火而治，自然奏效。《内经》所谓惊则气乱者，火气乱之也。若竟讲元气则肝胆之火不静，而惊不能定。总之主气强者不易惊，而易惊者，必肝胆之不足也。不足而有火，火性动故也。故虽有客邪，亦当知先本后标之义。若先治本，其邪何从而解散？盖惊出于暂，而暂者即可复；恐积于渐，而渐者不可解，甚至心怯而神伤，精却则阴痿，日消月缩，不亡不已。丹溪治周本心大恐，心不自安，如人将捕之状，夜卧不安，两耳后如见火光炎上，饮食虽进而无味，以参、术、当归为君，陈皮为佐，加盐炒黄柏、炙元参少许，服之月余而愈。《经》云恐伤肾，用黄柏、元参引参、术归入补肾药也。景岳每毁丹溪，观其治恐用补而加黄柏、元参，得君臣佐使之法，非景岳之新方比也。

论治

上不宁者，未有不由乎下；心气虚者，未有不因乎精。此心肝脾肾之气，名虽异而治有不可离者，亦以精气互根之宜然，而君相相资之全力也。惊恐之病，未可竟言心肾君相相资之全力，乃因火之妄动者多。然或宜先气而后精，或宜先精而后气此二句混讲，兼热者宜清，兼寒者宜暖，又当因其病情而酌用之，故用方者，宜圆不宜凿也即此说未可但言补。

心脾血气本虚，而为怔忡，为惊恐，或偶以大惊猝恐而致神志昏乱者此皆火之扰乱也，俱宜七福饮，甚者大补元煎。新方治法，未能切中病情。命门水亏，真阴不足而怔忡者，左归饮。心之不宁，乃火冲动。命门火亏，真阳不足而怔忡者，右归饮。怔忡之病而讲真阳不足，大误后人。若水亏火盛，烦躁热渴，而怔忡惊悸不宁者，二阴煎或加减一阴煎。莫若知柏地黄汤或丸为正法，新方乃无学问之方。若思郁过度，耗伤心血者，逍遥饮或益营汤。开郁清火，豁痰安神。

若寒痰停蓄心下者，姜术汤。宜二陈。若用姜术，脱却"痰"字矣。心神虚怯，微兼痰火而惊悸者，八物定志丸。温胆汤加清火药为妙。若大恐大惧，以致损伤心脾肾气而神消精却者，必用七福饮、理阴煎或大补元煎之类。大恐大惊而用温热之药，俱非正治之法也。

不　寐

经义

所引经义有因欠而不卧，有因少壮老人气血之盛衰而论卧与不卧，有因肿而不得卧，有因不能正偃而不得卧，有因水病不得卧，有因外邪、饮食不节不得卧，有因胃脉逆上不得卧，此皆因病所致，非专讲不得卧之病。

论证

凡如伤寒、伤风、疟疾之不寐者，此皆外邪深入之扰也。此但不得卧，非外邪之致病，伤寒但有阳明病不得眠。舍此之外，则凡思虑劳倦，惊恐忧疑而常多不寐者，总属真阴精血之不足，阴阳不交，而神有不安其室耳。不得卧者胃不和也，何云总属真阴精血不足？大误后人。

饮浓茶则不寐，饮浓茶令人不寐，此说无本。心有事亦不寐者，以心气之被伐也。盖心藏神，为阳气之宅也，卫主气，司阳气之化也。凡卫气入阴则静，静则寐，正以阳有所归，故神安而寐也。不寐与心神不宁病属二端，不可混而为一。只有心火妄动而神不安，未闻阳有所归而神安也。而浓茶以阴寒之性大制元阳，浓茶谓之阴寒，则黄连、黄柏、石膏等寒药俱不用矣。故欲求寐者当养阴中之阳此说大为不经。

凡治病者，服药即得寐，此得效之征也。其有误治妄投者，必致烦恼懊恼，更增不快。不得安寐而用热药，谓之误治妄投。

论治

无邪而不寐者，必营气之不足也。开口便说营气不足，大失《内经》之旨。营主血，血虚则无以养心，心虚则神不守舍。《内经》不讲心，惟讲和胃而通阴阳，故但用半夏汤。脱却《内经》题旨，将七情六欲纷纷议论，而误后人。故或为惊惕，或为恐畏此等皆五志之火妄动而不寐，或无因而多妄思，以致终夜不寐，及忽寐忽醒，而为神魂不安等证。心藏神，肝藏魂，二脏之火妄动，则神魂不宁而不寐，非营气不足也。若思虑劳倦伤心脾，以致气虚精陷，为怔忡、惊悸、不寐者，宜寿脾煎治法未合病情。若七情内伤，血气耗损，或恐畏伤肾，或惊惧伤胆，神以精亏而无依无寐者，宜五福、七福饮，或三阴、五君子煎。凝滞血药，胃中壅滞，反致不寐。《内经》所谓决渎壅塞，经络大通，阴阳和得，此说将何解释？景岳之误后人，为害不浅。凡人以劳倦思虑太过者，必致血耗液亡，神魂无主而不寐者，即有微痰微火，皆不必顾将痰火治之为要，只宜培养气血大误后人。

有邪而不寐者，去其邪而神自安也，故凡治风寒之邪必宜散，如诸柴胡饮及麻黄、桂枝、紫苏、干葛之类是也。仲景只有阳明病不得眠，未闻有少阳、太阳而不得眠者，此仲景之罪人也。**痰饮之邪，宜化痰。**不寐之症，属痰火者多。

徐东皋曰：痰火扰乱，心神不宁，思虑过伤，火炽痰郁，而致不眠者多矣。有因肾水不足，真阴不升，而心阳独亢者，亦不得眠，有火郁不得疏散，每至五更随气上升而发躁，便不成寐，此宜用解郁清痰降火之法也。解郁清痰降火，治不寐为要法。

徐东皋所说乃是正论。

三消干渴

论症

消有阴阳，不可不察。如多渴曰消渴，善饥曰消谷，小便淋浊如膏曰肾消，凡此者多由于火，火盛则阴虚，是皆阳消症也。至阴消之义，则未有知者。盖消者，消烁也，亦消耗也，阴阳血气之属日见消败者，皆谓之消，不可尽以火证为言。如《气厥论》曰：心移寒于肺，为肺消，饮一溲二，死不治。此仲景治汉武帝之消，用八味地黄丸也。饮一溲二，此无火以消之，故饮少溲多。若有火消耗，溲必黄赤而短少，以此辨之，寒热自明。

论治

下消证，小便淋浊，如膏如油，或加烦躁耳焦，此肾水亏竭之证，古法用六味丸之类主之固宜，然以余观之，亦当辨其寒热滑涩，分而治之。若如膏如油，此火之煎熬，断无寒之理。若下焦淋浊而全无火者，乃气不摄精而然，以左归饮、大补元煎之类主之。莫若生脉散。若火衰不能化气，气虚不能化液者，当以右归饮、右归丸、八味丸之类主之。火衰不能化气之言，《内经》无此议论，独创新奇，大误后人。若下焦无火而兼滑者，当以固肾补阴为主。只有下焦有火煽动而滑，又气虚不能摄精而滑，当补脾肺之气，气能统摄故也。

又有阳不化气则水精不布，水不得火则有降无升，所以直入膀胱而饮一溲二。《内经》只有精化气之说，未见有阳化气之语。杜撰无本，大误后学。阳虚之消，谓宜补火，人必不信。不知釜底加薪，氤氲彻顶，槁木①得雨，生意归巅，此无他，皆阳气之使然也。余因消证多虚，难堪剥削②，故再笔于此，以告明者。不必笔于此，仲景治汉武帝用八味丸③者，即此说也。

咳　嗽

论证

余观咳嗽之要，止惟二证，一外感，一内伤。夫外感之咳，必由皮毛而入。盖皮毛为肺之合，而凡外邪袭之，则必先入于肺，久而不愈，则必自肺而传于五脏也。《内

---

① 木：《景岳全书》卷十八作"禾"。
② 剥削：攻伐。
③ 仲景……味丸：此说见赵献可《医贯》卷五。

经》云五脏皆令人咳，非独肺也，何得云自肺而传于五脏？与《内经》大相悖谬。**内伤之嗽，必起于阴分。盖肺属燥金，为水之母，阴损于下则阳孤于上，水涸金枯，肺苦于燥，燥则痒，痒则咳不能已也。**内伤之嗽，不独阴分受伤，七情、饮食、劳倦而起者多。又有因外感而起，久而成劳嗽者，不可不知，当因病用药。**总之咳证虽多，无非肺病。**《经》云五脏六腑皆令人咳，景岳《内经》尚未读过，何敢立言以误人？**盖外感之咳，阳邪也，阳邪自外而入，故治宜辛温，邪得温而自散也。**寒邪可用辛温散之。**内伤之咳，阴病也，阴气受伤于内，治宜甘平养阴，阴气复而嗽自愈也。**咳嗽竟讲养阴一法，失之太简。**然外感之邪多有余，若实中有虚，宜兼补以散之；内伤之病多不足，若虚中挟实，亦当兼清以润之。大都咳嗽之因，无出于此，于此求之，自得其本，得其本则治无不应。**得其本，非专于一，求其受病之因，非一端也。**又何有巢氏之十咳①证、陈氏之三因证？徒乱人心目而不得其际也。**咳嗽非一端而起，当审察病情而治，何云徒乱人心目？景岳治嗽，不能细心考究，反言乱人心目，贻害不浅。

　　风、寒、湿、燥、火皆是外邪，审其所感何气而治之，未可以温散一法。内伤咳嗽，亦非一端，未可以养阴为一法。景岳失之太简。

　　内伤之嗽，先因伤脏，故必由脏以及肺，此脏为本而

---

　　① 十咳：《诸病源候论》卷十四载十种咳为风咳、寒咳、支咳、肝咳、心咳、脾咳、肺咳、肾咳、胆咳、厥阴咳。

肺为标也。肺亦脏也，治肺即治脏，岂肺非五脏中之一脏乎？景岳立言，尚欠斟酌。《经》云治病必求其本，何今人之不察也？自己不能细心究治，反言今人之不察，可笑！治病必求其本，言求其受病之根本也，此"本"字尚要讲究。

宾按劳风之证，即劳力伤风证也。劳非一端，不可竟言劳力而兼外邪咳嗽。嗽久即成肺劳。

外感有嗽，内伤亦有嗽，但其素无积劳虚损等症而陡病嗽者，即外感证也。有风邪入肺而嗽，亦有饥饱劳役、风寒侵袭而嗽，未可言素无积劳虚损者。若内伤之嗽，其来有渐，或因酒色，或因劳伤，必先有微嗽，而日渐以甚。不足之嗽，往往因风所侵而起者多，《内经》云：邪之所凑，其气必虚。

外感嗽证治

若肺脘燥涩，痰气不利，或年老血衰，咳嗽费力者，宜六安煎加当归二三钱。外感咳嗽，痰气不利而加当归，其邪焉得解散？宜苏子、杏仁、枳壳以顺气而润燥。

外感之嗽，凡属阴虚少血，或脾肺虚寒者，最易感邪。但察其脉体稍弱，胸膈无滞。《经》云：邪之所凑，其气必虚。因虚而邪得乘之，必宜去邪而后补正。若但讲补，如闭门逐盗，盗自何出？宜金水六君煎加减主之，足称神剂。若外感咳嗽而用归地，嗽必更甚，此为恶剂。二陈汤乃和胃豁痰之剂，加当归、熟地凝滞之品，两相悖谬。若但以脾胃土虚，不能生金，而邪不能解，宜六君子汤以补脾肺。脾胃虽虚，不宜竟用六君子，宜加苏子、杏仁、桑皮之类。若用参、术，其邪何从而散？或脾虚不能制水，泛而为痰，宜理中汤，或理阴煎、八味丸之类。景岳治病尚未分清脏腑，水泛为痰与脾虚生痰，两途治法，岂可以理中、八味同治？如脾用理中，肾用八味，方是合式。水泛为痰，肾虚不能纳藏于下，津液泛而为痰，其色清稀白亮，当以补肾为主。若讲脾虚，谓之湿痰，当以加味六君子治之。

外感之证，春多升浮之气，治宜兼降，如泽泻、前胡、海石、瓜蒌之属是也。外邪用泽泻，反引入里。夏多炎热之气，治宜兼凉，如芩、连、知、柏之属是也。夏月虽炎热，外感咳嗽不宜用知、柏，此降肾家相火之药，焉可施之外感咳嗽？如阴虚火炎者可耳。药性不明，立方大谬。秋多阴湿之气，治宜兼燥，如姜、术、细辛之属是也。喻嘉言独论秋伤于燥，言伤湿之非，景岳亦从而和之，此处又言秋多阴湿之气，则知仍有伤于湿者矣。咳嗽凡遇秋冬即发者，寒包热也，但解其寒，其热自散，宜六安煎非解散之方、二陈汤、金水六君煎。寒包热之嗽，宜二陈加苏子、杏仁、薄荷、黄芩、生姜之类。如新方之归地，可治寒包热乎？用之反增咳嗽。如内热甚者，不妨佐以黄芩、知母之类。非寒包热之药，滋阴则可耳。

内伤咳证治

凡内伤之嗽，本于阴分，即五脏之精气是也。而又惟肾为元精之本，肺为元气之主，故脏气受伤，病必自上而下，由肺由脾以极于肾；脏精受伤，病必自下而上，由肾由脾以极于肺，肺肾俱病，则他脏不免矣。前云肺为标，此处又言肺为本，何前后之不同耶？故欲治上者，不在上而在下；欲治下者，不在下而在上。知气中有精，精中有气，斯可言虚劳之嗽矣。《内经》所谓上病疗下，下病求诸上，非气中有精，精中有气。凡治劳损咳嗽，必当以壮水滋阴为主，庶肺气得充，嗽可渐愈，宜一阴煎、左归饮、琼玉膏、六味地黄丸之类。不必左归、一阴也，六味丸、琼玉膏、固本膏可矣。其有元阳下亏，生气不布，致脾困于中，肺困于上，而为喘促痞满，痰涎呕恶，泄泻畏寒，凡见脉细弱，证虚寒而咳嗽不已者，不必治嗽，但补其阳而嗽自止。此等之证皆脾虚也，当用六君子加减，不宜用新方凝滞之药，用之恐恶心痞满更甚矣。

咳嗽声哑者，肺本属金，盖金实则不鸣，金破亦不鸣。金实者，以肺中有邪，非寒即火；金破者，真阴受损，非气虚即精虚也。寒邪者宜辛宜温，火邪者宜甘宜清，气虚者宜补阳，精虚者宜补阴。咳嗽声哑，此火烁金也。金破而声不鸣，宜清金保肺，滋阴降火为主，未见有阳虚而声哑，补阳而声出者，此亦杜撰语耳。

外邪证多有误认为劳伤而遂成真劳者，必其人气体柔弱，医家望之已有成心，见发热认为火，见咳嗽认为劳，不明表里，率用滋阴降火等剂。即如汝之外邪咳嗽而用归地，岂不凝滞耶？俗云伤风不愈变成劳，夫伤风岂能变劳？特以庸医误治耳。伤风咳嗽而以归地加入二陈汤治之，真庸医也。故于此证，当察在表在里及新邪久病等因，脉色形气等辨。辨得其真，则但以六安煎、金水六君煎，或柴陈煎之类，不数剂而可愈矣。此等之方皆非切中病情之药，尚宜细细斟酌。

干咳嗽证，在丹溪云火郁之甚①，乃痰郁火邪在肺中，用苦梗以开之，下用补阴降火，不已则成劳，须用倒仓法。此证多是不得志者有之，愚谓既云不得志，则其忧思内伤，岂痰火病也？又岂苦梗倒仓所宜攻也？忧思则气郁结而为火，肺中郁火升腾而为干咳，故用苦梗开其郁火使之外达，然后滋阴降火，此先后之法也。若竟以津液干涸而用滋阴凝滞，其火焉得宣散？盖干咳嗽者，以肺中津液不足，枯涸而然内有郁结之火。此系内伤亏损，肺肾不交，气不生精，精不化气此二句老生常谈，所以干涩如此。郁火煎熬，所以干涩。但其有火无火，亦当辨治。动辄言有火无火，未有无火而为干咳嗽者。若脏气微寒者，非辛不润，故必先补阳，自可生阴。补阳气可以生阴，非热药可以生阴。不明大理，焉可立方治病？若兼内热有火者，须保真阴，故必先壮水，自能制火。必宜清火，则肺不受烁。若以此证而但知消痰开郁，将见气愈耗、水愈亏矣。气降则痰降，开郁则火散而不烁肺，《内经》所谓诸气膹郁，皆属于肺。郁火干咳，先宜开郁清火，若照景岳治法，杀人多矣。

辨古

河间曰：咳谓无痰而有声，肺气伤而不清也；嗽是无

---

① 甚：《丹溪心法·咳嗽》作"证"。

声而有痰，脾湿动而为痰也；咳嗽谓有痰而有声，盖因伤于肺气，动于脾湿，咳而嗽也。脾湿者，秋伤于湿，积于脾也，故《经》曰秋伤于湿，冬必咳嗽。此咳嗽之大旨。大抵素秋之气宜清肃，而反动之，气必上冲为咳嗽，甚则动于湿而为痰也[1]。湿生痰也。愚观河间此说，谓治嗽当先治痰，因以南星、半夏之属为主，似得治嗽之法矣。此其意谓嗽必因痰，故胜其痰而嗽自愈，则理有不然也。王节斋言之，景岳述之，而今又云理有不然。河间因《内经》秋伤于湿，冬必咳嗽，故将《内经》之旨阐发而为治，不讲外感风寒也。咳嗽而云痰，痰之生也，由于湿之故。盖外感之嗽，因风寒在肺，则肺气不清，所以动嗽，动嗽然后动痰，此风邪痰嗽之本，本于外感，非外感本于痰也。内有痰，故得风而嗽，若无痰，竟头痛发热矣，焉得咳嗽？又如内伤之嗽，必因阴虚，阴虚则水涸金枯，所以动嗽，脾虚肾败，所以化痰，此阴虚痰嗽之本，本于内伤，非内伤本于痰也。河间但议咳嗽属痰，未讲阴虚。若治阴虚咳嗽，必不用半夏辛散之药矣。然治外感之嗽者，诚惟二陈之属为最效。岂非治痰之药乎？盖南星、半夏、生姜、陈皮、枳壳之类，其味皆辛。岂非河间治痰之药乎？辛能入肺散寒，寒邪散则痰嗽自愈，此正所以治本治本不知何药，而实非以治痰也。非治痰何以用二陈？若内伤阴虚之嗽，则大忌辛燥。河间但言外感之嗽，若内伤阴虚之嗽，必不用此药矣。河间何以不察，而谓南星、半夏之属

---

[1] 咳谓……痰也：语出《素问病机气宜保命集》卷下。

但能治痰，岂果治痰之标便能治嗽之本乎？河间未尝将此药治阴虚咳嗽，何必罪之？

此辨甚觉牵强。河间但论咳嗽，《内经》言五脏皆令人咳，非独肺也，将一阴虚咳嗽以驳之。河间但言六气所伤，未及阴虚耳，观前论可知矣，故丹溪出而治阴虚之嗽补河间之未及也。

述古

杨仁斋[①]曰：肺出气也，肾纳气也。凡咳嗽引动百骸，觉气从脐下逆上者，此肾虚不能收气归原，当以地黄丸、安肾丸主之，毋徒事于肺，此虚则补子之义也。此但言肾虚之治。

《衍义》云：有暴嗽，诸药不效，或教进生料鹿茸丸、大菟丝子丸方愈。有本有标，却不可因暴嗽而疑骤补之非。因服诸药不效，故补肾而愈。若初起即补，未免有误。

丹溪曰：咳嗽，有风有寒，有痰有火，有虚有劳，有郁，有肺胀。咳嗽不一，当认清门路而治。

王节斋曰：因嗽而有痰者，咳为重，主治在肺；因痰致咳者，痰为重，主治在脾。但是食积成痰，痰气上升以致咳嗽，只治其痰、消其积而咳自止。景岳辨河间不必治痰，今述节斋只治痰消积而咳自止，何两相悖谬耶？

薛立斋曰：肺主皮毛，肺气虚则腠理不密，风邪易入，法当解表，兼实肺气；肺有火则腠理不闭，风邪外

---

① 杨仁斋：即杨士瀛，字登父，号仁斋，怀安（今属福建）人，南宋医家，著有《仁斋直指方》等。

乘，治宜解表，兼清肺火。实表未可骤用，清肺火乃正论。立斋尚有悖谬。故凡肺受邪，不能输化而小便短少，皮肤渐肿，咳嗽日增者，宜用六君子以补脾肺、六味丸以滋肾水。既云肺受邪，宜清肺邪，岂可用补？咳唾有血，用麦门冬汤，兼以六味丸。亦有六气所伤。夏月心火乘肺，轻则用麦门冬汤，重则用人参平肺散。上焦实热，凉膈散；虚热，用六君子汤。太燥，恐肺不堪。若病邪既去，宜用补中益气加山药、五味以养元气，柴升各二分以升生气。咳嗽不宜升提，立斋往往用之。午后嗽者属肾气亏损，火炎水涸，或津液涌而为痰者，乃真脏为患也，须六味丸壮肾水滋化源为主，以补中益气汤养脾土、生肺肾为佐。内有升柴，当去之。

灸法

咳嗽病受寒邪者可灸。若火烁金之嗽而用灸法，如火益热矣。学者当明是理。

喘 促

论证

肺主皮毛而居上焦，故邪气犯之则上焦气壅而为喘，气壅者，宜清宜破也。肾主精髓而在下焦，若真阴亏损，精不化气，则下不上交而为促，促者断之基也，气既短促而加消散，如压卵矣。气不归原，不能纳藏肾，布于肺为喘，不必言精不化气，为常套之语，景岳每将"精不化气，气不化精"二句不离口吻。

虚喘证治

虚喘证，其人别无风寒咳嗽等疾，而忽气短似喘，或经微劳、饥时，或于精泄、大汗、大小便、大病之后，或妇人月期之后而喘促更甚，或气道噎塞，上下若不相续，势剧垂危者，但察其表里无邪，脉息微弱无力，悉宜以贞元饮主之，加减如本方，其效如神。非纳气归原之药，喘证用之未为确当而称如神。《经》曰肝苦急，急食甘以缓之，即此之类。若肝火旺，上冲清道，以甘缓之，若肾虚，气不归原，当加味地黄丸，加牛膝、沉香、五味、砂仁、磁石以降之，当辨明用药。若火烁肺金，上焦热甚，烦渴多汗，气虚作喘者，宜人参白虎主之。宜生脉白虎合用。若火在阴分，宜玉女煎主之。火在阴分而用石膏，于理不通，竟以知柏地黄汤治之。若阴虚，自小腹火气上冲而喘者，宜补阴降火，以六味地黄汤加知柏之类主之。深毁丹溪用知柏之害人，今阴虚火炎之喘，仍用之耶。凡治水喘者，不宜妄用攻击，当求肿胀门法治之。若因喘而肿，当以清肺为要。肺受火烁，乾金不能施化，小便不利致积水而为肿，清肺则小便自利而肿退矣。古法治心下有水气上乘于肺，喘不得卧者，以《直指》神秘汤主之。但此汤多主气分，若水因气滞者则可，若水因气虚者，必当以加减金匮肾气汤之类主之。肾虚水泛溢而肿，当以金匮肾气汤治之，若气虚，当用参术。景岳尚未详察，而用药不当。

老弱人久病气虚发喘者，但当以养肺为主。生脉散为要。凡阴胜者宜温养之，如参、归、姜、桂、甘草，或加芪、术之属。寒不能为喘，阴胜者阴寒胜也，阴主降，不能升而为喘，火主升，升则为喘，故《内经》云诸逆冲上，皆属于火。景岳阴阳升降之理尚未明白，何敢立言垂世乎？

关格之证为喘者。关格乃上吐而大小便不通，危在旦夕，不得尽其命而死矣，不可言喘症。

实喘证治

实喘之证，以邪实在肺也，肺之实邪，非风寒则火邪耳。治风寒之实喘，宜以温散；治火热之实喘，治以寒凉。肺家有火，为风寒外束，故为喘急，当辛散之中加清火，未可竟为温散而伤肺。辛以散之，因外之风寒郁遏，肺气不得疏泄而喘，非肺中有寒也。景岳尚未讲究。又有痰喘之说，前人皆曰治痰，不知痰岂能喘，而必有所以生痰者，当求其本而治之。痰闭肺窍则喘，故以豁痰降气而平，如三子养亲汤之类，岂可谓痰无喘乎？导痰汤、小胃丹，皆治痰喘之方也。

凡风寒外感，邪实于肺而咳喘并行者，宜六安煎加细辛。细辛非肺家寒包火之药，宜加苏子、桑皮。

痰盛作喘者，虽宜治痰，如二陈、六安煎、导痰、千缗、滚痰丸、抱龙丸之类，可治实痰之喘也。前言痰不能作喘，今又云痰盛作喘，岂非自相矛盾？六君子、金水六君煎之类，可治虚痰之喘也。治痰用归地，痰何以化？金水六君之立甚觉无理。

喘有夙根，遇寒即发，或遇劳发者，亦名哮喘。未发时以扶正为主，即发时以攻邪为主。此即痰火证，因胃中有积痰，肺中伏火一遇风寒触动，其痰火发越而为喘，宜豁痰清火，少兼发表。愈后以六味丸加降火纳气之药，或健脾加豁痰清火为要。若用温补而以八味金匮等丸，必致热伤其肺。

述古

东垣曰：华佗云盛而为喘，减而为枯，故《活人》亦云发喘者气有余也。凡看文字，须要会得本意。气盛当认作气衰，有余当认作不足。肺气果盛，又为有余，则当清肃下行而不喘，以其火入于肺，衰与不足而为喘焉。故言盛者非肺气盛也，言肺中之火盛也；言有余者非肺气有余也，言肺中之火有余也。此言是确论，观此不当用温补之药矣。故泻①以苦寒之剂，非泻肺也，泻肺中之火，实补肺气也②。邪去而元气自复也。

呃 逆

论证

咳逆之名，原出《内经》，本以咳嗽气逆者为言。王安道《溯洄集》有《呕哕咳逆辨》。

呃逆证有伤寒之呃逆，杂证之呃逆，在古人则悉以虚寒为言，惟丹溪引《内经》之言曰诸逆冲上，皆属于火。余向见此说，疑其与古人相左，不以为然，及晚年历验，

① 泻：《此事难知》卷下作"泻肺"二字。
② 华佗……补肺气也：语见王好古《此事难知》卷下"喘论"，有删减。

始有定见，景岳亦晚年之一隙耳。**乃知丹溪此言为不诬也。**
毁丹溪用寒凉之误，何必再引其说为不诬，则知景岳之书不足
凭矣。

论治

胃火为呃者，其证极多，但察脉见滑实而形气不虚，胸膈有滞，或大便坚实不行者，皆胃中有火，所以上冲为呃。河间《原病式》诸逆冲上皆属于火，发《内经》之旨，景岳仍引呃逆属火耶。**但降其火，其呃自止，惟安胃饮为最妙。**安胃饮并非治胃火之方，最夹杂于呃逆，大不相宜，自称最妙，可耻可耻！宜以二陈加黄连、山栀、香附、枳壳，顺气降火为主方是。

气逆为哕而兼胀闷者，或羌活附子汤。治呃逆不宜此方，羌活乃发散之品。

食滞而呃者，宜加减二陈加山楂、白芥子、乌药之属。消痰顺气，非治食也，当用枳实、厚朴。**若因劳倦内伤而致呃逆者，宜补中益气加丁香。**呃逆宜降不宜升，当用六君子汤。

下焦虚寒者，其肝肾生气之源不能畅达。不能畅达乃抑郁不舒，岂可云虚寒？**故凡虚弱之人多见呃逆，正以元阳无力，易为抑遏而然。此呃逆之本，多在肾中，故余制归气饮主之。**虚弱之人气不归原，上升而呃逆，或气滞而不行，不得升降而呃逆，何得言元阳无力易为抑遏，而本多在肾中？归气饮之杂乱无理而可治乎？岂有属肾而用此方？元阳无力，焉得上升

而呃逆？惟藉火可以上升。归气饮，最无学问之方，宜去之。

伤寒呃逆

伤寒胃中虚冷等症，大约与前杂症相似，悉宜以温中等剂治之。热为寒束而呃，若竟言虚冷则凝滞而不得升上，惟藉火乃可上升。

伤寒邪有未解而用温补太过者，其中焦气逆，最能为哕，惟安胃饮最妙。安胃饮，大无学问之方，治呃逆症未必见效。

伤寒误攻，或吐或下，或误用寒凉，致脾肾胃气虚寒而发哕者，当以温胃、理阴等法调之。温胃、理阴俱有归、地，非胃家呃逆之方，用之反增满闷耳。

郁　证

论《内经》五郁之治

且夺者挽回之谓，大实非大攻不足以荡邪，大虚非大补不足以夺命，是皆所谓夺也。土郁夺之，谓郁而壅瘀不通，故夺去其壅瘀，使之下行而土得平治，非挽回谓之夺也。郁者不通之故，非大虚之症而用大补，此说欠通。

论脉

至若结促之脉，虽为郁病所常有，然病郁者未必皆结促也。惟血气内亏则脉多间断，若平素不结而因病忽结者，此以不相接续，尤属内虚。气滞不宣通，则痰亦凝结，阻其脉之隧道，故有间断结促沉涩之象，非血气内亏可专用补也。

论情志三郁证治

兹予辨其三证，曰怒郁，曰思郁，曰忧郁。如怒郁者，方其大怒，气逆则实，邪在肝，多见气满腹胀，所当平也。及其怒后，逆气已去，惟中气受伤矣，既无胀痛等症，而或为倦怠少食，此以木邪克土，损在脾矣，是可不知培养而仍加消伐，则所伐者谁乎？木邪克土，疏肝扶脾为要，不宜竟讲培养而用补。又若思郁者，则惟旷女①嫠妇②及灯窗困厄，积疑任怨者皆有之。此等之症非药所能愈。又若忧郁病者，则全属大虚，本无邪实，此多以衣食之累、利害之牵，及悲忧惊恐而致郁者，总皆受郁之类。忧思郁结则气滞不行，宜开郁以兼补，未可论其全属大虚而用峻补。景岳议论，于理欠通。然情志之病非药可疗，必得遂其愿而病庶可愈，若讲大补亦无益也。

怒郁之治，若暴怒伤肝，逆气未解而为胀满疼痛者，宜解肝煎、神香散。治郁之方不必好奇，总之以逍遥散、温胆汤、越鞠丸出入加减，大补凝滞之药不可轻用。

若思忆不遂，致遗精带浊，病在心肺不摄者，宜秘元煎。此非药可治。若用补涩之药，其火不得疏泄，上升而为咳嗽吐红者多矣，必遂其欲而后可。若照此等治法，必致败坏。治郁之方，若讲凝滞补涩，抑郁之火无从宣散，反增满闷发热耳。若心膈气有不顺，或微见疼痛者，宜归脾汤，或加砂仁、豆

---

① 旷女：无夫的成年女子。
② 嫠（lí离）妇：寡妇。

蔻、丁香之类以顺之。香燥之药有耗气助火之患。若忧郁伤脾而吞酸呕恶者，宜温胃饮或神香散。郁而为火，宜和胃气、清肝火，不宜温胃。

郁证无有不伤脾胃者，虽虚不可补塞。补中兼疏，庶得郁开脾旺，逍遥散加减，为治郁之大法。凡郁证属七情，非药所能治，必改心易虑，内观自养，可以却疾。

诸郁滞治法

凡诸郁滞，如气血食痰，风湿寒热，表里脏腑一有滞逆，皆为之郁。既云一有滞逆皆为之郁，治郁之药不可竟言补矣。以上诸郁治法，皆所以治实邪也。若阳虚则气不能行，阴虚则血不能行，气血不行，无非郁证，若用前法，则愈虚愈郁矣。郁者郁而不舒也，宜开郁而兼扶脾，未可以阳虚阴虚而用补火滋阴，则失之多矣。

附按

丹溪治一室女，因事忤意，郁结在脾，半年不食，但日食菱枣数枚，深恶粥饭。予意脾气实，非枳实不能散，以温胆去竹茹与之，数十贴而愈。观此治法，非明哲焉能至此？景岳岂能及耶？

呕　吐

经义

《脉解篇》曰：太阴所谓食则呕者，物盛满而上溢，故呕也。食填太仓，岂虚寒乎？少阴所谓呕咳上气喘者，阴气在下，阳气在上，诸阳气浮，无所依从，故呕咳上气喘也。阳浮于上而呕咳，岂虚寒乎？

《六元正纪大论》曰：少阳所至为呕涌。少阳之火上冲而呕涌。厥阴所至为胁痛呕泄属肝火。

《四时气篇》曰：善呕，呕有苦，长太息，心中憺憺，恐人将捕之，邪在胆，逆在胃。属少阳之火。

《诊要经终论》曰：太阴终者，腹胀闭不得息，善噫善呕，呕则逆，逆则面赤。火逆炎上。

论证

呕吐一证，当详辨虚实：实者有邪，去其邪则愈；虚者无邪，则全由胃气之虚也。所谓邪者，或暴伤寒凉饮食，或因胃火上冲。仍有胃火上冲者，可见河间之言不谬，轩岐未必裂眦发竖。

呕家虽有火证，详列后条。然病呕吐者，多以寒气犯胃，故胃寒者十居八九，内热者十止一二。呕吐受病不一，不可言胃寒者十居八九。若吐而有物者属寒，若呕而有声无物者属火。又王太仆云：食入即出者，火也；食久反出者，寒也。未可以寒多热少而毁河间。而外感之呕，则尤多寒邪，不宜妄用寒凉。少阳一证，小柴胡有黄芩，岂仲景妄用欤？观刘河间曰胃膈热甚则为呕，火气炎上之象也，此言过矣，若执而用之，其害不小。《经》云：诸逆冲上，诸呕吐酸，皆属于火。河间本《内经》之言而著《原病式》，何得谤其为非？岂《内经》之言过欤？抑景岳之言是欤？况河间亦有用温热者，不可专以寒凉责之。又孙真人曰：呕家圣药是生姜，此的确之见也。用生姜者，辛以散之，散其火也，非真寒也，故竹茹并用。

若杂证之呕吐，非胃寒不能化，则脾虚不能运耳，脾胃既虚，其可攻乎？杂证呕吐，不可专认胃寒而用热药。《内经》云诸逆冲上，皆属于火，诸呕吐酸，皆属于热，岂《内经》之言不足凭欤？且上下之病气或无涉，而上下之元气实相依，此呕吐之所以不可攻者。仲景有大黄甘草汤治食已即吐，岂仲景非欤？

虚呕证治

凡胃虚作呕者，其证不一。若胃脘不胀者，非实邪也；有火则不胀。胸膈不痛者，非气逆也。有物则痛。内无热躁者，非火证也。郁结之火内伏，亦无躁热。无食无火而忽为呕吐者，胃虚也。忽然呕吐，非胃虚也，必病久乃属虚。呕吐无常而时作时止者，胃虚也。时作时止，火气升降也，非胃虚。食无所停而闻食则呕者，胃虚也。亦有伤食恶食而呕者，未可尽为胃虚。或吞酸或嗳腐，时苦恶心，兀兀然①，泛泛然，冷咽靡宁者，胃虚也。此伤食而有肝火者，有是症，未可为胃虚。或朝食暮吐，或暮食朝吐，食入中焦而不化者，胃虚也。此是寒证。凡此虚证必皆宜补，是固然矣。若专讲一补为治，是执死法也。然胃本属土，非火不生，非暖不化，是土寒者即土虚也，土虚者即火虚也。此论呕吐，非

---

① 兀兀然：胃中泛泛而动。

论脾寒不化，大失题旨。所以东垣《脾胃论》特著温补之法，盖特为胃气而设也。《脾胃论》每以热伤元气为言，香燥热药有耗散元气之戒，往往脾胃药加黄柏以泻阴火，未尝竟讲温补。补中必兼疏理，用药有监制，此东垣法也，景岳于《脾胃论》尚未细究。夫呕因火者，余非言其必无，河间论胃膈热甚之呕，信不诬矣。但因火呕者少，因寒呕者多耳，因胃实呕者少，因胃寒呕者多耳，故不得不有此辨。不必辨呕吐之症，《准绳》分别甚详，竟于《准绳》中考之可也。

虚呕之治，但当以温胃补脾为主。虚呕亦有火者，六君子加黄连，投之必中。若胃寒甚者，宜附子理中汤。竟讲胃寒，亦偏见也。若虚在阴分，水泛为痰而呕吐者，宜金水六君煎。呕吐而用归、地，必致满闷气逆。

实呕证治

若因寒滞者必多疼痛，因食滞者必多胀满。亦能作痛。如无实证实脉而见呕吐者，不可以实邪治。亦不宜峻补，当以和胃为主。

凡邪在少阳，表邪未解而渐次入里，所以外为寒热，内为作呕，治宜解表散寒。宜小柴胡和之，解表散寒，未为切当。

气逆作呕者，多因郁怒，致动肝气，胃受肝邪，所以作呕。治此者必当兼顾胃气，宜六君子或理中汤主之。郁怒动气宜疏肝开郁和胃，不宜骤用六君、理中，景岳用药，尚欠斟酌。

凡邪在少阳、阳明、太阴者，皆能作呕，但解表邪，呕必自止。呕属少阳，当以小柴胡和之，"解表"两字于理不通。其在痢疾之呕，多因胃气虚寒，盖表非寒邪无以成疟，里非寒邪无以成痢。痢疾之呕不一，不可单作寒治。疟疾之症，夏秋间必因内伤饮食、外受暑邪而起，若云寒邪虚证而用温热补剂，必致杀人。近来苏杭治疟痢俱用温补，而死者多矣，此书害之也。

一方，治呕吐之极，或反胃，粥汤入胃即吐，垂死者，用参二两，水煮热服，兼以人参煮粥食之，即不吐。参煮粥治反胃，不吐未为的确。

吐蛔

凡吐蛔者，必因病而吐蛔，非因蛔而致吐也。有蛔厥而吐，岂非因蛔而吐乎？

治呕气味论

气虚者，最畏不堪之气。有火邪者亦畏。凡治阳虚呕吐，则一切香散咸酸辛味不堪等物，悉以己意相测，测有不妥，切不可用。补阳之药，味辛者多。但补其阳，阳回则呕必自止。此但言虚寒而不及火逆。凡遇呕吐，要察形色气象而用药，不可以阳回而呕自止，妄投辛热补药以误人。

述古

王太仆曰：内格呕逆，食不得入，是有火也；病呕而吐，食入反出，是无火也。食不得入，有火拒格；食入反出，无火拒格。食入胃中，不得运化，久而吐出，方是无火，若食入即出，是有火也，不可不辨明。

刘河间谓：呕者，火气炎上，此特一端耳。刘河间治寒者仍用热药，观《宣明论》《保命集》可知矣，未可斥其害人。河间因《局方》俱用温热，故独揭有火热者论之，如仲景独揭伤寒而不及温热耳。

薛立斋曰：若脾胃气虚而胸膈不利，用六君子汤。胸膈不利，尚要理气，加香砂为要。若过服辛热而呕吐噎膈者，四君子加芎、归益脾土以抑阴火。四君、芎归，岂抑阴火之药软？胃火内格而饮食不入者，用六君加芩、连。既有胃火，参术不宜。若服耗气之剂，血无所生而大便燥结者，用四君加芎、归。大便燥结属血枯，反以参术补气何哉？若火逆冲上，食不得入者，用四君加山栀、黄连火逆上冲，非四君子能治，必以二陈加清火可以止呕清热养血养血二字欠通。痰饮阻滞而食不得入者，用六君加木香、山栀痰饮阻滞而投参术，则气滞而不化，必宜豁痰理气，开其胸膈，然后可用参术补脾化痰。补脾则痰自化，虽属治本之法，然必兼疏理气道，是为活法。

胃火上冲呕吐新按

一金宅少妇，素任性，每多胸胁痛，又呕吐等证，随调随愈。后于秋时前证复作，而呕吐更甚，甚至厥脱不省如垂绝者。余诊之，见其脉乱数甚，而且烦热躁扰，莫堪名状，意非阳明之火何以急剧若此？因以太清饮投之，即酣睡，不复吐矣。后以滋阴轻清等剂调理而愈。呕吐以滋阴调理，此偶然耳，未可为常法。大都呕吐多胃寒而复有火证若此者，《经》曰诸逆冲上，皆属于火，即此是也。河间言火，亦本于此。

吐蛔新按

观此二证，前之小儿因凉药伤脾，所以生虫；后之女人因生果伤胃，所以生虫。可见阴湿内淫而脾胃虚寒，即生虫之由也，故治虫之法，察其无疳热等证，当温补脾胃为主。因食生冷凝滞之物，郁遏日久，寒化为热，热气熏蒸而化为虫，非阴湿可以化虫也，故天令炎热则生虫，天令严寒诸虫皆死。景岳将天令物理细思之，温补脾胃之论自可去矣。

卷 三

霍 乱

论证

有旱潦暴雨，清浊相混，误中沙气阴毒而病者。即霍乱，俗名痧者误也，《内经》无此说。凡邪之易受者，必其脾气本柔，而既吐既泻，则脾气更虚矣。强壮之人，往往外邪饮食互相为病。故治霍乱者，必宜以和胃健脾为主。健者，培补之谓也。凡霍乱者米饮不宜进，岂可培补乎？

霍乱之症多在夏秋，暑热侵入，肥腻生冷郁遏不通，致腹痛吐泻、挥霍扰乱不宁，用二陈、藿香、厚朴等消导清暑而愈者多矣。若竟讲寒邪，脱却热邪一条而用温热补剂，未免误人。景岳意在辟刘、朱，故脱去暑热而立论。

转筋霍乱症，以其足腹之筋拘挛急痛，甚至牵缩阴丸，痛迫小腹，最为急候。此肠胃有暑热食物，得外邪触而内发，筋急拘挛而痛，此肝火旺而克土，宜以红蓼、紫苏煎汤浴之最妙。此足阳明、厥阴气血俱伤之候也。若以气血俱伤而用养血补气之剂，必致杀人。转筋者，肝木盛而克土，此为贼邪，最为危急。因肝性急，肝火为外寒所束，不得疏泄，故筋急拘挛作痛，即寒包火也。惟浴法最妙，外得温暖，外寒散去，内火疏泄，其筋即舒，未可为血虚而补之。盖阳明为五脏六腑之海，主润宗筋，此证以阳明血气骤损，筋急而然，本非火也。此乃常病之议论，非暴病肝邪。

《经》云湿热不攘，大筋软短，小筋弛长，软短为拘，弛长为痿，此因湿热伤筋而拘急。然霍乱之症属湿热伤于肠胃，混乱搅扰而吐泻，即暴注之火也。如景岳之论断无火证，皆属于寒，往往用热药补剂而死者多矣。间有口食生冷、外受寒邪可用温热，然须察色辨症为可。如面色红，唇焦口渴，大便肛门热，此火邪未清，当用黄连香薷饮或二陈和胃加清火之剂；如面不红而白，肛门不热，审知口食生冷，外受寒邪，可用温热之药，不可一概谓之寒也，若执定是寒，必致害人。

夏秋新凉之交，或疾风暴雨，乍寒乍暖之时，此皆阴阳相驳之际，或少有不调，为微寒所侵，则霍乱吐泻、搅肠腹痛、疝痢之类，顷刻可至。内有暑热食物，得外寒触动而起。若只冒微寒，但头疼身热，焉有吐泻腹痛之理？景岳察症不明，但将一寒邪受病而毁河间。

论治

霍乱初起，当阴阳搅乱、邪正不分之时，宜以姜盐淡汤令其徐饮徐吐，或以二陈探吐之，则吐中自有发散之意。内有暑热之邪、食物之滞，故用吐法以去胃中之邪。若竟受寒，其邪在表，但头痛寒热，当用发表之药，岂可即用吐乎？但吐泻之后，胃气未清，切不可急与粥汤以致邪滞复聚。粥汤尚不可与，而可用热药乎？

若虚在阴分，水中无火，因泻而呕恶不已，胸腹膨膨者，必用理阴煎，或去当归加人参主之。霍乱症属水土混淆，食物停滞，故吐泻皆属脾胃，何得牵"虚在阴分，水中无火"而用凝滞之药乎？呕恶腹胀而用此等之药，杀人多矣。可不细心理会而孟浪投药乎？景岳开口便说水中无火，人若无火，焉得再生？言火衰则可。景岳真可谓大言不惭。

霍乱杂症，凡霍乱后身热不退，脉数无汗者，酌其虚实，于前法中加柴胡。寒邪甚者，宜麻黄。霍乱吐泻，邪从吐泻而去，津液衰耗，岂可以麻黄汗之，再耗津液？如此用药，杀人多矣。若吐利后转筋者，理中加石膏。既云霍乱属寒，何又用石膏耶？

霍乱后多有烦渴者，此以吐利亡津，肾水干涸，故渴欲饮水，势所必然，但宜温暖调脾，脾气得和，渴将自止。津液耗亡，肾水干涸，岂温暖热药可治乎？独参汤、生脉散庶乎合宜。

恶心嗳气

经义

《口问篇》曰：人之噫者，何气使然？曰：寒气客于胃，厥逆从下上散，复出于胃，故为噫。内有郁火，外受寒邪，遏而不通，则为噫。

恶心证治

虚寒恶心，其证最多。属痰火者多，故用竹茹、生姜为要，属寒者，间或有之，未可以虚寒最多立言。或形气不足之辈，悉以胃气弱也，宜温补为主。不可执定温补。若脾肾虚寒，痰滞咳嗽而恶心者，金水六君煎。恶心专属脾胃，不可混言脾肾，亦不可执定脾虚，用药宜理胃中之滞，归、地血药断非所宜。

嗳气证治

据丹溪曰：嗳气以胃中有痰有火，愚谓此说未必皆然。盖嗳气多由滞逆，滞逆多由气不行，气逆不行者，多寒少热，可皆谓之火耶？痰、气、食闭塞胸膈之间，郁其肝火，不得伸越而嗳，非寒多热少也。亦有胃中空虚无物，下焦火气冲上，连绵不绝而嗳者。竟宜降火，当用滋肾丸以降之，不可言寒也，王注象火炎上，烟随焰出。

气滞不行，不得下降，随火上冲而噫。若寒，但能凝结不行，不能上升也。《准绳》云噫者，是火土之气郁而不发，故噫而出，又云有痰闭膈间而嗳者，又云如烟随焰出。景岳于《准绳》，尚未看过。

若脾肾虚寒，命门不暖，阴邪不降而痞满嗳气者，理阴煎加减。嗳气而言命门不暖，断无是理。

丹溪曰嗳气以胃有痰火，宜半夏、南星、香附、石膏、栀子，按此治必真有火邪乃可用，否则恐滞于中而嗳愈甚。用熟地岂不滞于中乎？

吞 酸

经义

经义皆言火与热，独景岳背经义而言寒。

辨证

吐酸一证，在河间言其为热，在东垣言其为寒，夫理有一定，奚容谬异？《内经》吐酸言热者，言本也；东垣言寒者，言标也。其人素有肝火，为寒所束，不得宣通而作酸，故暂用辛热之药散其外寒，其火发越则酸自止。《经》曰诸呕吐酸，皆属于热，故河间《病机》悉训为火，不知《内经》此论乃以运气所属概言病应，非以呕吐注泄皆为内热病也。运气致病，原属一理。如果言热，何以又曰寒气客于肠胃，厥逆上出，故痛而呕也？此言痛而呕，非言酸也。又曰太阳之复，心胃生寒，胸中不和，唾出清水及为哕噫，此言呕吐之有寒也。此言吐清水为哕噫，不言酸也。此段借呕吐、哕噫、濡泄以言寒，脱却"酸"之一字，今河间言吐酸，不言前诸证，并非矛盾。乃有不明宗旨，悖理妄谈，谬借经文，证已偏见。经文明言皆属于热，岂经文不足凭与？

夫酸本肝木之味，何不曰火衰不能生土，则脾气虚而肝邪侮之，故为酸也？据此说，《内经》何不曰诸呕吐酸，皆属于寒乎？即以气血强盛之人，偶伤生冷，久留不去而郁为热者，此以郁久化热，或亦有之，岂果因生冷而反热耶？原因郁久化热而酸，何必牵扯多说而为寒耶。譬如造酒然，饭冷盖暖则成酒，热极则酸矣，理甚明白，不必纷纷胡说。矧《内经》本以外感言，而河间引以证内伤，谬亦甚矣。《内经》并不言外感，惟言诸呕吐酸，皆属于火，何得以河间为谬？

辨东垣吐酸之论为是。据《发明》曰：《内经》言诸呕吐酸，皆属于热，此上焦受外来客邪也，胃气不受外邪故呕，仲景以生姜、半夏治之。仲景用生姜、半夏者辛以散之，防其外寒，内郁之火得以外达，则酸自愈，即火郁发之、木郁达之之意焉耳。

酸者木之味也，收气者金气也，木气为金气收敛，木不得伸越，郁而为酸，用辛热之药散其收敛之性，木遂其性而酸自止，此治吞酸之大法，亦从治之理，乃治标之道也，景岳不必苦为辨驳。

吐酸症，诸言为热者，岂不各有其说？吞酸与吐酸不同，丹溪言吐酸，故用清火，东垣言吞酸，故用热药散外寒，治各不同，其理则一。即如饮食之酸由乎热，似近理矣。然食在釜中，能化而不能酸者，以火力强而速化无留也。如天气热，虽在釜中，亦能酸臭，天气寒，焉有酸臭之理？此一辨，则知热极而酸无疑矣，不必胡说。尝见水浆冷积既久，未有不酸者，此岂热耶？水浆在缸，天寒地冻之时几月不酸，何言冷积久而致酸耶？不通之论。且人之胃气，原自大热，所以三餐入胃顷刻消化，此方是真阳火候之应。因胃中热，故能作酸。酸者木之味也，木性疏泄，因外受寒凉，胃中之火为寒所束，不得发越，郁而为酸，其为热也明矣，何必牵扯多端妄生议论？但有暂用辛热，使外寒宣散，郁火得达而酸自除，此亦从治之法也，何必强词夺理。故凡病吞酸者，多见饮食不快，必渐至中满、痞隔、泄泻等症，岂非脾气不强，胃脘阳虚之病？作酸谓阳虚，与《内经》相反。余向在燕都治一缙绅，余告以寒，彼执为热，竟为芩、连所毙，岂非前说误之耶？语无对证，以惑后人。本无吞酸、吐酸等症，或偶因呕吐所出，或酸或苦及诸不堪之味，此皆肠胃中痰饮积聚所化。肠中之物，岂有逆上而出者乎？不通之论。其在上中二脘者，无非脾胃虚寒不能运化之病。若虚寒不运，原物吐出，毫无酸苦之味。其在下脘偶出者，则寒热俱有。但当因症以治其呕吐，呕吐止则酸苦无从见矣。呕吐亦有分别，有声无物谓之呕，呕属火者多。《经》云食久即吐，是无火也，因下焦无火不能熟腐水谷，久而不化，故原物吐出，并无酸苦之味。若是有火煅炼，必定酸苦矣。若执定无火，《内经》"皆属于热"一句可删去矣。

论治

用黄连为君以治吐酸，乃丹溪之法也。观丹溪之治，轩岐必不眦裂发竖。

呕吐清水，古法以二术、二陈或六君子。议吐酸非论吐清水，两病各别，寒热两途，岂可将吐清水混驳河间之吐酸？酸则为热矣。

述古

薛立斋曰：吐酸吞酸，大略不同。吐者，湿中生热，吞者，虚热内郁，皆属脾胃虚寒，中传末症。立斋一生治病，专主温补培元，凡病惟以归脾、六君、补中、逍遥、八味、六味数方而已，至于去病邪之方，并未有见。

反 胃

论证

观王太仆曰内格呕逆，食不得入，是有火也；病呕而吐，食入反出，是无火也。此一言者，诚尽之矣。反胃一证，竟讲火虚，脱却上文三句，将谓无火症乎？然无火之由，犹有上、中、下三焦之辨。若寒在上焦，多为恶心或泛泛欲吐者，此胃脘之阳虚也。此胃火泛泛也，未可言阳虚。

论治

治反胃之法，当辨其新久、所致之因。或纵食生冷，败其真阳。谓郁遏停滞则可，若言败其真阳则不可，当以温暖消导。若病稍久或气体禀弱，则当专用温补。扶脾胃之中随时加减，不宜专用温补而投热药。或水泛为痰者，宜金水六君煎。水泛为痰乃肾虚，岂可二陈加归地乎？无学问之方，置之高阁。

反胃症，多有大便闭结者，盖脾胃气虚，然后治节不行而无以生血，血涸于下，所以结闭不行，此真阴枯槁证也。新场叶砚孙患反胃，胃脘作痛，服二陈石膏，得痢症而愈，此乃火热炎上也。治此之法，但见其阴虚兼寒者，宜以补阳为主。既云阴虚，不当言寒矣，《经》云阴虚生内热，岂有兼寒者乎？养阴润肠则可，补阳则阴愈耗。

述古

仲景曰：病人脉数，数为热，当消谷引食，而反吐者，何也？师曰：以发其汗令阳微，膈气虚，脉乃数。数为客热，不能消谷，胃中虚冷故也。热亦不能消谷，未可全属火虚。

简易方

用甘蔗汁二分、姜汁一分和匀，每服半碗或一碗，日三服则止。此方最好，但姜汁宜十分之一。

噎膈

经义

胀病、胃痈亦混引在噎膈门，认病不真，必致误人。

论证

少年少见此症，而惟中衰耗伤者多有之，此其为虚为实，概可知矣。虚为正虚，实为实邪。

噎膈、反胃二证，丹溪谓其名虽不同，病出一体，然而实有不同也。始而噎膈者，食下噎塞难下，汤饮滑润之物可进，其病在咽嗌之间。膈者在胸膈胃口之间，或痰、或瘀血、或食积阻滞不通，食物入胃不得下达而呕出，渐至食下即吐而反胃矣。岂非病出一体乎？食入反出者，以阳虚不能化也，可补可温，其治犹易。此说未为确当。食不得下者，以气结不能行也，或开或助，治有两难。非独气结，痰、血、食积俱能为膈。所以反胃之治，多宜益火之源以助化功；噎膈之治，多宜调养心脾以舒结气。反胃之病，胸膈有阻滞，不可益火之源。惟中空无物，食下，朝食暮吐，此法可耳。

夫结之为义，《内经》原非言热，如本篇①曰阴阳结邪，多阴少阳曰石水。此言石水，非言膈。又《举痛论》曰思则气结，是岂以结为热耶？此言气结，非言膈，景岳将石水、气结引证噎膈，大错！大错！且热则流通，寒则凝结热则干枯焦燥而结，此自阴阳之至理。阳主火，《易》曰：燥万物者，莫熯乎火，故赤日暴烈而干结，此阴阳之至理也。景岳其有说乎。矧《内经》之言"三阳结"者，止言小肠、膀胱，全与大肠无涉。小肠属火，膀胱属水，火不化则阳气不行而传导失职。火岂有不化之理？只有干燥为病。然人之病结者，本非一端，盖气能结，血亦能结，阳能结，阴亦能结，余非曰结必皆寒而全无热也。仍转出热结一段，何必言原非言热。但阴结阳结，症自不同。阳结者，热结也，因火盛烁阴，所以干结，此表邪传里，及阳明实热者乃有之。此伤寒传里之热结，非膈症之结于下也。认错关头。阴结者，正以命门无火，气不化精，所以凝结于下而治节不行。景岳动言无火。人若无火，则冰冷僵死。气不化精，此无形之气化之，非有形之火能化精也。寒结自有阴寒之象，然甚少，不可谓无热症即是寒结。此惟内伤血气，败及真阴者乃有之，即噎膈之属是也。真阴岂寒败之乎？因热耗之也。若讲命门火衰而治噎膈，误人不浅。夫噎膈之症，人皆知为内伤也，而犹云为热，岂必使元阳尽去而别有生生之道乎？

---

① 本篇：指《素问·阴阳别论》。

余不得不辨。若云为寒而用热药，必使真阴耗尽，肠胃枯干，大便如羊屎，岂有生之道乎？余亦不得不辨。

且既云燥热之剂，随手得快，则固非无效也。夫燥热已能奏效，岂真火证而能奏效乎？内有痰火纠结不通，得热药则开通道路，故暂时得快，所谓热得热则宣通，似乎相宜，久服则津液愈干而纠结，必致大便燥结如羊屎而不治矣。盖脾土恶湿，故燥之可也，火能生土，故热之亦可也，温燥扶阳，此自脾家正治。脾固恶湿，故太湿则伤脾，虽喜燥，然太燥则干裂，故贵清和。东垣《脾胃论》香燥热药有耗散元气之言，想景岳尚未看到。夫朝食而午不饥，午食而晚不饥，饮食化迟，便是阳亏之候，而矧乎全不能行，全不能化者。噎膈是血枯痰腻，阻隔难下，非食下难化而云阳亏不运，真认错病原。噎膈之症而云阳亏，岂燥结粪如羊屎而不通者是寒乎？因津液为火所耗而干结，其理甚明，若以热药治之，必致速毙。景岳翻前贤之论，谬甚。

论治

凡治噎膈，当以脾肾为主。上焦之噎膈，其责在脾；下焦之闭结，其责在肾。治脾者宜温养，治肾者宜滋润。既云滋润，不得谓之阳衰矣。

噎膈初起微虚者，宜温胃饮加当归、厚朴。二味同用，孰是孰非？

噎膈便结者，但察其无火无滞而止因血燥阴虚者，宜五福饮或大营煎加苁蓉。云火衰则可，云无火则不可。然便结属火衰者少，因热能耗血而干枯。

用温补以治噎膈，人必疑其壅滞，不知中气败证，此其为甚，使非速救根本，则脾气何由再健？治噎膈竟讲温补，大误后人。若急图目前之快，妄用大黄、芒硝、滚痰丸之属，必致胃气日败，万无生理矣。大便久结，不得不用此法以治之，此急则治标也。胸膈有热者，加连、芩、桔梗、瓜蒌之类。将谓阳衰，今又用寒凉，何耶？噎膈，大便燥结之甚者，必用大黄，或二陈加酒蒸大黄、桃仁以润之，乃急则治标之法也。仍是治标，岂将此法常用乎？通后当认清病源而治。

述古

其病令人胸膈痞闷，呕逆噎塞，妨碍饮食，治法宜调阴阳，化痰下气。阴阳平匀，气顺痰下，则病无由作矣①。岂尽为阴结乎？

刘宗厚曰：夫治此疾也，咽嗌闭塞，胸膈痞闷，似属气滞，然服耗气药过多，中气不运而致者，当补气而自运。耗气过多，故补气。大便燥结如羊屎，似属血热，然服通利药过多，致血液耗竭而愈燥结者，当补血润血而自行。利多伤阴，故补血润血。

此因病而用药，非正讲阴结火衰。

---

① 其病……无由作矣：语见《严氏济生方》卷二，《景岳全书》卷二十一"噎膈"引为"述古"之一，本书有删减。

肿　胀

经义

《腹中论》帝曰：有病心腹满，旦食则不能暮食，此为何病？有物壅塞故不能食，景岳再当细心详察。岐伯曰：名为鼓胀。帝曰：其病有复发者，何也？曰：此饮食不节，故时有病也。不节饮食则知食物停滞而病，非但气水也，景岳有说乎？

《六元正纪大论》曰：太阴所至，为中满，霍乱吐下。当列在痞满条下，非肿胀也。

《水热穴论》帝曰：少阴何以主肾？肾何以主水？此段经文单言水肿。

按：以上诸胀，皆言水之为病也。水肿与胀满不同，不可混言诸胀皆水，宜分清爽，《准绳》中明白不乱，当考之。

按：以上二条，乃言饮食之为胀也。此二条乃胀满，非水肿，宜别之。

论证

肿胀之病，原有内外之分。盖中满者，谓之胀，而肌肤之胀者，亦谓之胀，若以肿言，则单言肌表，此其所当辨也。肿与胀不同，中满但言胸腹满闷不通。肿者，外面肌肤浮肿，有气有水，内则仍可饮食；胀者，内则坚满不能饮食，食下愈胀。食积、瘀血、痰气、湿热、寒气不一而成，未可竟言气水。但讲气水，失之多矣。然余察之经旨，验之病情，则惟在气水二字，足以尽之。景岳于经义尚未详悉。若惟在气水，则《内经》之言，何其多也。此中玄妙，难以尽言。大误后人，自夸玄妙，可耻！可耻！

病在气分者，因气之滞，如气血、饮食、寒热、风湿之逆，气虚不能运化之逆，但治节有不行者，悉由气分皆能作胀。气乃无形之浊气，积滞、瘀血、痰饮乃有形之物阻滞肠胃，气道不流行而胀，故《内经》治法有去陈莝之条，议论不清，徒误后学，当以前贤之论考之。而治之之要，全在察其虚实。大都阳症多热，热症多实亦有虚者；阴症多寒，寒症多虚亦有实者。虚实之治，反如冰炭，若误用之，必致害矣。虚实之治法不一，不可竟以补虚攻实为一定之法。

少年纵酒无节，多成水鼓，盖酒性本湿，壮者气行则已。酒即血也。此言杜撰，无理。故于诸鼓之中，尤以酒鼓为最危难治之症。此症亦为湿热停滞而成，不必翻新而为酒鼓。

气分诸胀论治

脾胃虚寒，中气不健而三焦胀满者，是为气虚中满。其证必多吞酸嗳腐，恶食恶寒，或为溏泄，而别无火症火脉者，必属脏寒。此乃食物停滞而胀，非气虚中满也，惟外虽胀满，内则中空无物，此为气虚。景岳辨症，尚未明白。凡治此者，若察其病由中焦，当以脾胃为主，宜参、芪、术、姜、甘草之属。胀病虽有气虚，黄芪不宜多用，腠理闭密，其胀不能疏泄。

若肾虚兼痰者，宜金水六君煎。肾虚兼痰，乃水泛为痰，岂可用二陈归地夹杂之药？

若邪传入里，太阳阳明并病，而胃实热甚，必日晡潮热，大渴引饮。此等乃伤寒中之证，不当列在肿胀门，混乱不明。

水肿论治

故凡治肿者必先治水，治水者必先治气，若气不能化，则水必不利。求古治法，惟薛立斋加减金匮肾气汤，诚对症之方也。金匮肾气丸，仲景以治肾虚水泛为肿，故能见效。今人凡见肿胀，不论阴阳虚实、气血食积，一概用之，何也？

凡素禀阳盛，三焦多火而病为水肿者古云阳水，此湿热相因，阴虚之症也。既云湿热，不可谓之阴虚。阴虚与湿热，病属两途，治法迥别，岂可混同一病而以一法可治乎？其有热甚者，宜加减一阴煎。混言热甚，不分明白。若湿热而用滋阴，凝滞泥膈，湿热更甚。其有虚中挟实，胸膈不清，宜加陈皮、芥子之类。胸膈不清，一阴煎中加陈皮、芥子，岂能理群队滋阴之滞乎？其有生平不宜熟地者，则单用生地亦可。不宜熟地者，因胃中有滞也，岂可仍用生地壮水之药以凝滞之？必须理其胸膈之滞为可。

水肿症，以精血皆化为水，多属虚败，治宜温脾补肾。精血化水，岂有此理？因所饮之水湿，脾弱不能运化，积水而为肿。然有一等不能受补者，不得不从半补；有并半补亦不能受者，不得不全用分消，然惟少年之暂病则可。若气血既衰，而复不能受补，则大危之候也。不能受补，因邪盛而补之，助邪为患，若无邪无积之人补之，自然得宜。当补则补，当消则消，消补兼用，因病而施。补不相宜，此不宜补之也。不受补之语，乃医家讳自己之误，岂有不受补而反用分消而愈乎？可用分消，则知非虚症矣。故余之治此，凡属中年积损者，必以温补而愈。补法不一，不可执定温补两字为常法。夫温补即所以化气，气化而愈者，愈出自然；消伐所以逐邪，逐邪而暂愈者，愈由勉强。此其一为真愈，一为假愈，岂有假愈而果愈哉？逐邪之后即当调补，此先后治法，自然全愈，岂有假愈真愈之理？

新按

向余治一陶姓之友，年逾四旬，因患伤寒，为医误治，乃以大剂参、附、熟地之类，幸得挽回。愈后喜饮，未及两月，忽病肿胀。因其前病中气本伤，近病又因酒湿，非加减肾气汤不可，遂连进数服，终不见效。酒湿过度，脾胃受伤，肾气汤凝滞泥膈，岂能见效？以脾胃药治之，自然奏效。因识病不真，治之悖谬，故不见效。余熟计其前后病因，本属脾肾大虚，遂悉去利水等药，专用参附理阴煎加白术，大剂与之，二十余剂而愈。人叹服曰：以此之胀而以此治，何其见之神也。伤脾胃自然用参、术，何神之有？

述古

丹溪曰：水肿脉多沉，病阳水兼阳症，脉必沉数，病阴水兼阴症，脉必沉迟。丹溪之论阴水、阳水分别而治，后人可师可法。景岳不必痛恶之，轩岐未必眦裂发竖。

积　聚

经义

阴络伤则血内溢，血内溢则后血。景岳言阴络伤为痢疾，岂非大谬乎?

论治

客者除之，上之下之。客者除之下非言积聚治法，凡病皆然。

述古

故治积者，当先养正，则积自除。譬如满座皆君子，纵有一小人，自无容地而去。惟小人最难去。自古历朝小人当权，但见贤人君子为其攻击祛逐，不知凡几，而小人未见能自去也，必大刑大罚始得退去，此喻不合。

痞　满

经义

痞乃痞塞不通之象，与中满、胀满有别，经义诸多混引，大错! 大错!

论证

痞者，痞塞不开之谓；满者，胀满不行之谓。盖满则近胀，痞则不必胀也。痞与胀既不同，何故混引经义? 实痞实满者可散可消，虚痞虚满者非大加温补不可。虚痞虚满，不可执定"温补"两字，尚宜圆活施治。

论治

此症极多，不得因其不食，妄用消耗，将至胃气日损，变症百出矣。治宜温补，但使脾肾气强，则痞满开而饮食自进。不可执定温补一法。痞满之病属脾胃者多，肾药凝滞，多不相宜。又凡脾胃虚者，多兼寒症，何也？盖脾胃属土，土虚者多因无火，土寒则气化无权。岂有无火而得生者？亦有为生冷外寒所侵而致中寒者。此言合理。又一妇人，病后久不食，自言病前曾食牛肉。余佯应之，而培补如前，方得愈，故凡病如此者只宜温补，不可行滞。亦有疏补兼用之法，不宜专执温补一法。

泄 泻

论证

凡《内经》有言飧泄者，有言濡泄者，皆泄泻也；有言肠澼者，即下痢也。然痢之初作，必由于泻。泻与痢当分明白，不可言痢由泻起。泻由水谷不分，出于中焦；痢以脂血伤败，病由下焦。若言痢以脂血伤败，非也。往往脓血稠黏，后重逼迫，腹中作痛，用调气和血、推荡清热而愈者甚多，焉有脂血伤败而得生者乎？

泄泻之本，无不由于脾胃。泄泻当实脾利水，痢当调气和血，推荡清热。治法不一，不宜混同立论。

分利治法

有寒泻而小水不利者，以小肠之火受伤，气化无权而然也。小肠之火受伤，其说欠通。因膀胱为寒水，气化不及州都而不利，故五苓散用肉桂。

诸泄泻论治

凡兼真阴不足而为泄泻者，真阴不足，岂有患泄泻之病乎？则或多脐下之痛，或寅卯为甚，或食久不化而为呕恶、溏泄，或泻不甚臭而多见完谷等症。盖因丹田不暖，所以尾闾①不固，阴中少火，所以中焦易寒，此其咎在下焦，故曰真阴不足也。真阴不足，因泄泻久而津液枯耗故也。以上诸症，皆真火不足，何得言真阴不足？大错！大错！惟胃关煎一剂，乃为最上之乘。既云真阴不足，岂可用胃关煎之热药，健脾之中而加熟地乎？

肾泄症，即前所谓真阴不足症也。肾泄属肾虚而不收藏，惟以四神丸为一定之方，不必好奇而用杂乱之方。若云肾泄即为真阴不足，当以养阴之药治之，反增滑泄不禁矣，大误！若必欲阳生于阴而肾气充固，又惟八味地黄丸为宜。然余用此，似犹未尽善，故特制胃关煎、一气丹、九气复阳丹之属。此等热药，岂可治真阴不足乎？即治肾泄，未为尽善。

凡脾泄久泄证，大都与前治脾弱法不相远，但新泻者可治标，久泄者不可治标，且久泄无火，多因脾肾虚寒

---

① 尾闾：此指命门。尾，百川之下；闾，水聚之处。

也。久泄之病，其端甚多，不可专属脾肾虚寒，当于《准绳》中考之。若止因脾虚者，惟四君子汤、参术汤为宜。泄泻之症，不宜汤剂。

大泻如倾，元气渐脱者，速用四味回阳饮或六味回阳主之。凡暴泻如此者，无不即效。暴泻亦有属火者，不可专属之虚，当察色审症而治。

酒泄症，饮酒之人多有之。夫酒性本热，酒质则寒。只可言湿，不可言寒。因酒而生寒湿者，因其质也，以性去质不去而水留为寒也。水留为湿则可，若言寒则不可。若阳虚之人，则与此大异，盖脾虚不能胜湿，而湿胜即能生寒，阳气因寒，所以日败，胃气因湿，所以日虚。湿胜生寒之说，其言大谬，伤脾则有之，为阴寒无是理也。余于四旬之外，亦尝病此，将自己现身说法，以辟前贤而误后人。遍求治法，见朱丹溪曰伤酒晨泻者，宜理中加葛根或酒蒸黄连丸；王节斋曰饮酒便泄者，此酒积热泻也，宜加黄连、茵陈、干姜、木香之属；薛立斋曰酒湿未散，脾气未虚，宜用此药分利，若湿热已去，中气被伤，宜用六君调补中气；又曰酒性大热，乃无形之物，无形元气受伤，当用葛花解醒汤。凡此诸论，若已尽之。然朱、王二家之说，不分寒热，皆用黄连，是但知酒之有热而不知酒之有寒，乌足凭也。酒湿伤脾而用健脾补中，此说诚是。若言寒湿而用热药，必致害人。古云酒为腐肠之药，其热可知，凡鱼肉等物一经酒糟便即熟腐，观此则不可用热药矣。惟薛氏之说虽云大热，而所重在脾，诚若善矣。<small>立斋所重在脾，未闻言寒，东垣亦言伤脾，不言寒也，景岳创此见解，大误后人。</small>余因效之，初服葛花解醒，继服六君、补中及理中、八味，俱不效。因潜思熟计，非峻补命门终无益也，乃自制胃关煎、右归、一气等方以治其病，竟得全愈。<small>酒伤胃而峻补命门，是不用刃而杀之也。</small>有一马含山者，平昔好酒，软痿乏力，有似类中，余以和脾胃之药加清火之品，酒积下泄。有一医者用金匮肾气汤、八味汤治之，竟至口中臭秽，糜烂不堪而死，信乎酒伤病之不可用热药也。<small>若必以酒为热，则其为古法所误者，诚不少矣。酒为寒之说，亦好奇之言，误者多矣。古法不足凭，新法岂可凭乎？</small>

若肝气未平而作胀满者，宜解肝煎先顺其气。<small>宜疏肝气之药，如木香、青皮、香附，乃直入肝家。解肝煎俱无疏肝之药，何得谓解？</small>

风泄证，亦当辨其风寒、风热。寒者，以风寒在胃而脾土受伤，如《内经》云"春伤于风，夏生飧泄"之属是也，宜以前温胃理中之法治之。<small>东垣以风药举之，此为大法，不必温胃理中。</small>

述古

若胁胀、善怒、泻青，此肝乘脾虚也，宜六君加柴、升、木香。<small>宜用青皮、香附，不必用升麻。</small>

痢　疾

经义

《百病始生篇》曰：阴络伤则血内溢，血内溢则后血。此非痢疾，乃便血。

论证

痢疾一证，即《内经》之肠澼也，古今方书，因其闭滞不利，故又谓之滞下。既云滞下，当理气为主，不宜不①补矣。前泄泻门诸法，本与此通，必互相参酌用之为善。泄泻痢疾，大不相同。

痢疾之症，不必纷纷议论，将河间、丹溪之论深恶痛绝以毁之，竟将脂膏精血虚寒立言以误后人，学者详考《准绳》为当。

夫痢因于暑而言其为热，岂不宜然？然炎热者，天之常令也，贪凉者，人之常事也，过食生冷，所以致痢。多见人之慎疾者，虽盛暑不犯寒凉，终无痢患，岂其独不受热乎？此其病在寒邪，不在暑热，病在人事，不在天时，从可知矣。张仲景立《伤寒论》，谓霜降天气严寒，触冒之者谓之伤寒。治伤暑伤热，皆在夏月之症，岂非天时致病乎？不在天时之说，真为杜撰不经。但胃强气实者，虽日用水果，而阳气能胜，故不致疾；其次之者，虽未即病，而日用日积，迨夫新凉得气，则伏阴内动，乘机而起，故寒湿犯脾多在

---

① 不：据文义疑作"用"。

七八月之间，此阳消阴长之征也。阳岂有消之理？秋金收敛，阳气渐收，邪气内入，所以流注大肠而为痢。再其次者，多以脾肾本弱，则随犯随病，尤为易见。夫以生冷下咽，泻痢随起，岂即化为热乎？夏月天气酷烈，人多食西瓜并六一散井水调饮，未见其泻痢随起。若云脏寒，夏月食凉之人，俱患痢而死矣，谬甚。或曰：然亦有用寒药而愈者，曰：以胃强阳盛之人而得湿成热者有之，以元气壮实而邪不胜正者亦有之，然此辈极少，以胃弱阳虚而因寒伤脏者，此辈极多，若用寒凉或加荡涤，则无有不死。凡病之起，无有不乘虚而窃发者，若果元气壮实，邪气焉得侵入？《经》云：邪之所凑，其气必虚。留而不去，则成为实。实者邪气之实也，非元气之壮实。况痢疾一病，夏受暑热，内伤食物，郁遏于内，至秋收敛，不得外达，迫于大肠而为痢，故在夏秋之间痢症甚多，在他月则无痢症。若在他月而为痢者，当作滞下、郁积或有泻而无积皆可，用别法治之。

戴元礼曰：以酷热之毒，至秋阳气始敛，火气下降，因作滞下之证，大谬之言也。此言正合大理，岂有谬乎？强词夺理，自作聪明，毁谤前贤，以误后人，大罪！大罪！

俚词曰

夏日多炎，阴邪易入。暑热是主，风寒是客，身不被风，疟从何致？口不受寒，痢从何得？《经》云夏月食凉以养阴。尝见农夫劳苦之人，夏月酷热时饮冷水，热气不伤而人清爽，未见人人患痢而死。又见终年不食冷物亦患痢疾，仍用清火理滞而愈。此等俚言，害人不浅。

景岳但知口食生冷，停滞为积，误认为寒而用温补，殊不知夏月炎热，其气俱浮于外，故为蕃秀①之月。因食寒冷，郁遏其暑热不得外达，食物厚味为内伏之火煅炼成积，伤于血分则为红，伤于气分则为白。气滞不行，火气逼迫于肛门则为后重，滞于大小肠则为腹痛，故仲景用下药通之，河间、丹溪用调血和气而愈，此时令不得发越，至秋收敛于内而为痢也。此理甚明，何得认为寒而用温热之药？世人读是书而蒙其害者多矣。自古及今，未闻夏秋治痢而用温补者。余历症四十余年，治痢惟以疏理、推荡、清火而愈者，不计其数，观其用热药而死者甚多。同志之士，不可执此书之见以误人。

论泻痢虚实

凡其素无纵肆而患泻痢，泻痢并言，大失论病之法。此必以或瓜或果，或饮食稍凉，偶伤胃气而然。果何积之有？何热之有？此等症乃伤脾胃而泄泻，非夏秋之痢浓血黏腻、后重逼迫之比，不宜混同立论。

论积垢

凡腹中积聚之辨，乃饮食之滞留蓄于中，或结聚成块，或胀满硬痛，不化不行，有所阻隔者，乃为之积。今人不察，但见痢如脓垢者皆谓之积，不知此非柤②粕之属，而实附肠着脏之脂膏，皆精血之属也。脂膏岂有在肠之理？仲景言下利脓血，未见其言脂膏而用补。无论瘦人肥人，皆有

---

① 蕃秀：草木葱茏茂盛的样子。
② 柤（zhā 扎）：古时专指煎药的渣滓。下同。

此脂。若果无脂，则肠脏之间，岂容单薄赤露，非惟藩篱不固，而且脏必易伤，无是理也。强辨饰非。今之患泻痢者，正以五内受伤，脂膏不固，故曰剥而下。此言出而后世用温热补剂者，皆景岳杀之也。前辈诸贤不足凭，而仲景医之圣者也，治痢可下者十法，可温者五法，何必创此见解贻祸后人，将谓仲景不足凭乎？造孽不小。

论五色

凡五色之辨，如痢脓垢之属，无非血气所化，但白者其来浅，浮近之脂膏也。赤者，其来深，由脂膏而切肤络也。积滞而言脂膏，大谬已极。人有红白稠黏之物，或一月或半月下去不计，用治痢之药而愈者多矣。岂有脂膏大去而犹得生者乎？或有经年累月时作时止，古人用独黄汤下之而愈。仲景治痢至期复发者，此下之未尽也，复下之，岂仲景之言谬乎？紫红紫白者少热证，以阴凝血败，损而然也。若讲阴凝血败而用温补，必致不救。惟肠红便血，往往得温暖而愈者有之。有以紫红虽多而不可言热者，以阴络受伤而非暴注之比也。阴络受伤，乃肠红而非时痢之比也。若辨黄黑二色，则凡黄深而秽臭者，此有热症，亦有寒症。大凡热极则臭秽，未有寒而臭秽者，故天热则食物必臭，此理之自然也。若青黑而腥薄者，此肝肾腐败之色也。必因热极而腐败，岂有寒而能腐败乎？

论腹痛

再若虚寒刮痛之义，人多不知。盖元气不足于内，虽无外寒而中气不暖，即寒症也，所以泻利不止。泻与痢大不相同，岂可混同立论？故凡寒侵腑脏及脉络受伤，血动气滞者，皆能为痛。气滞不行而痛。或喜揉按，或喜暖熨，或如饥而不欲食，或作呕而吞酸，但无实热等症，总属虚寒。往往热气内滞，得温暖汤浴则热气外散而舒适，热得热则同气相求故也，不可以得热喜暖便为虚寒。至于吞酸，因郁遏发热而酸，亦不可认为虚寒。尝见一医云痢疾须过七日方可用补，而不知六日已死，愚亦甚矣。总之邪气方张之时，日数虽多，亦不宜骤补。但其痛之甚者，当于温补中稍加木香以顺其气，或加当归以和其血。温补之法，夏秋之痢不宜孟浪而投。其或痛不至甚，则但以温补脾肾为主。若讲温补脾肾，在泄泻久者可用，若施之积滞作痛、后重逼迫者，是杀人不用刃也。

论里急后重

盖中焦有热则热邪下迫，中焦有寒则寒邪下迫，脾肾气虚则气陷下迫，但当察其所因，以治脾肾之本。寒无下迫之理，火性急速，故下迫。脾肾气虚泄泻者有之，惟夏秋之痢，属湿热下迫者多。若讲补脾肾，惟久泻而无积滞腹痛者可用，非夏秋之痢可用也。景岳将脾肾不足混入痢中，大误！故河间之用芍药汤仲景治痢主方，谓行血则便自愈，调气则后重除，是固然矣。然调气之法，如气热者凉之，寒者温之，虚者补之，陷者举之，必使气和，乃为调气行血之法，其义亦然。腹痛则宜和，芍药、甘草为要；后重宜调气，枳壳、木香之类，此前贤无有不言者。古人痢疾谓之滞下，气滞而不舒畅也。若讲寒热虚实而谓之调气，则竟讲寒热虚实之治，不必言调气矣。

新翻议论，误人不浅。**矧痢止则后重自止，未有痢不愈而后重能愈者也**。止痢惟以调气和血清热为主，若讲止法而用兜涩，即谓之闭门逐盗矣，请问景岳，止痢将何法以治之？

论大孔肿痛

凡病痢多有大孔肿痛者，何也？盖脾胃不和，则水谷之气失其正化，而浊恶难堪之味出诸孔道，此痛楚之不能免也。此皆火邪煅炼而为浊恶，非因寒气而成。若火因泻陷，阳为阴逐，则胃中阳气并逼于下，无从解散，此肿之所由生也。要牵寒气为痛，故生出阳为阴逐。惟其热邪在肠胃，用寒凉清之，得以下行，故肛门肿痛。痛与不痛，亦由气之陷与不陷耳。肛门之痛，由邪火下注而然，并非气陷与寒也。欲治此者，但治其痢，痢止则肿痛自散，亦如后重法也。治痢莫若调气清火解毒为主，往往热毒有肛门溃烂之患。自丹溪云大孔痛因热流于下，是但知火能为肿为痛，亦焉知元阳之下陷也？若谓元阳下陷而用热药，必致溃败。景岳另创见识，贻害无穷。

论口渴

真渴者必好茶饮，但以喜热喜凉，即可辨其寒热。往往胸膈不宽、郁热不散者，得热则胸膈舒畅，热则宣通，未可喜热即为寒症。若火有余者自当清火，水不足者自当滋阴，是固然矣。然气为水母，气虚不能生水者，不补其母则水不能生而渴不止也。此乃虚则补母之法，惟生脉散为要。土为水主，脾虚不能约水者，不强其主则水不能蓄而渴不止也。

此两句可为杜撰。水衰反用补脾之药，则土能制水，水津愈耗而渴矣，惟水湿泛溢，当培土以约制之。其言大悖。

论小水

凡泻痢之症，小水必多不利。泻痢并论，不分明白而混治，大误后人，可恨！可恨！凡因于热者，必其热赤之甚，或多涩痛，或见鲜血。此乃尿血，误入小便不利。若非真热，则或以中寒而逼阳于下者有之此又杜撰，或泻痢亡阴而水亏色变者有之阴亡则火亢，或下焦阳气不暖而水无以化者有之。阳气不暖，断无黄赤之理。但察其三焦无火，则虽黄虽涩，总皆亡阴亡液之证。亡阴亡液，俱是真水衰耗，岂有三焦无火之理？大悖！《内经》曰中气不足，溲便为之变，至哉斯言。脱却"邪之所在，皆为不足"二句，竟言不足，不言邪之所在。溲便为之变者，大小便俱在内。变者，异于常也，非竟言虚。每见有小水清白而兼腹痛者，仍用芩、连之类，可恨！可恨！小水清白，自然不宜芩、连，不必可恨，但阴亡而谓之三焦无火，真为可恨。

论阴阳疑似

夫阴阳之用，欲其相济，不欲其相贼。阴阳相济为调和，此言合理，非竟以阳为主。盖阴阳之性，阴喜静而恶动，阳喜暖而畏寒。及其相贼，则阴畏阳亢，所以阴遇阳邪，非枯则槁；阳畏阴毒，所以阳逢阴寇，不走即飞，此阴阳相妒之机，诚多难测。据理则易测。若今之患痢最甚者，见上下皆有热症，而实非真热者，何以见之？如烦则似热非热，躁则似狂非狂，懊憹不宁，莫可名状，此非真阳症也。盖以精血败伤，火中无水，而阴失其静，故若此也。既云火中无水，而谓之内寒，令人不解。又如飞者飞于上，走者走于下，飞于上则为口渴、喉疮、面红、身热，走于下则为孔热孔痛、便黄便血，此非实热症也。盖以水火相刑，阳为阴逐而火离其位，故若此也。"阴逐"两字，又杜撰。因真阴枯竭，故孤阳飞越，宜滋真阴。既有阴逐，必有阳逐，不知阳逐之症，可有说乎？今之人见此等症候，是但知外有热，而不知内有寒也，知上下有热，而不知中焦有寒也，又岂知烦躁之为阴虚而飞走之为阳虚也？飞走非阳虚也，因阴竭而阳无所附而飞耳。景岳大错关头。且如肌表皆有热症，本当恶热而反不舍衣被，或脐腹喜暖而宜熨宜按者，此外虽热而内则有寒也。伤寒之症，在太阳必头痛恶寒，发热而口不渴，当发表，若讲内寒，失之多矣。东垣《内外伤辨》外感恶寒，虽近烈火不除，若谓之内寒而用温补，杀人多矣。请景岳将《内外伤辨》细读，然后议病。此外有阳气素弱及脉色少神如前论等症，若止知为火，治以寒凉，是外热不相及而中寒必更甚，致飞者愈飞，走者愈走，所谓雪上加霜，欲孤阳之不灭，不可得也。既云孤阳，则阴竭矣，反以热药治之，是以火济火。凡治此者，但能引火归原，使丹田暖则火就燥，下原固则气归精。引火归原，因肾水不足，虚火上亢，用滋阴降火之法，少加热药为引导，引之下降，使无拒格之患。若讲温补热药为引火，大误！大误！世医俱将此法治人，为害不浅。戴阳格阳，可用温热，若论阴虚，断无是理。

论治

生冷初伤，饮食失调而胃气未损，元气未亏，或为胀痛，为暴泻、暴痢等症。此等症乃伤食致病，不当列在痢疾门。

脾肾虚弱之辈，但犯生冷，极易作痢。脾肾泻之症，未可与夏秋之痢同治。

病痢，凡脾肾俱虚而危剧可畏者，只宜以胃关煎为最。凡痢初起有脓血后重者，即讲温补脾肾，是杀人不用刃也。

痢疾呕恶，兀兀欲吐，或闻食气即恶心者，此胃气虚寒，不能容受而然，必宜温补安胃。凡痢初起恶心欲吐，有火气上冲者，有积毒上攻者，有胃虚而肝火冲胃者，不可认胃气虚寒而用热药。若阴中火虚，气不归原而呕者，宜胃关、理阴煎主之。初痢讲阴中火虚，气不归原而呕，万中一二。若胃火上冲而致呕吐者，则必有烦热胀满等症。亦有不烦热不满而呕属火者。

痢有发热者，似乎属火。挟外邪者，必发热。然实热之症反未必发热，惟痢伤精血，阴虚水亏者，则最多为热为躁也。初痢未必伤精血而阴虚水亏，久痢则有之。若脉本无力，全属虚火，则不可治火，单宜壮水补阴，如三阴煎、六味、八味等丸。初痢而讲六味、八味，必致误人。若阴盛格阳而为外热者，宜胃关煎。痢疾非伤寒之比，而云阴盛格阳，大谬。

盖噤口者，以食不得入，《经》云食不得入，是有火也。虽亦有实热证，而惟脾胃虚寒者居多。"居多"两字当改

"亦有之"。若因食积胃中而噤口者，其胸腹必有胀满或硬痛，此当行滞去积。亦有不胀满不硬痛，竟为热邪上攻而呕吐不食者。然实症无几。实乃邪气之实，故用去邪。无积无火而食不能入，其故何也？以脏气不能容受也。此句不解。惟胃中有物，故不能容受。一由肾气之弱，故命门不能暖则大肠不固，小肠不化则胃气不行。讲泄泻则有之，若讲痢，乃六淫暑热者多。欲实下焦，非地、附、萸、桂之属不可，余之活人于此者，不胜纪矣。若不审察明白而投热补之药，必致肠胃溃烂而死。总之景岳刻意毁谤前贤，另立一番见识，以炫世人。

述古

仲景曰：夫六腑气绝于外者，手足寒、上气、脚缩，五脏气绝于内，下利不禁，甚者手足不仁。此"利"非痢疾之"痢"，乃泄泻通利之利，错认关头。下利，腹胀满，身体疼痛者，先温其里，乃攻其表。此伤寒利，大错。

《褚氏遗书》曰：阴已耗而复竭之，则大小便牵痛。此非痢疾之比，乃大小便使然，又大错。

东垣曰：饮食有伤，起居不时，损其胃气则上升，清华之气反从下降，是为飧泄，久则太阴传少阴而为肠澼，里急后重，脓血相杂，数至圊①而不能即便者，专用补中益气为主。泄泻久可用，若腹痛后重，脓血稠黏，则不可用。里急者，腹中不宽快也，亦有虚坐而大便不行者，皆血虚

① 圊（qīng 青）：厕所。

也，血虚则里急后重。非腹中不宽快，因气滞下而逼迫。若云不宽快，乃作胀，非后重也。议病尚未明白。

薛立斋曰：若白痢久，胃弱气虚，数至圊而不能便，或少有白脓者，乃土不生金，肺与大肠气伤而下坠也，当用补中益气。因无腹痛脓血，但少有白脓而下坠，故用升提。若饮食不入，发热作渴，势甚危急，用十全大补汤，不应，二神丸。若讲痢而用此药，未为尽善。必察症脉，果属虚寒，方可用之。若脾经气虚不能统血，用四君加芎、归。脾虚不能统血，乃便血之症，非红痢黏腻之血，故可补脾升提。

凡呕吐，食不得下，或脾胃素有实热，或过食辛辣厚味而暴患者，宜开胃行滞。当清火，非开胃。

凡痢，腹痛后重，怕手按腹，或脉洪实者，为积滞闭结。燥粪坚结，怕手按腹。若竟脓血稠黏而痛，亦喜手按。若气血虚弱，宜十全大补加附子、粟壳。要看气血虚弱之形象脉息。若命门火衰，宜八味以补母气。命门火衰，泄泻则有，若讲痢，断无此理。若腹痛作渴饮汤，手按之而痛稍止者，宜温补脾胃。作渴饮汤，因痢多液耗，用温补则阴愈耗，大谬！有阳虚陷入阴中则脱血阵阵而下者，医尚谓血痢不已，仍用苦寒至脉绝、四肢厥冷而死者，曷可胜纪？血痢者，但有血而无腹痛后重。稠黏之血积，为血痢。若见脉绝，四肢厥冷，自然用补，虽至庸之医，必不用寒凉攻伐矣。

附按

王海藏治杨师三朝三大醉，至醒大渴，饮冷水、冰茶各三杯，遂便血约一盆，先用吴茱萸丸，又用平胃、五苓，血止后复为白痢，又与神应丸四服，痢乃止。因寒而致病，故用热药，若一概以热药治痢，杀人多矣。酒能动血，三朝大醉，其血妄行，饮冷水冰茶，其血凝为瘀血，从大便而下行，故用温热之药散其余滞而愈。本非痢症，亦非寒毒，若一概谓夏月血痢不宜用黄连，大失致病之情。

暑毒在脾，温气连脚，下①泄则痢，不痢则疟，独炼雄黄蒸饼和药，甘草作汤，服之安乐。暑毒故用雄黄、甘草解之，非不可用寒凉也。

《唐太宗实录》云：上病气痢久未瘥，下诏访问。时金吾长张宝藏②曾困此疾，即疏以乳煎荜茇方，服之立效。气痢久，故用之，若暴痢，必不可用。

余治胡政之痢，其年七十二岁，先胸膈不宽，饮食不进者两月余。自以为膈症，与诸老决别，住太仓调理。至八月初患痢，血积稠黏，里急后重，肛门如火。诸医以为年老气血衰耗，以培脾胃为主，其痢更甚，且烦躁内热，饮食不进而恶心，延余诊治。脉息滑大，肛门如火，小便不利，后重逼迫，余用大黄、槟榔、枳壳、黄芩、厚朴为丸服之。大下红积不计，胸腹稍舒，热势更甚，用井水调益元散，连饮三碗，其肛门之火热如焚因凉水清其火而下降。仍用西瓜水不时呷之，服药以黄芩芍药汤加枳壳、滑

---

① 下：《景岳全书》卷二十四作"不"。

② 张宝藏：唐代栎阳（今陕西临潼）人。贞观年间任金吾长，时太宗李世民患气痢，诸医屡治无效，遂下诏征医，服张宝藏所献方药后，痢即痊愈。

石、木通、厚朴、槟榔、金银花，连进十五剂，一月余病势平安，隔①间通泰，饮食大进而愈，寿至八十六而殁。此时若以温补培本，必然致死，然清火而不用黄连者，恐厚肠胃而大便愈难耳。又治华玉英令郎号琴五患痢，大便泻血水，一日夜五六十次，里急后重，肛门如火热，小便不利，诸医用和血调气利水之药，不能取效，延余诊视。脉大而数，唇口俱红，余曰：如此暴注下迫，皆属于火，津液枯耗，焉得小便？惟以水能制之。用井水调益元散，并以西瓜水不时与之，小便即来，用芍药汤加芩、连、枳壳之类，半月平安，计饮冷水益元散十三碗，西瓜四十余枚而愈。又新场朱次章于丙申年秋患疟痢，积滞紫红黑，腹痛后重，口渴喜冷，饮食不进。投大黄清火之药连下数次，并用西瓜、益元散不计，得以热退身凉，两月而渐愈。人参、白术补气之类俱置不用，以凉血滋阴而收功。又新场叶砚孙，春间患膈症，饮食不进，用清火豁痰之药，并以蔗汁、芦根汁饮之。至八月初，忽然下痢红积，里急后重，用槟黄丸通之，俱用滑石、芩、连、归、芍、枳壳等药而痢止，胸膈亦宽泰，饮食渐进，后以滋阴之药煎膏调理而愈。以上诸证，若讲温补热药，必致杀人。

心腹痛

经义

宾按：本篇论痛，总计十三条，所言寒气与热气相薄及热气留于小肠闭而不通者，止二条为热证，而其他皆属

---

① 隔：通"膈"，胸膈。《康熙字典·肉部》："膈……通作鬲。"《康熙字典·鬲部》："鬲……又与隔同。"

于寒，则此证之概可知。此言外之寒邪客之而痛，非内寒为痛多。有内有郁结之火，每每寒邪触之而痛，误用热药而甚者多矣，不可谓经文言寒而竟以寒之一字概之。

痛者寒气多也，有寒故痛也。往往内有肝火，外为寒邪束之，不得发越而痛，故受寒则痛也。散其外寒，其火外达，痛自止矣，当明此理。

《五邪篇》曰：邪在肝，则两胁中痛。将胁痛亦引入心腹痛门中。

论证

辨之之法，但当察其可按者为虚，拒按者为实，久痛多虚，暴痛多实。久痛亦有停滞者，当以手按痛与不痛以辨虚实，不可以久痛便为虚。

虽热证亦常有痛，然必有明辨。如《经》所言肠中痛而瘅热焦渴，则坚干不得出，闭而不通者，此因燥结热闭，故能作痛，然必有烦热等症，乃因于火，最易见也。寒症察色辨症，亦最易见。今之医家，但见心腹痛症，无问寒热，便云诸痛皆属于火，多用寒凉，今之医家，未必如此执滞。不知此说出自何典？出自《内经》"诸痛痒疮，皆属于火①"。又见丹溪治法云凡心腹痛者必用温散，此是郁结不行，阻气不运，故痛也，此说诚是也。然又引《原病式》云若欲行温散，宁无助火添病也，由是古方多以山栀为

---

① 诸痛……皆属于火：《素问·至真要大论》作"诸痛痒疮，皆属于心"。

主，加热药为向导，或二陈加芎、术，倍加栀子，痛甚者，加干姜反佐之。若此议论治法，余则大有不服。郁久成火，若单用清火则郁结不通，痛更甚矣，故用温散之药开其郁结，犹恐助火添病，加山栀以散其火，少佐干姜以通之，热得热则同气相求而无拒格之患，此理最明，何谓不服？夫致病之由，热者自热，寒者自寒，病因火邪，清利自愈，固不必反佐也。病因寒滞，温散自愈，又何为反助火耶？散其外寒则痛止，暂时得安，犹恐热药助火，其痛复发，故寒热并用，相制而两安也。盖寒者热之，热者寒之，此自正治之正理，岂可不论经权，不分从逆，既宜栀子，又宜干姜，概用反佐而治寒犯寒、治热犯热乎？仲景既宜黄连、黄芩，又宜干姜，岂不知治寒犯寒、治热犯热乎？古人用药，寒热并用、攻补兼施者多。景岳不知用药之法，妄自议论丹溪，可罪！可罪！

仲景医之圣者也，半夏泻心汤芩、连、干姜并用，附子泻心汤大黄、芩、连、附子寒热并用，治伤寒胸口有热，胃中有邪气，腹中痛，欲呕吐者，用黄连、甘草、姜、桂、人参、半夏、大枣，名黄连汤，是皆寒热并用，岂其见不真而杂乱乎？东垣治王善夫小便不利而肿，用知、柏各二两，肉桂二钱反佐以通其关，小便通而肿愈，岂有误欤？《金匮》大黄附子细辛治寒气内积，胁下偏痛。若照景岳说热者自热，寒者自寒，何寒气内积，反用大黄之寒？岂仲景误人于疑似之间乎？反佐之论，徒误后人耳目。

论治

凡痛在上焦者，如因停滞，既痛且胀，不易行散而痛难忍者，欲其滞去速效，无如吐之之妙。在上者，可吐，如停滞在下，则不可吐。

凡胸膈大痛，连及胁背，药不能纳，到口即吐者，就其势探而吐之，则最易最捷，吐出邪滞积痰，痛可立止。既然到口即吐，吐已极矣，岂可再吐乎？有物在胃尚可吐也，若痰积已出，中空无物，反伤胃气。子和善用吐法，然尚有可吐、不可吐之语。

述古

痛甚者，脉必伏，用温药附子之类，不可用参、术。此痛不可补也。肥白人腹痛，多是气虚兼湿痰。亦宜手按辨其虚实，不可因其肥白便认为虚。心痛用山栀并劫药止之，若复发，前药必不效仍有效者，可用元明粉，一服立止。元明粉通利之药，痛随利减所以立止。若复发，不可多用。

食停小腹新按

然又有食停小腹者。食已入肠，已消化矣。惟气滞成形，故理气见效。且知饮食下行之道，乃必由小腹下右角间，而后出于广肠，此自古无人言及者。食物自小肠而传入大肠，以及广肠而出，虽至庸之医皆知此理，岂有古人而不知者乎？妄自夸张，可耻！

括沙新按

向予荆人，年及四旬，于八月终初寒之时，因暴雨后中阴寒沙毒之气，忽于二鼓①时呕恶、胸腹搅痛，势不可当。余忽忆括沙法，刮之良久，忽腹中大响，遂大泻如倾，其痛遂减。一饭顷，通身搔痒，随发出疙瘩风饼如钱大者不计其数，至四鼓而退。医家治病必本《内经》，非《内经》之言，则为杜撰。考诸《内经》，从无"沙"之一字，近来好奇者，凡病先议沙而用刮沙一法。惟干霍乱腹痛，不吐不泻，俗名绞肠沙，亦因秽恶不正之气所触，或感受山岚瘴气之毒，毒气攻冲，故古人委中出血、十指出血以泄其毒，即针之一法，亦有刮之而安者，即《内经》开之、发之、散之之法也。若云寒邪外感之毒，则竟言寒邪外感，不必将杜撰"沙"字言矣。既云通身搔痒、疙瘩风饼，此亦风湿之邪，非寒毒之气，既云寒毒，自当温散矣。而俗言沙症，不可用砂仁，因其温热也，温热不可用，则知非寒毒矣。凡毒皆属火，故解毒汤用黄连，未闻用热药解毒。因邪气闭塞腠理经络，不得外达，攻于肠胃而痛，故用宣通之法而泄其邪则愈。考之于经，揆之于理，不得不为之辨，以正其讹。

附按

此盖痰在膈上，攻下之亦不去，必得吐法而后愈，《经》曰有故无殒，此之谓欤。非妇人重身，何引有故无殒？经义未明，妄敢立言垂后。

简易方

因病立方，不可妄用单方。盖病有寒热之分，后方皆辛热之

---

① 二鼓：即二更，21～23点。我国古代把夜晚分成五个时段，用鼓打更报时，称五更、五鼓，或五夜。

药，倘或孟浪，生死立见。慎之。

胁 痛

经义

所引经义，有并非胁痛者，有因他病牵及两胁，并非胁痛本病者，诸如此类，不一而足，殊为混引。

论治

若元气本虚，阴寒外闭，邪不能解而胁痛畏寒者，非大温中饮不可。胁痛虽属虚者，此方不可浪投。

腰 痛

论证

腰痛证，旧有五辨，一曰阳虚不足，少阴肾衰。亦有阴虚不足者。

论治

凡积而渐至者皆不足，暴而痛甚者多有余，内伤禀赋者皆不足，外感邪实者多有余。非本元有余，乃邪气盛也。

头 痛

论治

外感头痛，自有表证可察。盖其身必寒热，脉必紧数，或多清涕，或兼咳嗽，或脊背酸痛，或兼项强，是皆寒邪在经而然，散去寒邪其痛自止，如川芎、细辛、蔓荆、柴胡之类，皆最宜也。头痛属外感，看在何经而用何药，如太阳膀胱寒邪所侵，当用羌活、防风、苏叶，至于柴胡只属少阳，白芷属阳明，川芎、细辛属厥阴，不明经络胡乱用药，失之多矣。

其或头脑振振痛而兼胀，而绝无表邪者，必火邪也。欲治阳明之火，无如白虎加泽泻、木通、生地、麦冬之类。此等之药与阳明何涉？用药之理尚未明白。但治火之法不宜佐以升散，盖外邪之火可散而去，内郁之火得升而愈炽矣。《内经》云：火郁则发之，此句将何着落？惟以清凉疏泄为妙。

阳虚头痛，即气虚之属也。竟言气虚可也。

痰厥头痛，方书皆有此名，然以余论之则必别有所因，但以头痛而兼痰者有之，未必因痰头痛也。因痰而头痛，名痰厥头痛，半夏白术天麻汤主之。东垣云：痰厥头痛，非半夏不能疗。景岳每言痰不自生，必因病而生痰，故有未必因痰之说。此则不得不兼痰治之，宜和胃饮、平胃散。非治痰之方。

眼　目

论证

至于目黄一证，尤宜辨其虚实，不可谓黄者必由热也。实热之黄，如造曲者然，此以湿热内蓄，郁蒸而成，热去则黄退，非清利不可。若虚寒之黄，则犹草木之凋，此以元阳日剥，津液消索而然。肾虚精衰，非元阳日剥。

述古

其有热泪交流，两睑①赤痛，乃肝之热极，迎风有泪，为肾虚客热，凉肝泻肾，必得其宜。至于五脏，各以类推，虚则生寒，实则生热，补泻之用，须在参详。虚乃精血不足，岂有生寒之理？

鼻　证

论治

然以余之见，谓此炎上之火而治兼辛散，有所不宜，莫若但清阴火兼以滋阴。若郁遏者，但清阴火而以滋阴，则凝滞而愈郁，故以辛散清火兼治，必能见效。其有漏泄既多，伤其髓海，则气虚于上，多见头脑隐痛及眩运不宁等症，此非补阳不可。鼻渊脑漏，久病则有阴分不足，未必尽为寒而用补阳之药。此景岳创见以误后人，但当照顾本元为要。

声　喑

论治

风寒袭于皮毛②，则热郁于内，肺金不清而闭塞喉窍，

---

① 睑：当作"睑"。
② 毛：原作"手"，据《景岳全书》卷二十八改。

咳嗽甚而声喑者，宜参苏饮人参补肺，不宜用、金水六君煎内有归地，亦不宜用。

咽 喉

论证

喉痹一证，在古方书虽有十八证之辨，而古人悉指为相火。然此症虽多由火，而复有非火症者，不可不察也。喉痹虽多由火，而清火之药亦不宜骤用，恐寒凉凝滞，其火不通而痰升气喘，必致危亡。凡实火可清者，真火症也；虚火不宜清者，即水亏症也。水亏者，缓病。若暴病，当以辛凉疏散、豁痰开窍为主。且复有阴盛格阳者，即真寒症也，故《经》曰太阳在泉，寒淫所胜，民病嗌痛颔肿，其义即此。虽云寒淫所胜，实有寒包火之义。

若缠喉风则满片红肿，多不成脓，亦不必出血，但使火降，其肿自消。缠喉风不宜骤用寒凉降火，先宜辛凉发散，兼豁痰理气，则火可散、痰可降。若用寒凉，必致气喘痰升而死。此景岳之所不知也。

论治

凡火浮于上而热结于头面咽喉者，最宜清降，切不可用散风升阳等剂。阴分不足者，忌散风升阳。若恶寒发热者，宜散风之中加清火，则火邪散而安。若竟讲清火则火愈不散，景岳但知其一，不知其二，《经》云火郁则发之，即此义也。凡火壅于上，而食物之治最宜雪梨浆、绿豆饮之属。最忌生冷。

冷物入咽，痰火必凝结不通而死。**或以萝卜汁和清泉少加元明粉搅匀饮之。惟淡姜、薄荷为妙，辛以散之。**

锁喉风证，时人以咽喉肿痛，饮食难入，或痰气壅塞不通者，皆称为锁喉风，而不知有真锁喉风者。余尝见一女，年已及笄①，忽于仲秋喉窍紧涩，息难出入，不半日而愈甚，及延余视。脉无火也，喉无肿无痛也，观其貌则面青瞪目不能语也，听其声则喉窍如针，抽息之窘如线。余见而疑之，意谓风邪闭塞，非用辛温不能解散，遂以二陈加姜与之，无效。意复用独参汤以救其肺，然见其势危，恐滋怨谤，未敢下手，如此者一日夜而殁，后又一人亦如此而殁。若此二人者，余莫识其所以病，然意必肺气竭绝而然，倘再有值此者，恐非独参决不能救。若肺气竭绝，必自汗气喘。此是闭塞关窍，不通而死，用人参则愈闭其气，焉得不死？景岳立言，害人不浅。

锁喉风，杜撰立名也，病有闭症脱症：闭症者，气道闭塞关窍而死，脱症者，大汗大吐大泻，虚脱而死；闭症当以开通关窍为急，脱症当以补虚收敛为要。即如此女之病，乃闭症也。夫女子善怀性执抑郁者多，年已及笄，未免有难出诸口者，愤闷抑郁，肝气不得疏泄决非一日，交秋令则肝气愈敛，或食生冷，或受寒凉，郁遏肝气。肝性急，触而暴发，上干心肺之窍，口不能言，无肿无痛。现面色之青者，知其为肝病也。《经》云：暴病暴死，皆属于火。火郁于内，不能外达，故似寒症，闭塞经络不通，脉

---

① 笄（jī 机）：古代特指女子十五岁可以盘发插笄的年龄，即成年。

道不行，多见沉涩无火之脉。此时治法，惟紫金丹淡姜汤磨灌，则关隘必开，因内有麝香通窍，开口之后，然后用二陈加石菖蒲、枳壳、郁金、香附之类降之。若为脱症用参，此雪上加霜耳。凡治病，难明之症，必有至理焉，故不得不为之细辨。景岳自恃绝世聪明，毁谤前贤，今遇此等之症，束手无策，毫无识见，而竟以独参汤议补，何得谓之明理乎？余在新场镇闵介申家，彼一仆妇在闵若舟家为乳母，年满归家。适值中秋，往彼候安，因食梨藕生冷，一时喉间锁定，不能出声，不知痛痒，手足冰冷，面色白而青，脉息沉伏，药不能进，余以前法治之而安。盖因郁怒，又食生冷而起也。又治裁衣费姓之女，年已二十外未嫁，忽然倒仆，手足冰冷，面色青，无痰声，不开口，脉息伏，亦用紫金丹开口进药而愈，如此症者甚多。凡遇不开口，无痛楚，忽然而起者，先以开通关噤为第一着，语言得出，可以得生。若认为虚，妄投人参，无有不死者。

齿　牙

论治

亦有阴虚于下，格阳于上，则六脉微细，全非实热。牙缝之血大出不止，而手足厥冷者，速宜以镇阴煎主之。若大脱血，手足厥冷，宜独参汤、补血汤为要，此血脱益气之法。镇阴煎不能济事。

遗 精

经义

故阳强不能密，阴气乃绝。景岳每每以扶阳为主，《内经》言阳强不能密，阴气乃绝。

是故五脏主藏精者也，不可伤，伤则失守而阴虚，阴虚则无气，无气则死矣。景岳每言阳来则生，阳去则死，《内经》独言阴虚则无气，无气则死矣，则知《内经》仍重阴精也。

《经脉篇》曰：人始生，先成精，精成而脑髓生。人始生，先成精，可知不独专以阳为本。

论证

梦遗精滑总皆失精之病，虽症有不同而本则一。盖遗精之始无不由心，正以心为君火，肾为相火，心有所动，肾必应之，故凡少年多欲之人，或有妄想，或有妄遇，以致君火摇于上，相火炽于下，则水不能藏而精随以泄。景岳议相火为正气，何东垣议其为贼？既以相称之而竟以贼名之，其失圣人之意也远矣。其说如此，而此处又言君火摇于上，相火炽于下，则水不能藏而精随以泄，故余曰：火本一物也，静则生物，动则害物，邪念之起，由心而动，岂有从他处来乎？君相火论中，情欲之动，邪念也，邪念之火为邪气，君相之火为正气，何此处又言君相之火动而精泄？议论自相矛盾，好奇立说，以惑世人。

论治

精道滑而常梦常遗者，惟苓术菟丝丸最佳，其次小菟丝丸、金锁思仙丹之类。梦遗之症，无有不因君相之火煽动者，补药中必兼清君相之火。

相火易动，肝肾多热而易泄者，经验猪肚丸为最，或固精丸之类主之。固精涩精往往施之，相火易动者，其火必上炎而吐血咳嗽，此又不可不知。

今人之治遗泄，动以知、柏为君，或专用固本坎离丸之类，不知苦寒之性极能沉降泻水，肾虚者尤非所宜。相火动而遗者，必于六味丸中加知、柏以降之，此乃泻肾中火，非泻肾也。大便实、脾胃壮而能食者，必宜用之。

述古

英全善①《纲目》云：一壮年梦遗白浊，与涩药益甚，知其郁滞，改用导赤散大剂，遗浊皆止。往往梦遗症属郁者居大半，用补涩药更甚。

淋　浊

论证

若或以劳倦过伤，或久病，或酒色，耗伤真阴，或素服凉药，愈服愈赤，愈见短少而无痛涩等症者，此系水亏

---

① 英全善：即楼英，字全善，号全斋，明萧山楼塔人，著《医学纲目》。

液涸，全非赤浊之比。《经》曰：中气不足，溲便为之变，即此类也。但当温补下元，使之气化，水必自清。既引经文中气不足，溲便为之变，当以补中气为主，何得讲温补下元？

白浊症，有浊在溺者，其色如泔。凡肥甘酒醴，辛热炙煿之物，用之过当，皆能致浊，此湿热之由内生者也；又有炎热湿蒸，主客时令之气侵及脏腑者，亦能致浊，此湿热之由外入者也。然外入者少，内生者多，总之有热症热脉，方是火症，清去其火，浊无不愈。由内而生者，当清胃中湿热；由外而得者，当清暑热而利小便，宜分两法。

淋之为病，小便痛涩滴沥，欲去不去，欲止不止者是也，是亦便浊之类。淋与浊当分两病，不可混同立论。然淋之初，病无不由乎热剧，无容辨矣。但有久服寒凉而不愈者，有淋久不止及痛涩皆去，而膏液不已淋如白浊者，此惟中气下陷及命门不固之症也。中气下陷为正论，若议火衰则不可。

论治

若小水不利而烦热难解者，惟绿豆饮最妙。绿豆饮非任大力量之药。若胞气不固而液浊不清者，此亦败精之属也，宜秘元煎或水陆二仙丹以固之。败精不宜固涩。

血　证

论证

万物生成之道，惟阴与阳。非阳无以生，生者神其化也；非阴无以成，成者立其形也。人有阴阳，即为血气。

景岳刻刻以阳为主，今又言非阴无以成，成者立其形也。有形，其阳依之而活动，阴阳互相为用，不可单重阳矣。是以人有此形，惟赖此血，故血衰则形萎，血败则形坏。而百骸表里之属，凡血亏之处，随所在而各见其偏废之病。倘至血脱，则形何以立？气何所归？亡阴亡阳，其危一也。景岳每言人有此生，惟赖阳气而已，今言人有形惟赖此血，又言血脱则形何以立，可知丹溪补阴之论不为大害。

盖动者多由于火，火盛则逼血妄行，损者多由于气，气伤则血无以存，故有以七情而动火者，有以七情而伤气者。动者皆由于火，河间五志之火，信不诬矣。何得罪其言火而误人？《原病式》可废乎？或中气虚寒，则不能收摄而注陷于下。虚有不能摄血，寒则凝涩而已，言寒无是理也。由此观之，则凡五志之火皆能及胃。景岳言五志之火为非，今又言五志之火皆能及胃，何前后言之不同耶？

论治

凡治血症须知其要，而血动之由惟火惟气耳。动血之由惟火惟气，河间言火不为谬矣。故察火者但察其有火无火，察气者但察其气虚气实。未有无火而血妄行者，惟气不能摄血则有之。议论大错。

凡诸口鼻见血多由阳盛阴虚，二火逼血妄行诸窍也。"多由"两字可见因火而血行者，皆为火之动也，"无火"两字亦不必言矣。

气逆于藏，则血随气乱而错经妄行，然必有气逆喘满，或胸胁痛胀，尺寸弦强等症，此当顺气为先，宜陈皮、青皮、杏仁、芥子、泽泻之属主之。白芥子理皮里膜外之痰，未闻有理血中之气；泽泻但能利水而泻火，未闻有顺气之功。用药错乱，焉可立方治病？

《经》曰：起居不节，用力过度，则络脉伤。阳络伤则血外溢，血外溢则吐衄；阴络伤则血内溢，血内溢则后血。此二言者，最得损伤失血之源，故凡治损伤无火无气而血不止者，无火无气，则成僵尸矣。最不宜妄用寒凉以伐生气，又不宜妄用辛燥以动阳气。盖此二者，大非真阴亏损者所宜，而治此之法，但宜纯甘至静之品。阳络伤、阴络伤，用药随病之寒热虚实而投之，非但宜纯甘至静之品可执一治也。

若胸膈膻中之间，觉有牵痛，如丝如缕，或懊憹嘈杂有不可名状者，此病在心主包络也。嘈杂属胃，非心包络也。若胁肋牵痛，或躁扰喘急不宁，往来寒热者，此病在肝也。躁扰，肾病；喘急，肺病。若气短似喘，声哑不出，火烁金，肺病也。咽干喉痛，动气忡忡者，病在肾也。咽干喉痛，肺胃受烁。血有因于气实者，宜行之降之以青皮、陈皮、乌、沉、香附、蒌、杏、前胡、芥子、海石之属。白芥子、海石非血中气药，治痰则可。血有寒滞不化及火不归原者，宜温之以桂、附、干姜、姜汁之属。姜汁治痰则可。血有大热者，宜寒之泻之以芩、连、知、柏、栀子、石膏、龙胆、苦参、桑皮、香薷之属。香薷乃暑月发散之剂，非血症所宜，其性温散，大热忌之。**血有陷者，宜举之以升、柴、芎、芷之属。**白芷亦非血中之药。**血有涩者，宜利之以牛膝、车前、茯苓、泽泻、木通、瞿麦、滑石之属。**此皆利水之药，非血涩之药，大谬！

以上治血症之药，皆一定之法，然其中尚有疑议，自当随机应变为妙。

吐血论治

若虚在气分者，宜五福饮或大补元煎。气虚血脱者，竟宜补气，气能摄血也，如参、芪为主而佐以扶脾补元。若夹杂补肾凝滞之品，其阳和之气可连①行乎？治病当认清门路而用药。况诸血证皆以胃药收功，因脾胃为生化之源，能统摄其血也。若血药补肾，亦缓著之治，且凝滞胸膈，有妨饮食耳。

若阳分不足者，宜理中汤。理中者，理中焦脾胃。因脾胃之气有伤，非阳分不足，亦非火不生土。解释命名，尚未详细。**若素多劳倦思虑，或善呕吐，或善泄泻而忽致吐血下血者，此脾虚不摄，非火证也，宜六味回阳饮。**内有归地，非呕吐所宜，归脾、六君为要剂。杜撰回阳饮，非若前贤之用药有深意存焉。盖有形之血不能即生，无形之气所当急固，但使气不尽脱则命可保、血可生，宜急用人参一二两。黄芪一两当归二钱，名补血汤，煎服最好。

吐血不止者惟饮童便最效。童便可暂而不可久，久则

---

① 连：疑作"运"。

伤胃。

吐血下血新按

倪孝廉者，年逾四旬，素以思虑之劳伤及脾气，时有呕吐之症。一日于暑末时，因连日交际致劳心脾，遂上为吐血、下为泄血。余往视之，则形势俱剧，乃用参、地、姜、草大剂与之。初服毫不为动，呕吐之症不讲参、术同用，而用熟地、干姜，岂能见效？次服呕吐稍止而脉有生意，乃加附子、干姜、参、地、术、草、茯苓服之而呕止血亦止。幸加白术扶脾。凡呕吐脾胃之症，不用白术、广皮、茯苓，而以归、地为治，岂能见效？若云见效，亦偶然耳。

劳伤脾胃而吐血，寒凉固不可用，热药亦不宜用，恐其助火咳嗽，惟归脾、六君、四君加减治之，最为万妥。如景岳之六味回阳饮，自称其妙，亦纸上空言，未能见之实事。"劳"字之义，两火上炎，岂非有火乎？但宜温养，不可寒凉，故《经》云劳者温之。温者养也，温存以养，使气自充，非讲热药以温养也。

吐血述古

徐东皋论王节斋曰：凡酒色过度，损伤肺肾真阴，咳嗽吐痰，吐、衄、咳、咯血等症，误服参、芪等甘温之药，则病日增。噫！此一隅之说，非天下之通论。火亢吐血自然清火，故仲景治火亢者以泻心汤泻其火，岂仲景非与？其有虚火，体气弱甚者，宁有不用参、芪者乎？葛可久治大吐血后用独参汤，所以治其虚也。_{气虚血脱，自然用独参汤。}又如丹溪治一人，年五十，劳嗽吐血，用参、芪、术、苓、百合、阿胶、芍药、桑皮、杏、贝、瓜蒌、海石、五味、天冬而愈。_{丹溪治血症，仍用参、芪奏效，何景岳责其寒凉误人耶？}

咳血辨古

盖凡阴虚生火等症，多以真阴受伤，水亏而然，此其所重在阴，不当在火。若治火太过，未免脾肾俱败，必致不救。若阴虚火盛，不得不用降火，若竟讲滋阴则火自熄，往往不能见效。譬如釜中之水、灶底之火，火旺则水煎干，频加其水，火终不退，莫若加水而釜底抽薪，自然釜中之水不干，此理最明也。但火退之后，必宜参、芪补气，气为火耗故也。气能生水，此先后缓急之法，不可谓知、柏之害人，在用之得其当耳。至于误用寒凉，呕恶膨满，饮食不运，腹痛泄泻，此皆脾胃受伤，又非理阴煎、右归丸、八味所治宜，竟以温补脾胃为主。盖理阴、右归、八味皆有地黄凝滞之品，故用于呕恶、胀满不运者，大非所宜，所重者，惟在脾胃之药收功耳。景岳常技，每每以新方左归、右归、回阳、理阴等药治病，大误其事，莫若用古方为稳当也。

溺血论治

常见相火妄动，逆而不通者，微则淋浊，甚则见血，治宜清利膀胱之火，以生地、白芍、山栀、知、柏、龙胆、泽泻等剂。_{相火妄动以致溺血，仍用黄柏、知母寒凉之药，}

不必议东垣指其为贼矣。

故无论焦心劳力或厚味酒浆，而上中二焦五志口腹之火，凡从清道以降者，必由小肠以达膀胱也。议河间五志之火为非，今溺血又提五志之火，何耶？故凡劳伤五脏或五志之火致令冲任动血者，多从精道而出。景岳又将五志之火为言，何与前言不相符合，抑另有五志之火与？但病在小肠者，必从溺出，病在命门者，必从精出。凡于小腹下精泄处觉有酸痛而出者，即命门之病。此处难辨，属水道出者为血，属精道而出者为败精、黏腻之物。凡血出命门而涩痛者为血淋，不痛者多为溺血。总属膀胱，肾与膀胱相为表里，房劳伤膀胱则溺血。

便血论治

脾胃气虚而大便下血者，其血不甚鲜红，或紫或黑，此阳败而然。大便下血不鲜明，或紫黑，未可全属阳败。有瘀血而紫黑者，有热极有毒而黑者，当清当消为主，若用温补热药，必致败坏。当察色辨症，然后用药。凡动血之初，多由于火，及火邪既衰而仍有不能止者，非虚即滑也。凡此之类，皆当以固涩为主。不必涩，竟以补脾胃为主，脾能统血，血症皆以胃药收功。

怒气伤肝，血因气逆而下者，宜化肝煎、枳壳汤之类主之。补脾之中，必宜疏肝，肝气条达不致郁而克土，疏肝即所以补脾也。用药之法，景岳尚未讲究。

凡因劳倦七情，内伤不足，致大便动血者，非伤心脾，即伤肝肾。此中气受伤，故有为呕恶痞满，有疼痛泄泻，有寒热往来，饮食不进者，时医不能察本而肆用寒凉，妄加攻击，必致延绵日困。及其既甚，多有大便下紫黑败血者，此胃气大损，脾元脱竭，血无所统，故注泄下行，阳败于阴，故色为灰黑，此危剧症也。脏腑败坏而见紫黑、灰黑之色，亦因邪热熏灼而败，未见阴寒而能熏灼败坏者。明理者知之，此等用药以脾胃为主，当察色辨症为要，紫黑灰黑处，尚要细心理会。若脏腑败坏，虽用回阳，亦无益也。亦有脏毒下血皆紫黑者，不可谓之寒而用热药。

痰　饮

论证

尝[1]闻之立斋先生曰：使血气俱盛，何痰之有？《经》云邪之所凑，其气必虚。留而不去，则成为实。若痰气壅滞，而竟以补虚，未免有实实之误。

实痰者何？谓其元气犹实也。此则宜行消伐，但去其痰，无不可也。实痰者，元气犹实也。前云元气实则运化而不成痰，何云元气实宜行消伐？则知仍可用攻矣。前论不必治痰，今云但去其痰无不可也，何言之悖谬若此耶？且凡实痰本不多，其来也骤，其去也速。积久而成，何云其来也骤？是以实痰无足虑。倏忽壅塞不通而死，何得谓无足虑？故《经》云五实死。治痰之法无他，但使元气日强，则痰必日少。若元气

---

① 尝：原作“言”，据《景岳全书》卷三十一改。

日衰，则水谷津液，无非痰耳。治痰必先理气，气行则津液流行而不成痰，非竟讲补元气也。立斋虽为一代名医，一生治病惟讲补元而已，仲景之法未见其讲究。虽云宗东垣之学，然东垣用攻者亦有之，但刻刻照顾脾胃耳，至于立斋但学东垣之补，未学东垣之清火消导攻伐也。然则治此者，可不辨其虚实而欲一概攻之，如王隐君①所论百病皆生于痰，悉用滚痰丸之类，其亦但知目前而不知日后之害哉。新场镇汪醇右夫人向有胃脘痛、饮食不运等症，医者调治皆以扶脾培本为主，后竟眩运耳鸣，胸膈不宽，饮食不进，心神恍惚，若有癫狂之状。余诊视之，议其胃中有痰，当用滚痰丸治之。举家以为元气素虚，岂可用攻？强用滚痰丸三钱，大便下如胶者碗许，胸膈稍宽，始信为胶痰所阻。连服三次，去顽痰不计，诸症悉退。但病蒂未除，自此以后，稍觉旧病复发，即以滚痰丸服之，去痰即安，已数年有余矣。若论痰不可攻，攻药不可多服，则此症无可生之理矣。

论治

若脾气微虚不能制湿，或不运而为痰者，其证必食减、神倦、痞闷等症，宜六君、五味、异功之类主之，金水六君亦妙。脾虚不能制湿，用归、地湿气愈滞矣，"亦妙"两字难言。肝肾伤则水液妄行，或痰饮起自脐下，直冲而上，此脾肾俱伤，命门土母之病也，虽八味丸乃其正治，然无

---

① 王隐君：即王珪，字君璋，号中阳，道号洞虚子，早年业儒，后归隐虞山，后人因有此称。江苏常熟人，元代医学家、养生学家，著有《泰定养生主论》，制礞石滚痰丸。

如理阴煎，其效更如神也。理阴煎大无学问之方，称为其效更神，而八味丸反为不如，可耻！

有以肿胀而生痰者，此水入脾经，谓之反克，脏平者宜六味丸、左归饮之类主之。水入脾经，谓之反克，此水湿伤脾，宜培土以制水，岂有反用滋阴之药助其阴湿乎？大谬！

诸家治痰之法，多有治其标者，虽不可执，亦不可废也。前云不必治痰，今又言诸家治痰之法不可废也，何议论之游移不定？则知景岳之治病，未见其确当。

先君吐法记

张子和《儒门事亲》云：凡人之病，自外而入，由内而起，皆邪气也。邪气加诸身，速攻之可也。及其闻攻则不悦，闻补则乐之。至于无邪无积之人，始可议补，有邪有积而议补者，如鲧湮洪水①之徒也，故立汗、吐、下三法以去病。病在表者汗之，在上者吐之，在下者下之，以去病为先，病去之后，以谷肉果菜补之，非药补也。景岳言子和吐法之妙，不知汗、下之法更妙。然吐法惟在上者吐之，非一概可吐也。又有《补论》一篇，甚言误补之害。惟庸医治病，纯讲补其虚，不敢治其实，世人皆为平稳而自误。景岳但见其吐法，不见《补论》一篇乎？子和之学，亦宗河间，与东垣、丹溪并传，大用寒凉攻击以治病，毫不用补，补之适足为害也。景岳独重子和而毁河间、丹溪，岂子和另有温补之书，抑不敢议其非欤？

---

① 鲧（gǔn 滚）湮洪水：传说舜命鲧治水，鲧用水来土湮的筑堤防水之法，历经九年而终无效，后来舜将其殛死于羽山。此比喻庸医滥用补法，越补越坏事。鲧，夏禹王的父亲，号崇伯；湮，堵塞。

人

述古①

古方用十枣汤、控涎丹、神祐丸、滚痰、苏合丸之类，皆形气充实之药也，西北人用之，或有效验。西北人亦有弱者，东南人亦有壮者，不可执一而论。

《玉机微义》云：顺气特一法耳，要观痰之深浅，有痰积胶固，气道因之不顺，宜先逐去积痰，然后气可得顺。此言确当合理，宜记。

湿　证

论证

何今之医家，动辄便言火多成热，而未闻知有寒多生湿者？寒多生湿之论，景岳独创之见，以辟金元诸公，甚觉悖理。北方地高土燥，至天令严寒之时，地土燥裂，岂有寒生湿之理？东南地土本湿，至冬严寒亦燥裂矣。景岳其有说乎？好奇立说，以责前贤而误后人，可罪！可罪！

论治

惟湿中有火，则湿热熏蒸而停郁为热，湿中无火，则湿气不化而流聚为寒，故凡病内湿者，多属气虚之人，气属阳，阳虚则寒从中生，寒生则湿气留之。水湿本阴也，郁蒸为热，故为湿热。若但有湿而不蒸热，当以治湿之药而加热药，以宣散利导之。若云湿不化而为寒，于理欠通，当云湿不化而伤

---

①　述古：原作"述古治"，据《景岳全书》卷三十一改。

脾则有之。若因寒而生湿则不然，当云因湿而为寒者有之。**此之变病，惟肿胀泄泻、痰饮呕吐等症多有之。此湿伤脾，宜脾胃药加热药为是。病之微者宜温、宜利、宜燥，如五苓、平胃、渗湿汤、六味地黄之类。**六味地黄丸治湿，宜酌之。

治湿之法，古人云宜理脾、清热、利小便为上，故曰治湿不利小便非其治也，此固然矣。然湿热之症宜清利，寒湿之症多不宜利也。古人治湿不利小便非其治也，此不易之论。湿邪不论寒热，皆当利小便以去湿，但有寒热之分耳，若云寒湿不宜利小便，其湿从何处而去？景岳翻前人之论，未为确当。再若湿热之症，亦有忌利者，以湿热伤阴者也。阴气既伤而复利之，则邪湿未清而精血已耗，如汗多而渴，热燥而烦，小水干赤，中气不足，溲便如膏之类，切勿利之。湿热伤阴之说，尚要讲究。湿胜则濡泄，胕肿胀满，脾病居多，郁遏不通则成热矣，湿热合而为病，亦属脾胃者多。若讲伤阴，惟火热能耗，阴不足，火邪炽，故见汗多而渴，热燥而烦，小水干赤，皆真阴亏损之病，非湿热所伤之病，自然不宜利小便。**阴虚者只宜壮水，真水既行，则邪湿自无所容矣。**此说大谬！《经》云治湿以燥，未闻治湿以润之理。

黄 疸

论证

阴黄症，则全非湿热，而总由血气之败。若云败，则不救矣，当云虚，尚可疗治。凡神思困倦，言语轻微，或怔忡眩运，畏寒少食，四肢无力，或大便不实，小水如膏及脉无力等症，悉皆阳虚之候。**当云脾虚，用药以参术芪为主。使非速救元气，大补脾肾，终无复元之理。竟宜补脾，不宜补肾，因脾虚而见黄色，故宜补脾，若言补肾，未免凝滞不化。用药之法尚欠斟酌。**

《准绳》黄疸一条，脉沉细无力，身冷而黄，或自汗泄利，小便清白，为阴黄，宜温。*若气血之虚，饥饱劳役，七情内伤，此脾虚而痿黄，当扶脾胃为主，不当列在阴黄内。*

胆黄症，凡大惊恐及斗殴伤者皆有之。尝见有虎狼之惊，突然丧胆而病黄者，其病则骤；有酷吏之遭，祸害之虑，恐怖不已而病黄者，其病则徐。如南北朝有太学生魏准者，因惶惧而死，举体皆青，人为胆破，即此之类。*胆黄之说，有大谬不然者。夫斗殴惊恐，酷吏之遭，有伤于肝，致瘀血停滞而黄者有之，即魏准因惶惧，举体皆青，非黄也，引此为证，未为确当。*《经》曰胆液泄则口苦，胃气逆则呕苦，故曰呕胆，义犹此也。*经文胆液泄则口苦而呕，并非言黄也，胆黄症尚有疑义。*

痿　证

述古

薛立斋曰：痿证多因足三阴虚损，若脾肾不足而无力者还少丹，肝肾虚热而足无力者六味丸，如不应，急用八味丸。*六味乃壮水之主，八味乃益火之源，大相径庭，岂有同*

一治乎？肝肾虚热而足无力，乃水衰，岂有反用八味丸补火？立斋何悖谬若此？

阳痿

论治

其有忧思恐惧太过者，每多损抑阳气，若不益火，终无生意。忧思恐惧有伤脾肾者，以元气为本，非竟讲益火，火旺则元气愈损。

述古

又曰琼玉膏、固本丸、坎离丸，此辈俱是沉寒泻火，非肠胃有燥热者不宜服。若足三阴经阴虚发热者，久服令人无子，盖损其阳气则阴血无所生故也。足三阴发热者，正宜琼玉、固本培补真阴，且内有人参，岂有久服无子之理？《易》云：男女搆精，精足则有子。立斋可谓名医，何得以此言惑人？

疝气

论证

若血涸不月，月罢腰膝上热，足躄，嗌干，癃闭，少腹有块或定或移，前阴突出，后阴痔核，皆女子疝①也，但女子不谓之②疝，而谓之瘕。若年少得之，不计男妇皆

---

① 疝：原作"病"，据《儒门事亲·疝本肝经宜通勿塞状十九》改。
② 之：原作"七"，据《儒门事亲·疝本肝经宜通勿塞状十九》改。

无子，此说诚非谬也。子和之治，惟讲汗吐下三法去邪，甚言补之误人，热药治病之非，而景岳不敢斥之，反以其说为是，不知何故？

论治

治疝必先治气，故病名亦曰疝气，非无谓也。盖有寒气、热气、湿气、逆气，气在阳分则有气中之气，气在阴分则有血中之气。凡气实者必须破气，气虚者，必须补气。治气则当理气，气行则诸邪皆流通而愈。若云补气，气滞则反不通而痛矣。

热疝大能作痛，凡火邪聚于阴分而为痛者，必有热症热脉，或大便秘结，或小水热闭不通，或为胀满而烦热喜冷者是也，宜大分清饮或茵陈饮加茴香、川楝子之类。热疝如丹溪黄柏、山栀之类不可废也，茴香、楝子又不宜矣。

疝遇色欲而发者，是必阴虚之属。若阴虚兼动相火者，宜以六味加黄柏、知母、山栀、茴香、川楝之类主之。既云阴虚，茴香、川楝之属不宜用矣。凡治虚疝，当察其虚在阴分或在阳分，阴虚者，轻则暖肝煎、八味地黄汤。既云阴虚，何得用八味益火？

述古

许学士[1]云：大抵此疾，虽因虚得之，不可以虚而骤补。《经》云邪之所凑，其气必虚，留而不去，其病则实，

---

[1] 许学士：即许叔微，曾为翰林学士，故称。

故必先涤所蓄之热，然后补之。此说一定之理。

刘宗厚[1]云：谨按疝症虽始为因虚而得，必邪实迫痛而未下者，故当先泻而后补也。此言合理。

张子和曰：《内经》曰木郁达之。达，谓吐也，令条达其气也。肝之积，本当吐者，然观其病之上下，以顺为贵，仲景所谓上宜吐、下宜泻者此也。疝症有肝火上冲于胃而呕吐不止者，不可不知。

脱　肛

论治

若湿热下坠，疼痛脱肛甚者，抽薪饮、大分清饮。湿热下坠疼痛者，清火为先。

癫狂痴呆

论证

癫狂之病，病本不同。《准绳》分别甚详，不必肆言无忌。癫病之至，忽然僵仆而时作时止。此痫症之发作如此，岂可混为癫症？认症未明，安敢放胆议人？后世诸家，有谓癫狂之病大概是热，此则未必然也。"未必"二字亦是游移之语。

癫，即痫也。观《内经》所言癫症甚详，而痫则无

① 刘宗厚：元明间吴陵人，刘完素九世孙，著有《医经小学》《伤寒治例》等。

辨，即此可知。后世有癫痫、风痫、风癫等名，所指不一，则徒滋惑乱，不必然也。癫、痫，症有不同，《内经》虽无痫症之辨，《灵枢》则有痫瘛、痫厥之名，然病发各别。癫者，或狂或愚，或歌或笑，或悲或泣，如醉如痴，言语有头无尾，秽洁不知，积年累月不愈，俗呼心风，此志愿高大，不遂所欲者多有之。痫症之发，则昏不知人，眩仆倒地，不省高下，甚而瘛疭抽掣，或口眼㖞斜，或作六畜之声，过时苏醒如平人。癫痫之辨甚详，岂可混为一症？景岳自谓博览群书，超迈前人，独创异议，而癫痫两症尚未明白，妄自尊大，毁谤前贤，可罪！可罪！

论治

若痰饮壅闭，气道不通者，必须先用吐法，并当清其饮食，此治狂之要。非清也，《内经》所谓"夺食即止"。

癫症多由痰气，凡气有所逆，痰有所滞，皆能壅闭经络，格塞心窍，故发则运仆，口眼相引，目睛上视，手足搐搦，腰脊强直，食顷乃苏。痫症之发，如此情状，岂可认为癫症乎？辨症未明，用药必误，害人非浅。

癫痫症无火者多，若无火邪，不得妄用凉药，恐伤脾气以致变生他症，且复有阴盛阳衰及气血暴脱而绝无痰火气逆等病者，则凡四君、四物、八珍、十全大补等汤或加干姜、桂、附，皆所必用。此乃暴脱之症，岂可谓之癫痫？认病不明，大误后人之治，若照此用药，必致误人。景岳平生技艺，只将阴阳水火言之又言，而以阳气为主，眩人耳目。

述古

《千金方》云：小儿之痫有三，风痫、惊痫、食痫也。

据云无病，何得又引前贤之说？岂痫即癫耶？又云：病先身热，瘈纵，惊啼叫唤，而后发痫，脉浮者，为阳痫，病在六腑，外在肌肉，犹易治也。在肌肉，何得惊啼叫唤？愚谓二家之说，虽若切当，然风寒外感自有表症，饮食内伤是有里症，俱未必乱神若此。而癫痫为病，则忽尔昏厥，此其病则专在心经以及肝胆二脏，又非风寒饮食所能顿病若此者。痫症之发，属胃有痰火，因风寒触动，内之痰火得风而上升为厥，或因食物填塞胃中，不得通泰，其痰火上涌而厥，因惊而动肝胆之火，痰随火升而厥，故小儿之痫有三。若景岳云其病专在心经及肝胆，尚未明白，妄自议论前人。

丹溪曰：大法行痰为主，黄连、南星、瓜蒌、半夏寻火寻痰，分多少而治，无不愈。仍用丹溪之法，何必罪其为寒凉害人？因胃中之痰，随肝胆之火上升，干其心肺之窍而昏厥，此乃至理。

癃 闭

论证

夫膀胱为藏水之腑，而水之入也，由气以化水，故有气斯有水；水之出也，由水以达气，故有水始有溺。人之饮由口而入，故云饮食入胃，游溢精气，上输于脾，脾气散精，上归于肺，通调水道，下输膀胱。此有形之水，从口而入，由肺气施化，下及膀胱而溺出矣。《经》云膀胱者，州都之官，津液藏焉，气化则能出矣，未闻有由气化水之说，盖饮入于胃，由气传入膀胱而溺。若云气化水，乃无形之气化其水而藏诸肾，非有形之水可以气化成水而为溺。景岳之言，于理欠通，《经》云浊阴出下窍，此句不讲矣。然则水中有气，气即水也，气中有水，水即气也。今凡病气虚而闭者，必以真阳下竭，元海无根，水火不交，阴阳否隔，所以气自气而不化水，水自水而蓄不行。气不化水，则水腑枯竭者有之；水蓄不行，则浸渍腐败者有之。气既不能化，而欲强为通利，果能行乎？阴中已无阳而再用苦寒之剂，能无甚乎？只消一句"气化则能出矣"，不必纷纷闲话，何人不知此理？真阳下竭，元海无根，气中有水，水中有气，凡议论必牵引之，以为妙论，如《水浒传》每每以劫法场为言，《西游记》每每以观音出现为言，景岳书中每以此几句为套语，世人不察其立言之误而宗之，每以回阳为本而用热药，贻祸不浅。

论治

凡气实等症，无如吐之妙者，譬之滴水之器，闭其上窍则下窍不通，开其上窍则下窍必利。此丹溪言之详矣，不必依样画葫芦而再说矣。

久服桂、附之属，以致水亏阳亢而小便不通者，宜解毒壮水。仍有桂附多服致水亏阳亢，则知热药非常服之品矣。

服分利既多而小水愈不通者，此必下竭之症，察其水亏者必须大补真阴，火虚者必须峻补阳气。景岳治癃闭，但知大补真阴、峻补阳气，殊不知肺受火烁，乾金不能施化，失其清肃降下之令以致小便不利者，当用清肺为主。清肺则小便自利，所谓水出高源，下病取上之法。景岳尚未及此，何得谓之博览群书？可愧！可愧！

秘 结

论证

秘结一证，在古方书有虚、风、气、热、寒、湿等秘，而东垣又有热燥、风燥、阳结、阴结之说，此其立名太烦，又无确据，不得其要，而徒滋疑惑，不无为临症之害也。秘结当分气血，不可混同立论。秘者，气之秘也；结者，干燥而结，津液枯也。气滞而秘，宜理气；气虚而秘，宜补气；血虚而结，宜滋润；火亢而结，宜通利，不必多论。至阴结者，天寒地冻，水泉不流，用辛热以治之。

论治

火盛水亏，阴虚而燥者，宜丹溪补阴丸、人参固本或六味加知、柏、麻仁之类。每毁丹溪滋阴知柏之害人，今仍引补阴丸以治燥结，何耶？

老人便结，大都皆属血燥。盖人年四十而阴气自半，则阴虚之渐也，此外则愈老愈衰，精血日耗，故多有干结之症。治此之法无他，惟虚者补之，燥者润之而尽之矣。可见丹溪阳有余阴不足之论不诬矣，景岳独议其非，而今又引人年四十则阴虚之渐，愈老愈衰，精血日耗，治法燥者润之，何耶？

述古

立斋又曰：肾开窍于二阴，大小便也。若肾经津涸者，用六味丸；脾肺气虚者，补中益气汤；脾经郁结者，加味归脾汤。郁结之症立斋每用归脾汤，不知补气之药焉能开其郁结？反有胀满之虞。郁结两字，作何解释？

疠　风

述古变证治法

立斋曰：一身起疙瘩，搔破脓水淋漓，若寒热往来者，肝经气血虚而有火也，用八珍加丹皮、柴胡。有火当用清火凉血为要，参、芪、术未为要药。寒热内热者，血气弱而虚热也，八珍倍加参、术。内热而倍加参、术，反助其热。若恶寒形寒者，阳气虚寒也，用十全大补汤。恶寒形寒，未可竟为阳气虚寒，尚要审其饮食起居。若面部抓之麻木，气血不能上荣也，补中益气汤。补中益气，非治麻木之药。若痿弱筋挛者，血气不能滋养也，补中益气佐以六味地黄丸。痿弱筋挛者，阴血不能荣养也，亦非补中益气所能治。薛立斋治病，不论气血寒热，惟以补中益气为常套，亦执板，无治法之处。

遍身疙瘩，或瘾疹搔痒，此风热伤血，用羌活当归散，气虚者佐以补中益气加山栀、钩藤，血虚者佐以加味逍遥散加钩藤。疙瘩瘾疹搔痒，既云风热伤血，当用凉血清火等药，岂有气虚而用补中益气之理？既云血虚，当用四物加丹皮之类。

诸　气

经义

天地气

《天元纪大论》曰：在天为气，在地成形，形气相感而化生万物矣。形气相依，景岳此书独重阳气，乃一偏之见。

阴阳气

壮火之气衰，少火之气壮。壮火食气，气食少火；壮火散气，少火生气。东垣火为元气之贼，故火与元气不两立。景岳云寒与元气不两立，是失《内经》之旨。

经脉类

经脉诸脏病因

又曰：肾为阴中之阴，肾主闭藏；肝为阴中之阳，肝主疏泄。二脏俱有相火，其系上属于心，故心火一动，则相火翕然从之，多致血不静而妄行，此固一说。景岳云君相之火正气也，何东垣以相火为元气之贼？以丹溪之言阴常不足为非，而又将丹溪之论引入，知景岳胸中未有定见。

经不调

若虚而挟火，则所重在虚，当以养营安血为主。矧亦有无火而先期者，则或补中气，或固命门，皆不宜过用寒凉也。虚而有火者，宜补中兼清火。若云固命门而用热药，断无此理。

主治之法，脾经血燥，加味逍遥散；脾经郁滞，归脾汤；肝经怒火，加味小柴胡汤；血分有热，加味四物汤；劳役动火，补中益气汤。有火者，不宜升。补中益气，东垣用之于内伤劳倦发热元气下陷者，肝脾血弱，补脾养血为要，非用升柴以升散。立斋每以补中益气为常套，不知东垣立方之意而概用升、柴。肝脾郁结，脾经郁火，理宜开郁清火，逍遥散加山栀、香附、丹皮，庶乎合法，立斋每每以归脾汤治之，不知何故？参、芪、归、术，壅滞气道，如何开郁？如何清火？立斋一代明医，未免有不通处，往往补中、归脾二方，随病常用，可谓执死法也。当因病立方为善，东垣加减用药，可称活套。

又曰：人之少有老态，不耐寒暑，不胜劳役，四时迭病，皆因气血方长而劳心亏损，或早年斫丧，故其见证难以名状。若左尺虚弱或细数，是左肾之真阴之不足也，用六味丸。右尺迟软或沉细而数欲绝，是命门之相火不足也，用八味丸。论脉不论症，未免有误。要见真阴不足之象可用六味，见真火不足之象可用八味。至两尺微弱，是阴阳俱虚，用十补丸，此皆滋其化源也。滋其化源者，虚则补母之法，立斋补脾补肾即云滋其化源，不知何故？

血热经早

凡血热者，多有先期而至，然必察其阴气之虚实。若形色多赤，或紫而浓，或去多，其脉洪滑，其脏气、饮食喜冷畏热，皆火之类也。亦有不喜冷者，有火得冷则拒格而不通畅。

大都热则善流而愆期不止者，如续断、地榆、丹参、茜根、栀子之属皆可用。可用生地、白芍、丹皮、条芩、山栀之属，续断、地榆非凉血清热之药。若脉症无火而经早不及期者，乃其心脾气虚不能固摄而然，宜大营煎、大补元煎此方为俱不善，或五福饮加杜仲、五味之类。宜归脾、补中出入加减，气能摄血，非血药所能治者。

血热经迟

其有阴火内烁，血本热而亦每过期者，此水亏血少，燥涩而然，治宜清火滋阴。要问腹痛不痛，如腹痛而下有紫黑块者，此血热而气滞有瘀也，宜加香附、胡索为主。

血寒经迟

血何以寒？亦惟阳气不足，则寒从中生而生化失期，是即所谓寒也。但言阳气不足，不必又言寒从中生矣。至若阴寒由外而入，生冷由内而伤，或至血逆，或为疼痛，是又寒滞之症。凡内外受寒者必腹痛。凡阳气不足，血寒经迟者，色多不鲜，或色见沉黑，或涩滞而少。未必皆寒。若痛者，当理滞气。凡此者，皆无火之症。火衰，不必言无火。大约寒则多滞，宜加姜、桂、吴茱萸、荜茇之类。虽属虚寒，宜补药中加热药一二味，不宜群队热药加入。

血虚经乱

凡女科家虽有属虚者，补药中宜加香附、砂仁以理气，则补药可以运化，如新方皆凝滞竟补而已。

肾虚经乱

若右肾真阳①不足而经有不调者。此说甚非。

经期腹痛

凡涉虚弱不足而经滞作痛者，惟用决津煎、五物煎加

---

① 阳：原作"阴"，据《景岳全书》卷三十八改。

减主之。经滞作痛乃气不行，熟地最不宜，当以理气为要，如香附、青皮之类。凡妇人但遇经期则必作痛，或食则呕吐，肢体困倦，或兼寒热，是必素禀气血不足，止宜八珍汤、大营煎之类。此等证逍遥散、六君子竟调脾胃为主，四物血药不必用也。虽血不足者，亦当扶脾，脾为生化之源，资生之本也。景岳每以气为先而立方用药，皆以血药凝滞之品为主方，与论不合。

立斋曰：前症若风寒伤脾者，六君加炮姜。外邪未可用补。

崩淋经漏不止

惟是阴虚之说，则但伤营气，无非阴虚，而五脏之阴皆能受病，故神伤则血无所主心病则神伤，气伤则血无所从肺病则气伤，意伤则不能统血摄血脾病则意伤，魂伤则不能蓄血藏血肝病则魂伤，志伤则不能固闭真阴肾病则志伤。所以五脏皆有阴虚，五脏皆有阳搏，故治此之法，宜审脏气、察阴阳。无火者，求其脏而培补之，有火者，察其经而清养之，此不易之良法也。火岂可言无，无则死矣，当言衰则可。此但讲阳搏阴虚，未言无火。但元气既虚，极多假热察色，先贤有云凡下血症，须用四君子辈以收功。非但下血，诸血症皆以胃药收功。

若阴虚血热妄行者，宜保阴煎、加减一阴煎。既云血热妄行，宜凉血清火。一阴煎内有牛膝，使血下行，不宜用。若火盛迫血妄行而无虚症者，宜徙薪饮。徙薪饮内以广皮为君，不加生地凉血，立方不知君臣佐使之法。凡血淋治法，大约如前。新方治病，未为尽善。

崩淋之病，有暴崩者，有久崩者。暴崩者，其来骤，其治亦易。暴崩，其势甚急，有卒然而脱者，岂可云易治？且五脏五气无不相涉，故五脏中皆有神气，皆有肺气、胃气、肝气、肾气，而其中之或此或彼为利为害，各有互相倚伏之妙。神气即胃气，不必多为分说。故必悟脏气之本，强弱何在；死生之权，缓急何在；精气之要，消长何在；攻补之法，先后何在。此皆混话，毫无实见。斯足称慧然之明哲。景岳之方，未见明哲。

若隔之浅者，其崩尚轻；隔之久者，其崩必甚。此因隔而崩也，当预服四物、八珍之类以调之，否则恐其郁久而决，则为患滋大也。郁久而决，以开郁为主，当因病用药，非预服四物、八珍可治。

立斋曰：前证治法，因①脾胃亏损不能摄血归源者，用六君加芎、归、柴胡。竟扶脾胃，不必加芎、归、柴胡。若脾经郁结而血不归经，用归脾加柴、栀、丹皮。宜理气则郁开，香附、砂仁之类。若悲伤胞络而血下崩，用四君加柴、栀、升麻。此处可用补中益气。

杀血心痛

陈临川《良方》云：妇人血崩而心痛甚，名曰杀血心痛，由心脾血虚也。若小产去血过多而心痛甚者，亦然。

---

① 因：原作"固"，据薛立斋《女科撮要·经漏不止》改。

用乌贼骨炒，醋汤调下，失笑散亦效。既云心脾血虚，宜用补脾养血，失笑散乃消瘀之药，岂可用乎？惟瘀血痛者可耳。

一妇血崩兼心痛三年矣，诸药不应，每痛甚，虚症悉具，面色痿黄。余曰：心主血，盖由去血过多，心无所养，以致作痛，宜十全大补汤，参、术倍之。归脾汤更好，乃切中病情之药。

热入血室

热入血室，莫若以小柴胡汤加生地、丹皮、山栀为正治，景岳新方，俱不合法。

辨血色

今人但见紫色，不分虚实便谓内热，不知紫赤鲜红，浓而成片者，是皆新血妄行，多由内热；紫而兼黑，或散或薄，及沉黑色败者，多以真气内损，必属虚寒。未必真为寒，脾虚则有之，然必察其面色之痿黄为要。此等症当察色审症，辨其寒热虚实而治，未可以为真气内损属虚寒也。若尽以紫色作热症，则无不随药而毙矣，凡肠澼、便血之属，无不皆然。亦要辨别寒热虚实。

血枯经闭

《评热病论》曰月事不来者，胞脉闭也降心火则经来。血枯与血隔，本自不同，盖隔者阻隔也，枯者枯竭也，阻隔者因邪气之隔滞，血有所逆也。气滞血凝。

若经候微少，渐渐不通，手足骨肉烦疼，日渐赢瘦，潮热，脉微数，此由阴虚血弱，阳往乘之，少水不能减盛火，火逼水涸，耗亡津液，治当养血益阴。宜降心火为要。逍遥散治抑郁经闭最好，加山栀、香附、丹皮更妙。火逼水枯，不得不以滋阴清火，若讲寒凉凝血则谬矣，盖血既为火所耗，何凝之有？惟有瘀滞者，不可用耳。五谷入胃化为血，以荣四末，内养脏腑，若服苦寒，复伤胃气，必致不起。张子和以谷肉果菜补之，为胃气也。

胎孕类

胎脉

《脉诀》云：欲产之妇脉离经，沉细而滑也。离者异也，经者常也，异于平常之脉也。《质疑》谓：离经之脉，即歇至者是也。非单谓歇至。《启蒙》曰：欲产之妇脉离经，离经之脉认分明，其来大小不调匀，或如雀啄屋漏应是即异于平常之脉也，腰疼腹痛眼生花，产在须臾却非病。见此脉，见此症。

安胎

胎气有寒而不安者，其症或吞酸吐酸，或呕恶胀满，或喜热畏凉，或下寒泄泻，或脉多沉细，绝无火证。而胎不安者，皆属阳虚寒症，但温其中而胎自安矣。胎气有寒而不安者，盖暂时受寒者有之。若为阳虚寒症而用热药，大误人也。若肝肾不足于下者，宜左归饮、右归饮、固阴煎主之。若桂、附，非怀妊所宜。

若多呕恶者，当随前症前方，加二陈之类以和之。竟宜和胃扶脾，不必前方。

气滞兼痰者，四七汤、二陈加当归主之。有痰加当归，于理不通。

王节斋曰：调理妊妇，在于清热养血，白术补脾为安胎君药，条实黄芩为安胎圣药，清热故也。立斋亦以此法为要。此一说者，虽若有理，而实有大病，不可不辨也。夫孕之胎气，必随母之脏气，大都阴虚者多热气，阳虚者多寒气，寒之则寒、热之则热者，是为平气。今以十人言之，则寒者居三，热者居三，平者居四，此大较也。母气之寒者不能受胎，太热者亦不能受胎，和平则有子。恶阻一症，肝火干胃家，用二陈、六君，内加生姜、竹茹、黄连，治之必效。若讲用生姜、半夏，盖因呕吐也，非胃寒也。亦有加条芩而呕吐得安者，多矣，不可议其为非。但妊妇内热者多，寒者百中一二也，不可认错关头，而祸后人。今之胎妇，气实者少，气虚者多。气虚则阳虚，而再用黄芩，有即受其损而病者。亦有热伤元气而虚者，可用凉药，气为阳，《内经》云热伤气，故用清热。若谓阳虚，则为火衰，当用热药，血得热而妄行，必致伤胎。今人不察，但以“圣药”二字，认为胎家必用之药，无论人之阴阳强弱，凡属安胎无不用之，其害盖不少矣。凡受胎者，内热而饮食少进者，多因热伤血，故用酒炒黄芩，清血中之火。白术健脾进食，饮食多进，可以化生精血，护养胎元。在夏月热伤元气，尤宜加用。倘有杂病，当以胎前治法，不可胶柱鼓瑟①。

　若心惊胆怯，烦闷不安，名子烦，用竹叶汤，未应，血虚佐四物，气虚佐四君。子烦因热者多，四物、四君尚要斟酌。若下血不止，名漏胎，血虚用二黄散，血去多用八珍汤，未应，用补中益气。凡胎漏去血，宜用补气清火，以气能摄血也。芎归行血，大不宜用。若小便涩少，或成淋沥，名子淋，用安营散，不应，兼八珍。腿足转筋而小便不利，急用八味丸，缓则不救。怀妊，小便不利，阴分不足，肺金虚弱者有之。若讲八味丸，丸者缓也，岂可以缓药治急病？然八味丸治火衰者则可，若治怀妊，百中一二也。或胎作胀，或胀作痛，此是脾胃气虚，不能承载，用安胎饮加升麻、白术，不应，用补中益气。怀妊作胀，气滞而脾弱者多，胀而痛，则气愈滞矣，宜理气健脾。若认脾胃气虚不能承载，此胎气下坠也，可用升提补中气，若胀而痛，用之必气急而喘，胎上逼心而死。立斋一代明医，此处尚欠斟酌。或因劳役所伤，或食煎炒，小便带血，此是血得热而流于胞中，宜清膀胱，用逍遥散。既云血得热而流于胞中，宜用凉血清火，逍遥散非切中病情之药。立斋明理之人，用药每每执方，未能尽善，亦喜温补而畏寒凉，故景岳独爱之。夫胎之在腹，如果之在枝，枝枯则果落，固理之自然。妇人性偏恣欲，火动于中，亦能致胎不安而有堕者此言受病之情，有因母病动胎者，但疗母病则胎自稳。

---

　① 胶柱鼓瑟：用胶把柱黏住以后奏琴，柱不能移动，就无法调弦。比喻固执拘泥，不知变通。柱，瑟上调节声音的短木；瑟，一种古乐器。

此言甚当。

恶阻

若胃虚兼寒多呕者，宜六味异功煎、温胃饮之类。虚寒者少，胃虚而有肝火者多。若肝肾阳虚作呕者，宜理阴煎主之。恶阻而讲肝肾阳虚，用凝滞热药，景岳独创之论也，其无后乎？

立斋曰：半夏乃健脾气、化痰滞之主药也，脾胃虚弱而呕吐，或痰涎壅滞，饮食少思，胎不安，必用茯苓半夏汤倍加白术。竹茹、生姜，必用之药。

胎气上逼

若胃寒气实而逼者，宜和胃饮。《经》云诸逆冲上，皆属于火，故寒主降，火主升。胃寒气实而逼者，非胃中寒也，因胃中气实，郁而为火，得外寒触动内火而上逼，当疏通气道，其火气自然下降，不可以胃寒而用热药温胃。如脾虚而气不行者，宜四君，甚者八珍汤。脾虚而气不行，当加入理气，反云甚者八珍汤，岂四物能行气者乎？谬甚！若脾肾虚寒不行者，宜理阴煎。胎气上逆，岂有脾肾虚寒者乎？若脾肾气虚兼火者，宜逍遥散，或加黄芩、枳壳、砂仁。脾肾气虚则有寒者，当以补脾肾之气，岂有反用逍遥散加枳壳以耗气？立言治法不相符合，何得谓之明医？

一方，若胎动烦躁，唇口青黑，手足厥冷，须用当归汤。不救者多。

胎漏

立斋曰：前症若因气热，用防风黄芩丸。用防风令人不解。若因血热，用加味逍遥散。既云血热，宜加生地、条芩，方合病因。若因血去太多，用八珍汤。去血太多，芎、归亦不宜用。若因脾火，用加味归脾汤。既云脾火，归脾汤中未见有清脾火之药。

立斋用药，未免有不中肯綮①者。

妊娠卒然下血

此中或当治标，或当救本，或兼标本而调理之。倘不知先后缓急，恐治标未已而救本无暇也。景岳《标本论》中言时医有云急则治标，缓则治本，谓其不经，而云诸病皆当治本，惟中满与大小便不利两症当治其标耳。此处妊娠卒然下血，何得云或当治标？又生出一症矣，岂另有标本耶？何必好奇立说以惑人。

若察其胎气已动，势有难留，则五物煎、决津煎，皆切要之药。未为切要。决津煎岂能下胎者乎？

数堕胎

故善保胎者，必当专顾血虚，宜胎元饮为主而加减之，其次芍药芎归汤，再次泰山磐石散，或千金保孕丸，皆有夺造化之功，所当酌用者也。不必服药，调养为主。又立斋法，治血虚血热数堕胎者，于调补之外，值初夏浓煎

---

① 肯綮（qìng 庆）：筋骨结合的地方，比喻要害或最重要的关键。

白术汤下黄芩末二钱，与数十贴，得保而生，亦可法也。

此称立斋用白术汤下黄芩末为可法，何得前议节斋用白术、条芩安胎之非？立斋用之可法，节斋用之不可法，何两相悖谬耶？

鬼胎

又凡鬼胎之病，必以血气不足而兼凝滞者多有之，但见经候不调，预为调补，必无是病。若其既病，当调补元气为主，继以去积之药乃可也。然用补之外，而欲补中兼行者，无如决津煎，欲去滞而不至猛峻者，无如通瘀煎。

既云鬼胎为气血不足而兼凝滞、经候不调，预为调补，兼行者无如决津煎，去滞者无如通瘀煎，但此两方，皆属平平，补中兼行之药，未可执此两方，方中之药未能切中。虚有气虚、血虚，如气虚，参术中加桃仁、香附、青皮、延胡、归尾、牛膝，补气而兼行血也；如血虚，四物汤中加前项等药，以行瘀滞，庶得谓之补中兼行。决津煎惟以归、地补血，牛膝、肉桂、乌药以行滞，又用泽泻利水，血滞也而用利水，立方之意，殊为天渊。古人行瘀，必用桃仁，理气必用香附，此女科之要药，舍此而不用，何耶？又阅通瘀煎，既云瘀矣，而不用桃仁为君，只以归尾、山楂，余皆行气之品，而以泽泻利水，杜撰立方，徒误后人。前贤之明哲，莫如仲景，行瘀之方不脱桃仁，岂仲景不足法欤？或以当归红花煎浓送赤金豆亦妙。赤金豆毒药害人，何不竟效前人而用代抵当丸？

妊娠药禁

蚖班水蛭及虻虫，乌头附子配天雄。桂附宜禁，何安胎用右归饮？

产育类

滑胎

盖血多则润而产必易，血亏则涩而产必难，故于未产之前，但宜培养气血为主，如四物汤、滑胎煎、五福饮、小营煎、八珍汤之类，即皆滑胎之要药。胎不必滑，养血补药反能凝滞，胃口不快，饮食不进矣。惟以饮食调之，戒七情为要。

催生

凡催生之药，无如脱花煎，少用肉桂五七分为最稳，若气虚无力者，加人参二三钱，虚甚者，任意加用之。人参亦不必用，常见贫穷劳苦之妇易产而无病，所以不必用药。女科书惟《女科经纶》最好，有论无方，圆活不执。

产要

凡富贵之家过于安逸者，每多气血壅滞，常致胎元不能转动。此于未产之先，亦须常为运动，使气血流畅，胎易转而产亦易矣。富贵之家每为人参所误，因气滞也。

胞破产难

胞水破而不产未可便为难产，如水来而血亦来，方为难产。然必以腰痛为正产，如无腹痛、腰痛而竟有水来，此胞外之水，不必惊惶，听其自然，有停数日而产者，亦无难意。此余所历过，昔刘翔千夫人曾有此。即有血水并来而难产者，亦不必服药，安心静养，切勿惊惶，以骇产妇，亦不必用力，竟说产时未到以安其心。有迟四五日而产者，余亦历过多妇。

胞衣不出

又一法，以本妇头发搅入喉中，使之作呕则气升血散，胞软亦自落矣。此法最好。

气脱血晕

古人多云恶露乘虚上攻，故致血晕，不知此症有二，曰血晕，曰气脱。若以气脱作血晕而用辛香逐血化痰等剂，则立毙矣。当归补血汤亦可，如有汗，黄芪建中汤亦妙，此血脱益气之法也。如无胀痛气粗之类，悉属气虚，宜大剂芎归汤、八珍汤之类主之。气虚非芎、归所能治，即血脱亦当补气。气为卫，外卫固，营血自生。景岳用药治法，尚未明白，何敢著书立说？

子死腹中

新法下胎方，或止用脱花煎更妙。未必妙。

产门不开不闭子宫不收

若忧思伤脾血热者，加味归脾汤。血热者，宜加凉血清火，非竟用归脾。

小产

方其初受，亦不过一滴之玄精耳，此其橐龠①正无依，根荄②尚无地，巩之则固，决之则流。但云受胎之后宜绝欲，《女科经纶》中言之最雅，不必纷纷胡说。

下胎断产

至若水银、虻虫、水蛭、班蝥之属，不惟伤胎，且伤母矣。绝胎莫如用涩精药丸服。

产后类

论产后当大补气血

产后病治，尝见丹溪云：产后当大补气血，即有杂症，以末治之，一切病多是血虚，皆不可发表。此其意谓血气随胎而去，必属大虚，故无论诸症，皆当以大补为先，其他皆属可缓。余于初年，诚然佩服，及执而用之，每为所困。丹溪不言无论诸症皆当大补为先，景岳妄自加入，欲加之罪耳。景岳看书，尚未详细。丹溪云产后气血大虚，虽有他症，以末治之，又云不可发表，此乃照顾本元之意。因产后气血大虚，虽有他症，以末着治之，非谓不治他症，竟讲大补也。血虚发表，犹恐重亡津液，故忌之。《局方发挥》云：初产之妇，好

---

① 橐龠（tuóyuè 佗月）：古代鼓风吹火用的器具，犹今之风箱。后比喻为动力、源泉。橐，外面的箱子；龠，里面的输风管。

② 根荄（gāi 该）：草木的根，比喻事物的根本、根源。

血未必亏，污血未必积，脏腑未必寒，何以药为？饮食起居，勤加调护，何病之有？或有他病，当求病起何因，病在何经，气病治气，血病治血，寒者温之，热者清之，凝者行之，虚者补之，血多者止之。观其用药治病之圆活，绝无执法。景岳议大补气血一言之非，看书未到，妄毁前贤，故将丹溪《局方发挥》之言辨之，请景岳细读之，方知毁丹溪之误。第因丹溪之言，人多偏执，故不得不详尽其说，以解后人之惑也。《局方发挥》之言并不偏执，非若汝之以阳为主之偏执也。

论产后三禁

观《病机机要》云：治胎产之病当从厥阴症论之，宜无犯胃气及上二焦，是为三禁，谓不可汗、不可下、不可利小便。因产后气血俱虚，故有三禁。

产后腹痛

凡新产之后，多有儿枕腹痛者，摸之有块，按之亦微拒手，古方谓之儿枕，皆指为胞中之宿血，此大不然。夫胎胞俱去，血亦岂能独留？盖子宫蓄子既久，忽尔相离，血海陡虚，所以作痛。胞门受伤，必致壅肿，所以亦若有块，而实非真块，肿既未消，故亦拒按。治此者，但安养其脏，不久即愈，惟殿胞煎为最妙，其次则四神散、五物煎皆极佳。若误认为瘀，妄用桃仁、红花、玄胡、青皮之属，反损脏气，必增虚病。儿枕痛议非瘀血，血海陡虚而痛，此说未可全信，往往用理气消瘀之药而愈者多矣。但去血过多，不可消瘀。然五物煎即四物加肉桂，初产用之，胸膈满闷不宽，饮食不进矣。丹溪以不服药为妙，若用药，仍以理气为先，气行则痛自止矣。

有母体本虚而血少者，产时亦无多血，此辈尤非血滞。若有疼痛，治以前法，或以大小营煎、黄雌鸡汤主之。但觉凝滞，非痛所宜。

凡新产之后，其有阳气虚弱而寒从中生此句不确，或寒由外入，致心腹作痛，呕吐不食，四肢厥冷者，宜九蜜煎、大岩蜜汤或理阴煎主之。呕吐不食，归、地不相宜。

产后恶露不尽，留滞作痛者，亦常有之，然与虚痛不同，必由渐而甚，或大小便不行，或小腹硬实作胀，痛极不可近手。腹痛有瘀，仍有大小便利、小腹不胀者。若肾气虚寒，为泻痢而兼腹痛者，宜胃关、理阴煎之类主之。泻痢非理阴煎血药可治。

产后有饮食停滞及气逆作痛，当因其类而消之，如排气饮、大和中饮之类，皆可酌用。两方尚要加减。

产后发热

若见头疼身痛，憎寒发热，或腰背拘急，脉见紧数，即产后外感症也。此等外感，不过随感随病，自与正伤寒宿感者不同。伤寒亦随感随病，岂有宿感者乎？若宿感，即温病热病矣。勿谓新产之后不宜表散，但当酌其虚实而用，得其宜耳。大发表不宜，恐多汗耳，丹溪之意正谓此也。凡产后感邪，气不甚虚者，宜三柴胡饮。此方未为妙。若气虚脾弱而感者，宜四柴胡、五柴胡饮。气虚脾弱，此两方俱不宜。

若肝、脾、肾三阴不足而感者，宜补阴益气煎。若虚寒之甚者，宜理阴煎。俱非感冒外邪之方，用之不妥。若产妇强壮气实而感者，宜正柴胡饮。内有芍药，不宜。

新方未能尽善，用宜斟酌。

产后乍寒乍热

若败血不散，流入阴中而作寒热者，宜决津煎、殿胞煎。败血而用此两方，必不效。

蓐劳

若兼外邪发热者，宜补阴益气煎、补中益气汤。此两方不宜骤用，慎之！若兼外邪发热而中寒，背恶寒者，宜理阴煎。亦宜斟酌。

产后喘促

产后喘急有二，一以阴虚之极，一以寒邪在肺，盖产后既以大虚，焉得气实而喘？若肺无寒邪而见喘促者，此血去阴虚，孤阳无主，故气穷短促而浮脱于上，此实肝肾不接，无根将脱之兆。《经》曰肝苦急，急食甘以缓之，正此类也，惟贞元饮为治此之神剂。肾虚气不归原而喘，非肝火上冲，何以为肝苦急、急食甘以缓之？又用归、地，岂能纳气降下乎？如此之症，宜六味汤加人参、五味、胡桃、砂仁镇坠之药，方得气归藏于肾，贞元饮非神剂也。若风寒外感，邪气入肺而喘急者，此必气粗胸胀，或咳嗽，自与气短似喘、上下不接者不同，治当疏散兼补为主此即丹溪所谓以末治之，宜金水六君或六君子汤此两方更不相宜。

产后恶露不止

若肝脾气虚，不能收摄而血不止者，宜寿脾煎。何必
寿脾煎，竟用归脾汤可也。若气血俱虚而淡血津津①不已者，
宜大补元煎。补肾凝滞，服之脾胃不运。若怒火伤肝而血不
藏者，宜加味四物汤。逍遥散好。

恶露不止而有紫色成块腹痛者，当以理气消瘀，不可补涩，
补之则成胀满。

产后发痉

凡遇此证，速当察其阴阳，大补气血，用大补元或理
阴煎，及十全大补之类，庶保其生。若认为风痰而用发
散、消导等剂，则死无疑矣。要察色辨症，若血燥血枯，津液
耗亡者，面色必白而无神，脉息细小，胸膈无滞，神气倦怠，方
可用补。若面色带红，神气不倦，胸膈不舒，脉息有力，当以顺
气豁痰舒肝为主，不可概作虚治以误人。

产后大便秘涩

虽数日不通，饮食如常，腹中如故，仍用八珍加桃、
杏仁治之。白术恐非相宜。

---

① 津津：液汁渗出貌。

带浊遗淋类

带下

凡妇人淋带，虽分微甚而实为同类，盖带其微，而淋其甚者也，总由命门不固。带者，带脉也，奇经八脉之一也，如带之周围于腰，故曰带下，由此而下注，非竟云命门所司。但其在腰，故属肾，而疏泄则在肝，肝火动则绵绵而来。故治法有脾虚者，补脾而清肝火，肾虚者补肾而清肝火，心不静者清心，心君静则肝火亦静。清肝火，惟黄柏为要，因龙雷之火寄旺于肝耳，如湿热，惟苍术、黄柏可以治之。然必察色，可以知病情也。

元气虚弱而带下者，宜寿脾、固阴、菟丝等煎。补中益气汤加黄柏最宜。若阳气虚寒，脉见微涩，色白清冷，腹痛多寒者，宜加姜、附。带下属热者多，属寒者少。

白浊遗淋

故带浊之源，无非皆出于阴分，然带由脾肾之虚滑者多。必有肝火煽动而下流。若脾湿下流者，宜归脾、六君子。脾湿下流当健脾利水，则湿可去，惟胃苓汤为要。

妇人梦与鬼交

故凡病生于心者，当先以静心为主，然后因其病而药之。情志之病，非药可愈，故《仓公传》云：脉出鱼际，此思男子而不得也，岂药能疗乎？

子嗣类

宜麟策

子嗣一门，立宜麟策，千言万论，不过以精气足为主。《易》云：男女搆精则成胎矣。虽讲尽人事，亦有天数焉。景岳如此讲究调养，可以早年得子而寿，何以晚年得子而夭？可谓能言而不能行。常见贫穷劳苦之人，多男多女，岂有调养之策乎？可不必说。

药食

古之明医，亦有乏嗣者，岂无种子之药欤？景岳将自己体察，不必纷纷多说。

癥瘕类

论证

盖癥者征也，瘕者假也，征成形而坚硬不移，假无形而可聚可散。成形者，由血结谓血癥，由食结谓食癥。无形者，惟在气分，气滞则聚而见形，行则散而无迹。虽属成形，而坚硬不移，亦由气滞而结。

血癥

血瘀作痛，或成形不散，在脐腹之下，若暂见停蓄而根盘未固者，宜五物、决阴等加减主之，则血去痛止，足称神剂。此两方但能补血不能行血，又无理气之药，其血焉得下行？必得桃仁、胡索、青皮、香附可以行动。自称神剂，可耻！可耻！

如郁结伤脾者，宜归脾、逍遥、寿脾煎。宜开郁结，竟补无益。病久脾肾气滞，而小腹胀者，宜八味地黄丸。有癥瘕者，虽属虚，宜补中兼理气。

食癥

胃气强者，必不致留聚饮食，而饮食之不化者，必由脾肾气弱而然。癥者，有所征验也。因停食气滞，乃脾不运行之故，非关肾弱。景岳凡病必将肾虚火衰阳虚立言，乃老生常谈也。

气瘕

瘕者，假也，假借其气而成形，故聚散无常，此女子之疝也。

惟正气不行，而后邪气得聚。《经》曰邪之所凑，其气必虚，故凡为此病，必气虚者多。留而不去，则成为实。实者，邪气之实也，非正气之实。

气结膀胱，小水不利者，小分清饮、四苓、五苓散。既云气结，治宜理气，气行则小便自利，不必分利。景岳治病，尚未明白。气结大肠，干秘不行者，搜风顺气丸、麻仁丸。既云气结，此气秘而大便不通，当用理气如苏子、杏仁、枳壳之类。水亏血虚而秘滞者，济川煎。此方未妙。肝气逆而为聚者，解肝煎，兼火者，化肝煎。新方俱未善。气聚兼热，火郁不行者，抽薪饮、大分清饮。此二方惟利小便清火而已，理气开郁俱不用，何也？凡今人之病，虚者最多，而用补者少，治与病违，而欲以药济人，盖亦罕矣。子和云庸医但知补之为良而不知去病为要，世人亦喜补而畏攻，大误！

卷　四

小儿则

小儿之体柔嫩，易实易虚，用药一误，生死立判，所以药不可轻投也。故子和有过爱小儿反害小儿论，丹溪有慈幼论，不可不观。试观贫穷之家，食物淡薄，衣裳不周，有病无药，生子多育，可见小儿有病不必服药，以调和为要。

初诞法

保婴诸书皆云：分娩之时，口含血块，啼声一出，随即咽下，而毒伏命门，致他日发为惊风、发热、痘疹等证。此说固似有理，然婴儿通体无非血气所结，而此亦血气之余，即使咽下之，亦必从便而出，何以独留为害？无足凭也。惟是形体初成，固当为之清楚。其法于未啼时，用软帛裹指，挖去口中之血。母之有火者，热气蕴蓄结成血块，自宜去之，咽下虽从便出，其毒气留于肠胃也。既云此说无足为凭，今仍云挖去？何必言前人之非耶？若母气素寒，小儿清弱者，母气素寒，焉能受胎？惟热能受，故有胎毒而出痘。只以淡姜汤拭口，最能去胃寒，并可免吐泻之患，此法最妙。未见其妙。拭后仍用核桃法。以核桃去皮，嚼烂，包纳儿口，使吮其汁。此法亦未见长。

古法拭口多有用黄连者，不知黄连大苦大寒，小儿以胃气为主，安得初生即以苦劣之气相犯，致损胃气，则他日变呕变泻，由此而起矣。小儿在腹蕴热者多，黄连解毒，亦是极妙，何得一拭口即伤胃气而变呕泻？犹如毒药之不可犯，此言大谬。何小儿初生即云胃寒，甚言其姜汤之妙？足见景岳偏执热药之误。

护养法

衣服当随寒热加减，但令背暖，亦勿令出汗，恐表虚风邪易伤。乳哺亦不宜过饱，陈氏所谓忍三分寒，吃七分饱。既云小儿胃寒，又云忍三分寒，自相矛盾。

初生儿看病法

以手指探其口，虽发声而从容哑指者，其病轻；若即发声不哑指，而色或青红兼紫者，此落地受寒之甚也。青红兼紫，此外受寒邪，郁遏其火，非内寒也。生儿怯弱，必须以药扶助之。天禀怯弱亦非药能扶助，调其饮食、适其寒温可也。若七日内肌肉顿肥，则必病矣，过此以往渐肥者，不足虑也。治肥之法，宜清痰湿、解胎毒。朝内之儿，药难轻用。

声音

又曰：内夺而厥，则为喑俳，此肾虚也。小儿无此症。

颜色

白主气虚，甚则气脱，主无火，主脾肺不足。当云阳气弱，若无火则死。两颧鲜红，或作或止者，谓之面戴阳，乃真阴虚弱，非阳症也。乃胃家有火，阳明胃脉荣于面，不可认戴阳而用热药，在大人则有此病。

撮口脐风

凡治此之法，痰盛者先治痰，火盛者先清火，若无火无痰，专当温补脾胃。调养脾胃。

惊风

慢惊者，阴症也，虚症也。此脾肺俱虚，肝邪无制，因而侮脾生风，无阳之症也，故其形气、病气俱不足者，是为慢惊，此当专顾脾肾，以救元气。肝脾两脏受病，若讲补肾则凝滞不舒，胸膈不宽，痰气反甚矣。

论惊风证治

若痰因火动，治火为先；火以痰留，去痰为主。火甚者，宜龙胆、山栀、黄连、黄柏、石膏、大黄之属。虽火甚，胆草、大黄不宜轻用。痰之甚者，宜牛黄、胆星、天竺黄、南星、半夏、白芥子之属。白芥子非惊风治痰之药。

急惊风

若不顾真阴，过用祛风化痰之药，则脾益虚、血益燥，邪气绵延，必成慢惊矣。此中阴虚之义，皆人所不知。小儿纯阳之体，因阴精不足也，至十六岁而始成，故丹溪有阳有余阴不足论。而景岳独议其非，今仍言小儿阴虚人皆不知，不知丹溪已言之久矣，何两不相符耶？

若屡用惊药而脾胃虚寒者，须用六君子以补脾土，丁香、木香以培阳气。立斋治惊风，不言补肾竟讲肝脾，亦是高见。

慢惊风

脾肾虚寒之甚，或吐泻不止，宜附子理阴煎；再甚者，宜六味回阳，或四味回阳饮。慢惊虽虚寒，而补脾之中加热药为主，理阴、回阳皆血药加参附，未为切中，当以参术扶脾为先。观立斋用药，高出景岳万万矣。

愚按：附子温中回阳，为慢惊之圣药。竟讲附子回阳之妙，此景岳之常技，不知以参术为主而以附子佐之，乃为正治。景岳不知君臣佐使，故持论如此，观前贤用药俱重脾胃，则可知矣。

大惊卒恐

治大惊气散之病，当以收复神气为主。惊则气乱，虽大惊未可竟以收复神气为主。当察色审症：有痰者，清痰安神；有火者，清火安神。不可单用补剂，须以活法处治为妙。

发搐

肾虚则二便不禁，津液枯槁，为声不出，为戴眼，肢体厥逆，火不归原。小儿火不归源者少。若病已久，尤当专顾脾肾。幼科治小儿，当以后天脾胃为主，先天肾家且慢讲。

夜啼

若阴盛阳衰，心气不足，至夜则神有不安而啼叫者，宜四君子、五味异功，或七福饮。心气不足，至夜神有不安而啼，宜养心安神，非四君、五味、七福之治。若兼吐泻少食，脾胃虚寒也。吐泻少食不一，其治非独脾胃虚寒。若大便不化，食少腹胀，脾胃虚弱也。与前症同，其治亦同。若面色白，黑睛少，至夜分阴中阳虚而啼者，肝肾不足也，宜六味、八味丸。小儿不必用此两方。火之微者，宜生脉、导赤。有火亦非生脉散之治。

夜啼治法，再宜斟酌，不可竟言补脾肾。

外感发热治法

凡暴感者，极易解散，一汗可愈。但察其气血平和，别无实热等症，或但倦怠昏睡者，则但以四柴胡饮，或五柴胡饮为主。竟讲柴胡解散，亦是景岳常技，须分经络见症用药，方谓高明。若照新方治外感发热，杀人多矣。若中气不足而兼热兼嗽者，宜金水六君煎。大不通之方。冬受寒邪，至春夏而发热者，是为小儿正伤寒。春夏之病称正伤寒，大谬！

新按：余之仲儿，生于乙卯五月，于本年初秋，忽感寒发热，脉微紧。然知其脏气属阴，不敢清解，遂与芎、苏、羌、芷、细辛、生姜之属。一剂下咽，不惟热不退而反大泻，连二日不止，而喘继之，愈泻则愈喘。沉思良久渐有所得，乃用人参二钱、生姜五片，煎汁半盏，自午至酉完此一剂。复以人参如前煎汤，尽其剂而气息遂平、泻亦止而热亦退矣。余因纪此，以见温中散寒之功，其妙有如此者。五月至新秋仅两月耳，婴儿不能言语，脉亦难凭。初秋暑邪尚炽，感而发热，当用清暑之药，乃孟浪投以辛温发表，纯阳柔嫩之躯，当暑伤元气之时，肺气焉得不耗散乎？肺与大肠相表里，肺气虚，注其大肠而作泻，肺气耗散则喘作，此辛温发表之误也，故用参补其肺气而愈。乃不省其药误，反云治病之妙，何愦愦①若此？设竟云人参可以治发热，必误后人，故不得不为之辨白。

外感发热弗药可愈

但于熟睡之顷，夏以单被、冬以绵被蒙头松盖，勿壅其鼻。蒙头亦有误。若寒邪甚者，两三微汗之，无有不愈。过汗之亦不妙。

诸热辨证

其有取汗至再而热不退者，必痈毒、痘疹之候。发热竟讲取汗，必有所误。

小儿饮食内伤，本无发热之症，盖饮食伤脏则为胀痛吐泻，本非肌表之病，焉得发热？内伤饮食亦有发热者，但不头痛恶寒耳，此景岳未到之处。今人但见小儿发热，则多言伤食而妄行消导，谬亦甚矣。发热多端，不可但言外感。

小儿疳积发热，此诚饮食内伤所致。自内而发于外。

凡阴虚发热者，此即劳损症也，亦名为童子劳。五六岁至数岁则有之，此得自母胎也。

内热症

故内热者，宜清凉，不宜升散。升散则内火愈炽，火

---

① 愦愦：糊涂。

空则发也。外热以肤腠之邪，风寒外袭，病在阳分。外热未可执定风寒外袭，而妄投发表。故外热者，宜解散，不宜清降。有辛温解散、辛凉解散，察症用药，未可竟言解散而不分明白。

肢体热，轻则惺惺散，重则人参羌活散。内热不可用羌活发表。阳明火盛，兼少阴水亏者，玉女煎。病属两途，石膏施于肾水不足者不宜。汗后阴虚，阳无所附而热者，四物汤加参、芪。川芎汗出不宜用。

用新方尚要斟酌，因景岳不分经络脏腑也。

吐泻

若邪在中焦，止于呕吐，若连及下焦，则并为泻矣，故在中上者，宜治脾胃，连及下焦者，宜调脾肾。小儿竟调脾胃，不必用补肾以凝滞，反伤胃气耳。凡无故吐泻，察其无火者，必生冷寒气伤胃所致。今小儿所病，大约皆是此证，宜养中煎杜撰之方，或温胃饮。有当归，大忌。若兼血虚燥渴者，宜五君子加当归。吐泻燥渴，此津液亏耗之故，非血虚也，宜生脉散。若兼脾肾虚寒，或多痰涎，或兼喘促，宜理阴煎；甚者，人参附子理阴煎为最妙，勿谓呕吐不宜熟地也。呕吐，脾胃病也，岂可用归地乎？且呕吐者，一闻当归气味其呕更甚，宜用六君子为上策。景岳每每自称新方奇妙，用药不知脏腑各别之理，妄自夸奖，可耻之甚也。

吐泻新按

余季子于丁巳正月生，及白露时甫及半周，余见新凉日至，恐为寒气所侵，切属眷属，而眷属不以为意，数日后果吐泻大作。余即用温脾和胃之药，不效；随用理中等剂，亦不效；三日后加人参及姜、桂、吴茱、肉蔻之类，亦不效。余不得已，乃用人参五六钱，制附、姜、桂等，下咽即吐，一滴不存。斯时也，其形气之危，已万无生理。余静坐默测，忽于夜半而生意起，谓其胃虚已极，药之气味不投，则胃不能受，必得甘辣可口之药，庶乎胃气可安，乃用胡椒、煨姜、人参，取其气味之甘辛纯正也，陆续渐进，竟得获效，但泻仍未止也。自四鼓至午未间，已尽二两之参矣。参尽后忽尔躁扰，烦剧之甚，余凝神熟思，其必数日不食，胃气新复，而仓廪空虚，饥甚则然也。乃以粥与之，遂寂然安卧矣。至次日复加制附，始得泻止全愈。半岁之婴儿，如此大剂姜、桂等热药，加之胡椒三钱、人参二两，虽属寒所侵，不必如此大剂也，幸而得生，乃粥之功。《经》云：五虚死，粥浆则生。若竟讲用热药补剂，肠胃何堪消受？景岳将自己之子以证用热药大补之效，使后人信彼之说。立斋虽善用温补，未有若此之甚也。业幼科者，不可执此法以误人。

大凡脾胃之症，不宜补肾，肾药味厚凝滞，不能行运，况吐泻之症，尤不宜也。景岳往往脾胃症而用归、地，自称神妙，不可信为实然。

附按

薛氏治一儿，每饮食失节，或外惊所忤，即吐泻发搐，服镇惊化痰等药而愈。后发搐益甚，饮食不进，虽参、术，到口即吐。余用白术和土炒，米泔煎数沸，不时灌半匙，仍呕；次日灌之，微呕；再日灌之，欲呕；此后渐加至半杯，不呕，乃浓煎服而愈。观立斋治吐泻者，以脾胃为主，未见其用归、地，此乃认清门路之治法，景岳所不及也。

霍乱吐泻

霍乱之症，必挟外之暑湿秽恶之邪，内伤食物而起，必宜藿香正气散加减治之。景岳新方，不宜乱投。

论泻痢粪尿色

不必执定粪色黄酸臭者非热，当察色听声，观其神气强弱而论之，总之以健脾为第一着，寒热之药，且置缓局。

吐乳

小儿吐乳，虽有寒热之殊，然寒者多而热者少，虚者多而实者少，总由胃弱而然。吐乳亦不可执定寒多热少、虚多实少，从薛氏之治则美矣。若儿小乳多，满而溢者亦是常事。多则伤矣。

五疳症

按杨氏云：疳者，干也，在小儿为五疳，在大人为五劳。然既云为疳，又云为劳，岂非精血败竭之症乎？败竭则无可生之理，岂能药治乎？当云不足为是。虽此症真热者固多，而元气既败，则假热者尤多也。热伤元气，当用凉补，不可谓假热而用热药。即前所用亦有地黄、异功、益黄、益气之类，恐此数方不足以尽之。其或血气俱损，有非大补不可者，阴虚假热，脾败肾亏，又有非温补不可者。地黄、异功、益气，俱是补肾、补脾正治之方，乃云不足以尽之，又云非大补、温补不可，其意欲用新方蛮补热药耳。观薛氏治疳，用药未见有大补大热之方，景岳偏见，宜痛绝之。

盗汗

小儿元气未充，腠理不密，所以极易汗出，故凡饮食过热，或衣被过暖，皆能致汗，东垣诸公云：此是小儿常事，不必治之。东垣诸公之言，大有深意，不比景岳回阳、参附、十全大补之治。盖诸公因小儿易虚易实，不敢孟浪投药，恐有误也。贫穷之家无药，故儿多育；富贵之家善补，故儿多殇。

治法：凡小儿无故常多盗汗，或自汗者，宜以团参散为主。盗汗、自汗，治各不同，岂有但用补气者乎？

腹胀腹痛

若有坚积停滞，胀痛拒按，形气俱实者，宜赤金豆。景岳最喜补剂，而治小儿腹胀腹痛有坚积，形气俱实者，用赤金豆攻之。殊不知此药有巴豆峻利大热之药，有伤肠胃，故子和三法之中，下法忌巴豆热药，恐伤肠胃也。若他人用之，景岳必议其非，今彼创立攻剂新方，则曰宜用，此医中之妖孽也。

余初年在京，治一五岁邻女，适经药铺，见有巴豆，其父误为松仁，以一粒与之，嚼而味辣，即吐出，而已半粒下咽矣。少顷，大泻十余次，泻后次日，即致肚腹通身悉皆肿胀，绝口不食。巴豆半粒下咽即至大泻，几至于死，今立赤金豆之峻利，独不伤元气乎？但能责人，不能责己，可恶之极。

痞块

若但知攻痞，则胃气益弱，运化失权，不惟不能消痞，且致脾土亏损，则痞邪益横，而变证百出矣。补中兼消，惟洁古枳术丸最好。

变蒸

立斋言变蒸不必服药，此最妙者也。

麻　疹

疹脉

凡出疹，自热起至收完，但看右手一指，脉洪大有力，虽有别证，亦不为害。此乃有胃气。

故凡诊得阴脉者，即当识为阴症，而速救元神，宜用伤寒温补托法，参酌治之。痧疹用温补托法，必致误人。

疹证

其为毒也，总由君相二火燔灼太阴，而脾肺受之。但论脾肺受病，君相之火燔灼使然，此不易之言，非比景岳之阴症温补托里也。

毒归五脏，变有四症：归脾则泄泻不止，归心则烦热不退而发惊，归肺则咳嗽血出，归肾则牙龈烂而疳蚀。此说合理。

疹期①

吾家治法定不在五日内用药，必待见疹，方用徐徐升表。用药亦有次第，凡一剂必作十余次饮之，况疹在皮肤之间，若作一次服则药性太急，每致谵语烦躁。此服药之理。疹属肺，因肺药不厌频而少，非若景岳不论上下脏腑之分别一概以大剂服之。

但使见有确真，发无不当，则于未出之前或解或补，必有得预防之力以潜消其毒者。其毒在内，岂可潜消？必由表而出，此万氏之高见也。若照景岳孟浪大剂，大误！

麻疹初热

古法用升麻葛根汤以表散毒邪，余制透邪煎代之更佳，或柴归饮亦妙。当归大不宜，服之必不妙。《经》曰：必先岁气，毋伐天和。言不可妄汗妄下也。看司天之气并时令寒热，非言汗下之误。

疹出没

发热六七日以后，明是疹子却不见出，此必皮肤坚厚，腠理闭密，或为风寒所袭，或曾有吐泻，皆能伏也。急用托里散表之剂，如麻黄汤去杏仁加蝉蜕、升麻，外用胡荽酒之类。若见吐泻而疹不出，在景岳必用温中托里，岂敢托里散表？故景岳之言不可尽信，以其偏用温补也。

景岳曰：按此万氏之法，极得随时制宜之善，已尽发

---

① 疹期：原脱，据《景岳全书》卷四十二补。

表之义矣。然发表之义亦最不易，即如营卫不足而疹不能出者，其症甚多，若徒知发之而不知滋之，则营卫有弱者非惟不能发，而且恐穷其源矣。又要用血药发表之意。

疹形色

若疹色淡白者心血不足也，养血化斑汤主之，或四物加防风。四物大非所宜，此景岳滋阴发表之杜撰。

总论治法

热甚，小便赤涩，谵语惊恐者，导赤散、四苓散加辰砂。四苓内有白术，不宜用。

喘者，小柴胡去人参加五味。喘要看虚实，邪火未清者五味不宜用，小柴胡亦非治喘之方。

小便不利而呕吐者，四苓散，一二日不通者，导赤散。四苓与导赤同是利小便之方，而各有分别。如湿邪伤脾而泄泻，小便不利者，可用四苓；如心火移热于小肠而小便不利，当用导赤，导心火下降也。景岳尚有不明之处。

寒热往来似疟，小柴胡汤，如兼咳嗽，去人参。宜加杏仁、桔梗、前胡、桑皮之类，去人参不效。

余毒未尽变生痈疽疮疖者，升麻汤加荆防、牛蒡。尚宜清火解毒。但察其别无热症热脉而兼之色白气馁者，便须速救脾气，急从温补，宜温胃饮。又执温补而用新方。又如气喘一症大有虚实，盖十喘九虚。甚言虚者多，亦不可执此说。或以大泻、或以大汗而致喘者，必皆气脱之候，此非六气煎或贞元饮必不可也。又欲用新方误人，贞元饮但有归、地血药，大泻、大汗而喘者参、芪、术为主，岂可用此无理之方？

疹吐泻

景岳曰：自古方书，凡发挥未尽及用治未当者，间亦有之。汝之发挥，不无认错。盖古人以泄泻为热者什九，故多用河间黄芩芍药汤为主治，黄芩芍药汤，此仲景热利之要药，邪热下利若作脾胃虚弱论，必致误人。而不知凡属泄泻，最多脾肾虚寒也。"最多"两字无非要侧于温补，景岳一生每每以脾肾并讲，用药必以脾肾兼治。大凡补肾不利脾胃，因凝滞滑润也。若但知清火解毒，则脾必日败而渐成屋漏、青菜色，及气促、绝食不治之证矣。此热邪伤其肠胃而成屋漏、青菜色，并非虚寒，若因寒，利必青白。景岳每每误认而用热补，大错关头。故凡治泄泻者，即虽是疹，亦必察其有无邪热。如无热症热脉，即当于痘疮泄泻条求法治之。疹因脾肺受热而起，热邪下流大肠则泻。若疹后日久，当以调补脾胃；若初起，断不可认为脾虚也。

附麻疹

咳嗽加麻黄、杏仁、麦冬、石膏。麻黄宜去。

喘而便闭者，前胡枳壳汤加五味子。五味不宜骤用。泄泻，解毒汤或四苓散。两方治各不同。烦热大渴作泻者，白虎汤加苍术、猪苓。苍术宜少。伤食呕吐，四君汤。未可竟用四君子，宜加消食之药。夏月因热作呕，四苓散加人参。因热作呕宜二陈加黄连、生姜、竹茹。用四苓散加参，并非治呕之药。伤冷则温中、理中之药。温中、理中两方在麻疹尚宜斟酌。

痘　疮

总论

设或知证而不知形，则无以洞其外；知形而不知脉，则无以测其内；知脉而不知本，则无以探其源；知本而不知因，则无以穷其变；知因而不知药，则无以神其治。窦太史独列痘在外科，因其形症在外也。但痘为先天胎毒，非若后天七情六欲、风寒暑湿燥火有感而发毒也。症与形皆外象，有诸内必形诸外，观其外象则知内之毒浅深矣。故《内经》云：能合色脉，可以万全。又望而知之为神，切脉又其次也，不知景岳探源知本、穷变之法何如耳？每每自夸，以神其说，但未到之处甚多，大抵不足者反自夸耳。

察脉法

故余于初熟时便能断其吉凶，人多惊服而不知所窥在脉也。脉之理微，故在望闻问之末。舍望闻问而竟以"脉"之一字可断吉凶，虽在岐扁，不能如此。景岳自夸为神奇，真可愧也。

论脉

故曰脉静身凉者生见浆之后则可，脉躁身热者死，未脓之前则可，脓成后则不宜。痘症不比伤寒。大抵四时以胃气为本。此《脉经》之常语，不必言之。

形色情性

察其形色情性可以预知吉凶也。既切脉即知吉凶，何必又说形色。

五脏症

盖痘疹皆出于脏腑，未有表里不相通者，但出于腑者在痘亦轻，出于脏者在疹亦重。痘由内而发，故云脏；疹由外感而发，故云腑，即表里也。心虚者，人参、麦冬、生地、当归之类。初起未可即用。

辨虚实寒热

察痘之要，惟在虚实二字。邪实者，宜清宜泻；血气虚者，宜补宜温。且痘本胎毒，非藉元气不能达，非藉元气不能收，故凡欲解毒清火，亦须凭藉元气。痘本胎毒，触而外发。初发之时，若讲元气不足而用补托，其毒不能外达，必致不救。余幼时见幼科治痘，贯浆必以参芪提之，谓之提浆，脓溃之时必用保元汤、参、芪、肉桂温补之。数年之后，渐用清火解毒，参亦少用。近来二三十年竟用黄连清火解毒，托里、保元俱置不用，黄连甚至用二三两而得愈者，参芪毫不沾唇，患痘者俱皆全活。不知时世异耶？抑人之火毒盛耶。

总论治法

然血气本自互根，原不可分为两。血气互根原不可分，此言一出，血药、气药夹杂而用，则何所适从？故所立新方皆杂乱无理。殊不知气有生血之功，血无益气之理，血虚而补气乃无形生有形、阳生阴长之妙，若气虚而用血药，则阴凝难以化气。景岳用药之理，尚未明白。

又如痘疮初见发热，每多不审虚实，止云速当解毒，凡于十日之外多有泄泻而致毙者。畏用寒凉解毒，当今之世有大不然者。

秘传治痘之法，首尾当以四物汤为主，随症加减用之。此秘传之法，首尾以四物加减用之，此执定死法也，不可从。

首尾皆忌汗下，此先哲治痘之心法。有汗下症又不得不用，在用之当耳。

热证论治

如文中①主温补，仲阳②主凉泻，虽若各有所主，然无非因病而药，各有所宜。痘乃先天淫火胎毒而成。毒火也，必宜清凉解毒为先，当中病即止，不可太过耳。

纯阳无阴之症。无阴则死矣，当云阴衰。

发热三朝治款

凡初见发热，状类伤寒，未知是痘非痘，即当先用汗散。此时欲散表邪，即当兼调营气，宜柴归饮为第一。新方不善。若初发热有恶寒身振如疟状者，阳气虚也，宜柴葛桂枝汤加黄芪。不宜认作阳气虚而妄加黄芪。

发热之时有腹痛胀满者，必外邪与毒气相并未得外达而然，宜参苏饮加砂仁温而散之。厚朴、枳壳以疏其内，则腹痛胀满自除。

痘疮首尾皆畏泄泻。若热毒下注亦能作泻。

---

① 文中：即陈文中，宋代医家，善治小儿疮疹，喜用温药托里疏通、调和营卫之法，著有《小儿病源方论》和《小儿病症方论》。
② 仲阳：即宋代医家钱乙，字仲阳，善儿科，著《小儿药证直诀》等。

报痘三朝治款

痘疮见点后身热稍退，别有内热等症，或色不甚红、顶不甚突者便有虚象，虽在三五日内亦不可用寒凉，恐伤脾胃为害不小，须以保元汤或六物煎之类。亦要看光景而用。

如冬月严寒或非时阴邪外闭，寒胜而出迟者，宜五物煎加生姜、麻黄、细辛之类。血药凝滞。若气分大虚而出不快者，宜保元汤、六气煎。不宜孟浪大补。头面出不快，当用川芎、荆芥、羌、防、天麻之类为引使。天麻可不必。

若红点初出，暗昧干燥不起发者凶，宜四物汤。内宜生地凉血，用熟地则滞。有益火回阳、健脾止泻而发痘者，如附、桂、干姜、肉蔻之属是也。此等热药亦非常用。但实热症显，虚寒症隐，人多误认。亦易知，察色辨症即知之。

以上凡解毒之后红紫退、二便调、能食不渴，此表里皆清也，切勿再为解毒，须急以保元、四物、六物之类。表里皆清，不必急用补剂，竟调饮食、慎起居为妙。热毒壅伏于内须通利之，以祛其热毒，宜柴胡饮子凉膈散稳当，另用吴茱萸末水调摊足心，引下热毒，解散其势。不见有效。若热毒熏烁，则成焦黑；若阳气不充，则成灰黑。且黑为水色，其亏在肾，以阴犯阳，最为恶候。俱属热毒熏灼而黑。《经》云：亢则害，承乃制。物极则反，热极则反见胜己之化，不可以阳气不充而用热药。若热毒凝聚，大便秘结，或躁渴而为焦紫黑陷者，须通其便先解里急，宜柴胡饮子。凉膈散亦可。若大便不结，别无大热等症而痘色黯黑者，总由脾虚不能制水，故见黑色。不可以大便不结一症即认为虚寒而用温补，尚要察声色形象之虚实而用药。脾虚不能制水，未为确当。《心鉴》云：凡治黑痘，当用保元汤加芎、桂补提其气。当今之世俱不以此法主治，竟以清火解毒收功者多多矣。

凡痘夹班疹齐出者亦宜辨其寒热，若表里俱热而邪不解者，宜柴葛煎加减。此方未能尽善，尚宜清火解毒。若热邪不甚而表邪甚者，宜疏邪饮或柴归饮加羌、防、葛根之类。表邪甚岂可用当归？新奇之方不必用也。若痘夹班疹而眼红唇裂，表热也。此症未必表热。

贼痘者，于出齐之后中有独红、独赤、独大，摸之皮软而不碍手者，此贼痘也。三日之外变成水泡，甚至紫黑泡，皆危证也，急用保元汤或六气煎加紫草、红花、蝉蜕解之，或灯草、木通汤调益元散利去心经之热而红自退。用益元散利去心经之热，何得用保元、六气热药补剂耶？立言自相悖谬，误人多矣。

病于未出之先倘有湿疮脓水流注者，用滑石敷之。熟石膏末好。

起发三朝治款

痘不起发或起而不透者，多由元气内虚不能托送，故毒气留伏不出也。不可尽谓元气内虚而不起发即用补剂，亦有毒气壅遏不起者，不可不知。

痘虽起发红活，若顶平色嫩皮薄不坚厚者，此气虚也，恐变为痒遏①，宜六气或六物加减主之。既云气虚当补气以托之，何得又用四物加参草以补血？用药不分明白，此景岳之大病也。

痘色红紫满顶或焮肿者，血热毒盛也，宜凉血养营煎加丹皮、木通、牛蒡之属。宜清火解毒。

痘已出齐而热尚不退，或躁渴引饮，或二火司气之令，可少与冷水数口无妨。梨汁、蔗汁甘寒不伤胃气而解毒。

出齐后，痘有小孔，自顶直下至脚，不白不黑与痘色相同者，名为蛀痘。此因表虚腠理不密而为此症，失之不治则大泄元气，宜保元汤或六气加糯米、川芎、丁香提气灌脓。丁香、肉桂太热。

灌脓三朝治款

痘疮初出，一点血耳，渐起渐长则由血成浆，由浆成脓，始成实矣。虽由血成浆成脓，实藉元气以蒸之。凡痈疽得脓则无害，必以黄芪为内托，痘亦犹是也。脾胃弱则血气衰少，所以不能周灌，故虽见浆而浆亦不满，或清淡灰白不能作脓，总属血气大虚之候，宜急用六物煎或六气煎。六物、六气两方各别，一以四物加参，一以参芪术加归桂，气血两途，岂可同治一病乎？当认清病原，不宜混乱。若大便不实或见溏泻，最为可畏，盖泻则浆停，泻止则贯满矣，宜用温胃饮。内有当归，于脾胃不相宜。

---

① 遏：肮脏。

结靥①三朝治款

若血虚热毒未清者，宜四物加牛蒡、木通、山楂。热毒未清，加此三味未必能清，宜金银花、甘草之类为主。若因食少脾胃气虚而不收者，宜六气或六物煎。六物不利于脾胃。若当靥不靥之际，忽见头面温，足指冷，身不热，或泄泻腹胀，气促烦渴，急与陈氏异功散或九味异功煎。九味异功煎内热药四味加归、地、参、芪、草，若泄泻腹胀，宜白术、茯苓、广皮、参、芪以补脾气，而佐以热药，则立方有君臣佐使之法。若景岳之立方，则失古人之法矣。有因饮水过多或触湿气致脾胃肌肉湿淫，不收难靥者，宜五苓或四苓加山楂利之。山楂岂利水之药？有天寒失于盖覆，疮受寒凝而不收者，宜五积散。太热。

若痘已脓成，不能结靥而及致溃烂，或和皮脱去者，名倒靥，乃毒气入内也，急须大补中气以托其里，宜六气煎。毒气入内而用大温补之药，未为尽善。

靥后落痂治款

收靥迟而痂不落，昏昏欲睡，此邪气已退，正气未复，脾胃虚弱也，宜五福饮。脾胃虚弱竟补脾胃，不必五福饮，因内有归地也。

痘痂既落，中气暴虚，多有不能食者，宜五味异功或养中煎。异功散最妥，不必用杜撰养中煎。

---

① 靥（yè 夜）：痘疹的疱块收敛结痂。

出不快

故凡治此者必当察其热之微甚以辨虚实，再察外邪之有无以辨表里。如无外邪亦无痘疔而火邪不甚者，尽属虚症，宜从温补。痘出不快者，如无外邪而火邪不甚，尽属虚症，宜从温补，此说大不然也。总之景岳治病，其念头刻刻存在"温补"两字耳。

陷伏

一则内虚而阳气不能外达，故致出而复没，或班点白色，或灰黑倒陷者，必其人不能乳食，或腹胀内寒、手足冷，或吐泻，或寒战咬牙，皆内虚也，速宜温中。痘症属阳气不能外达，用热药大补之剂而出者甚少。若服药后而反加烦躁昏乱者死。果是阳虚，焉得服大热大补而反加烦躁昏乱乎？盖因误用热补耳。甚者通大便，宜承气汤。不如凉膈散之妙。凡治此者但得阳气不败，脾胃温暖，身温欲饮水者生。毒气盛，焉有阳气败之理？三则外感风寒，肌窍闭塞，血脉不行，必身痛或四肢微厥，班点不长或变紫黑如瘾疹者，此倒伏也，宜温肌散表，用桂枝葛根汤。桂枝实表之药。

将起发时，虽有浆水但色见黑黯者最为可畏，急宜六气煎。尚有寒热，未可一概温补。

有虽不泄泻而虚寒甚者，宜九味异功煎。有虚寒气象，可温补。

痒遏抓破

盖如疮疡之痛由乎热，今不作痛而作痒，此其无热可知。无热由乎阳虚，阳虚便是寒症，《经》云：诸痛痒疮，皆属于火。但痒为虚火，未可以虚即兼寒而用热药。虽云当补，然尤不可不温。补其气则能内托。

痘疮初见点便作痒者，此邪在半表半里之间而进退迟疑，总由元阳无力，欲达不能也，速当温补阳气兼以疏散。元气不足不能内托而出则有之，若云元阳无力而用热药则误矣。

血渗肌肤，咸蜇皮肉而作痒者，亦以气虚而然，宜保元汤加芍药、当归以制血。既言气虚，何以用归、芍制血？制血二字不知何意。或加丁香以治里、官桂以治表。丁香、官桂俱是热药，何以有表里之分？若言桂枝则可。

痘疮干而作痒者宜养血润燥，以五物加荆防。去肉桂，竟以四物可也。

凡痒必用僵蚕，此书不言，谅必有所议也。

痘疔黑陷

凡痘疔及黑陷者，宜服六气煎加川芎、紫草、红花、木通之类，以补血凉血而疔自退。六气煎皆补温气分之药，岂有凉血补血而疔自退者乎？立言悖谬，徒误后人。

痘疮黑陷者，必气不足、血不活也。毒气深入，不可竟言气不足、血不活。俟火邪略退，即宜用六气煎。略退是火邪未清也，岂可即用大温补之药？恐反助邪为祸。

如火邪不甚，症无大热者，惟五物或六物为最宜也。火邪不甚者，服此五物、六物，火邪自然必甚。

饮食

其有痘已尽出而仍不欲食者，当徐用四物加神曲、砂仁、陈皮，必能食矣。四物汤血药也，岂能健脾开胃而进饮食乎？用药悖谬之极。

凡命门元阳不足则中焦胃气不暖，故多痞满不食，下焦肾气不化，故多二阴不调，此必用理阴煎。此言大不然，理阴煎大无学问之方，岂可施之痘后脾虚不食者乎？

凡外感寒邪则不能食，须表散寒邪自能食矣，宜加减参苏，或柴陈煎，或异功加柴胡。外感风寒乃太阳经病，异功散加一味柴胡乃扶脾胃、清少阳之剂，而能去风寒乎？不明经络治病，开口便错。

咽喉口齿

若上焦虽热而下焦不热，或不喜饮食者，只用加味甘桔汤，不必牛蒡，恐其性凉伤脾也。火邪上炎往往两足冰冷，火降则暖矣，不宜认为虚寒而以热药误人。

呕吐

痘疮呕吐，大都虚寒者多实热者少，但当温养脾胃。初起吐泻属邪热外达者多，不可即用温补。

凡呕吐之病，病在上中二焦，切不可妄用下药致犯下焦元气，则必反甚而危矣，即或有大便不通者，亦当调补胃气。若热邪内炽，大便不通，小便赤涩，不得不用通利之法。大便一通，呕吐即止，此不可不知也。若竟用调补而不去通大便，日久则愈结而愈呕矣。急病缓治，必有变局。

痘疮别无风寒食滞、胀满疼痛等症，而为呕吐或干呕恶心者，必脾胃虚寒也。未可云尽属脾胃虚寒，有肝火上冲胃中而呕者，《经》云诸呕吐酸、诸逆冲上，皆属于火是也。

脾气微寒微呕而中焦不寒者，宜异功散。脾属中焦，既云脾气微寒，又云中焦不寒，岂脾非中焦乎？悖谬！

脾肾虚寒、命门不暖而为吐泻者，必饮食不化、水谷不分而下腹多痛，非胃关或理阴煎不可。两方血药凝滞，吐泻而讲补命门，岂能愈乎？喜用新方，不能切中病情。

程氏曰：凡痘疮呕吐之症，须辨冷热。此言甚好。

呕吐宜以二陈为主，热必清火，寒加热药。

泄泻

自见点至收靥，毒气俱已在表，俱要元气内充，大便坚实，庶能托载收成。大便太结又不宜。

故凡见泄泻，呕吐腹痛而别无实热者，无论痘前痘后，速宜温救脾肾。泄泻惟以后天脾胃为要，若治肾未免不利于泄泻。资始之本在肾，资生之本在脾。景岳每云脾肾并治，温补脾胃，所谓老生常谈也。

若泄泻而山根、唇口微青，或口鼻微寒，手足不热，泻色淡黄或兼青白，睡或露睛，此皆脾肾虚寒之症，非救命门终不见效，宜胃关、理阴主之。又讲命门而用凝滞血药，岂能助脾胃乎？此时正当参、术、桂、附温补脾胃可也，不必夹杂肾药，盖脾为生化之源故也。若泄泻势甚，温脾不效，必用胃关或理阴之类。理阴未必可治泄泻。若久泻滑脱不止，宜胃关、温胃或陈氏异功送五德丸。杜撰之方。若胃本不虚，但以寒湿伤脾或饮水而为泄泻，宜佐关、抑扶煎。此方治湿，何以切中？不用二术燥湿健脾，而用山药何以燥湿？

凡湿热内蓄，小水不利，微热不甚而为泄泻者，宜五苓、四苓散。胃苓散为要。

寒战咬牙

寒战有热极似水者，不可尽作阴盛阳虚而用温补，《经》云诸禁鼓栗，如丧神守，皆属于火是也。

烦躁

邪毒未解，热甚于表而烦躁者，宜柴胡麦门冬散或羌活汤。虽热甚于表而烦躁，羌活大不宜用。

阴虚假热自利烦躁者，肝肾水亏也，轻则五阴煎，甚则九味异功煎。既云肝肾水亏，九味异功之内丁香、附、桂、干姜群队大热之药，其真阴愈为之煎涸矣。用新方必致害人。

烦躁属阴不足而虚火不静也，岂可以大热之药愈耗其阴乎？景岳治病每以热药误人，亦不自省其过耳。

喘急

寒邪在肺作喘者，此外感之症，必咳嗽，或鼻塞，身热，胸满不清，治当疏散，宜六安煎或二陈加苏叶。苏子降气。若寒邪外闭之甚者，宜加麻黄、细辛之类。寒邪包火宜加石膏。若兼气血不足而风寒在肺作喘者，惟金水六君为最。内有归、地，大非风寒所宜。

喘以气虚者，人多不能知之。凡下泻而上喘者，必虚喘也。凡小儿喘息，觉在鼻尖而气不长者，必虚喘也，此实气促，原非气喘。若见此症，急须速补脾肺，或救肾阴，轻则参姜饮、六气煎，甚则六味回阳饮。泄泻喘促皆属脾肺气虚，岂可用归、地乎？况热药耗散肺气，尤宜忌之。景岳动辄用六味回阳，此取祸之道也。虚喘惟生脉散、观音应梦散最妙。若大便不泻而或多汗，或腹膨，或见痰饮狂躁，但以阴虚水亏，气短似喘而脉无神者，宜贞元饮加参、姜之类。归、地非腹胀、痰饮所宜。景岳惯以归、地治脾胃，殊不知治病之道。

声音

风寒外袭皮毛，壅闭肺窍，或致咳嗽，偶为失音，此惟外感，宜解散之，以加减参苏饮或六安煎加薄荷、桔梗主之。内有芥子，宜换苏子。

火邪上炎，肺金受制，气道壅闭而声不出者，宜导赤合甘桔汤加牛蒡主之。既云气道闭塞，当加理气之品。生地之用将谓导丙丁之火下降，不若黄芩、枳壳。水亏则肺涸，故声不出，当滋阴益水以救其本，宜大补元煎。水亏肺涸岂热药所能治乎？宜六味加麦冬、五味方合病情。

以肾气虚不能上达而声不出者，治如前，或用四物加麦冬、茯苓。肾虚非用四物，当用六味为要。景岳用药之理，尚未明白。

惊搐

心脾阳气虚寒，则神怯而易惊搐。察其声色气象然后用补，未可竟言心脾阳气虚寒。

若虚在阴分，汗不出热不退而惊搐者，柴归饮。新方不必用，亦不能发汗。

腰痛

若肾气虚陷不能传送外达者，必用理阴煎。肾虚而用热药，恐水愈耗难出。

腹痛

若大便不通而痛甚者，赤金豆。内皆峻猛之药，此方大忌，痘家尤忌。

腹胀

若寒在脾肾，下焦不化而作胀者，非理阴煎不可。归、地服之愈胀。

厥逆

痘疮始出手足冷，或其人先有吐利致伤脾胃，脾胃气虚则为厥逆，宜六气、六物加姜、桂主之。六物非吐利所宜。

热毒内甚而厥者，必烦热便秘、胀满脉滑等症，宜四顺清凉饮或承气汤。按之腹坚实者可用。

夹疹

痘疹俱多者毒必大盛，虽治得其法，疹毒已解，亦必气血重伤，终难为力，遇此者惟当保养脾胃、调和气血为主。若竟保养脾胃、调和气血，其痘疹之毒将何以解？

夹班

班以热毒郁于血分而浮于肌肉之间，乃足阳明胃经所主，或寒邪陷入阳明郁而成热亦致发班。非陷入，乃郁遏其火。

治班之法，大抵班在起发之前者多用表散。必兼清火解毒为主。班既已退，即宜用四君子之类以固其脾。班虽退，热邪未能即清，岂可即用补脾。

班退后以保元汤加木香、豆蔻以解紫草之寒。热药不宜即用。

昼夜啼哭

或谓啼哭非痰即热而不究其本，则失之远矣。痰亦有之，未可谓必无也。

大小便闭

热毒内盛而痘疮干黑倒陷、烦躁便结者，百祥丸。凉膈散好。

痘后余热不尽，内陷膀胱而小水不利者，导赤散可用或五苓散。两方利小便各有分别。余热不尽者，五苓散大不相宜。景岳但知利小便，不知治各不同，何得谓之明理者？

目证

戴眼证，此精气为脓血汗液所耗，乃太阳少阴真阴亏竭大虚之症。盖大阳为上网，血枯则筋急，所以上吊也，宜大补气血，以六物、六气煎。既云真阴亏竭，宜滋真阴，何得气血并补而加热药？治法大异，何也？

痘疮靥后，精血俱耗而眼涩羞明，光短倦开，或生翳障①，宜四物，甚者六物煎加木贼、蝉蜕、蒺藜。不宜用肉桂。

痘疮热毒伤目，凡必用之药，肾火盛者黄柏、知母。谓丹溪滋阴降火用知、柏之非，岂小儿可用大人不可用耶？

外科钤

虚实

今饮食进少且难消化，属脾胃虚寒。盖脾胃属土，乃命门火虚不能生土而然，不宜直补脾胃，当服八味丸补火以生土也。正宜直补脾胃为主。八味丸入胃亦要脾气运化，脾气既虚，丸药凝滞入胃焉得运化？补火生土，目今医家为老生常谈。殊不知胃主肌肉，脓溃之后，惟以补脾胃为要。

不生肌，不收敛，脾气虚也，四君加地黄、木香。地黄凝滞，木香太燥，二药两相悖谬，不必并加。

故丹溪曰但见肿痛，参之脉症，虚弱便与滋补，气血无亏可保终吉，旨哉斯言。景岳每毁丹溪用寒凉，今仍以补剂治肿毒而赞其旨哉斯言，可恶之极。

总论治法

故丹溪云：痈疽因积毒在脏腑，宜先助胃壮气以固其

---

① 障：原作"瘴"，据《景岳全书》卷四十五改。

本。景岳每毁丹溪寒凉之害，至其治痈疽，先壮胃气以固其本，并不以滋阴之药治之。痈疽刻刻照顾胃气，此乃紧要关头。

论①汗下

愚谓疮肿之属表邪者惟时毒、丹毒、班疹，及头面上焦之症多有之。察其果有外邪，脉见紧数，有寒热者，方宜表散，然必辨其阴阳盛衰，或宜温散，或凉散，或平散，或兼补而散。前症皆阳毒，不宜兼补。

论灸法

头为诸阳之会，肾俞肺俞俱不宜灸，以火烁金、火耗水故也。

脓针辨

立斋专门外科，故其说最详细，而景岳宗其治法而引之，是非景岳之说也。

用针勿忌居神

立斋曰：针灸之法，有太乙人神，周身血忌，逐年居神，逐日人神，而其穴有禁针禁灸之论。但疮疡气血已伤，肌肉已坏，急宜迎而夺之，顺而取之，非平人针灸之比，何忌之有？病急宜从权治，缓则蔓延为害。

围药

丹溪曰：敷贴之剂，应酬轻小热症耳。若不辨其阴症阳症妄敷寒凉，则迷塞腠理，凝滞气血，毒反内攻而肉反

---

① 论：原无，据《景岳全书》卷四十六补。

死矣。景岳言丹溪以寒凉之药误人，此处仍禁寒凉，不得以一偏之见责人。

腐肉

若脓血未尽便用生肌敛疮之剂欲其早愈，殊不知恶肉未尽，其疮早合，后必再发。此说甚好。

舍时从证

壬午冬，金台一男子患腹痛，误服干姜理中，即口鼻出血，烦躁发狂，入井而死。在景岳必用回阳之剂，而误治矣。

温补按则

然疮口开张，血气虚也，欲呕不呕，脾胃虚也，色赤焮肿，虚火之象也，遂与十全大补汤加酒炒黄柏、知母、五味、麦冬，及饮童便，饮食顿进，肌肉顿生。此处用知、柏，未见其伤胃气，且能进饮食，因泻其阴火不致热伤元气耳。

定痛

临机应变，方为上医，不可执方而无权也。凡业医者断不可执一偏之见。既欲止痛，又欲散毒，无如降痈散之神妙也。薄荷、野菊、茅根、土贝四味未必神妙。

生肌收口

东垣云：胃乃发生之源，为人生之本；丹溪亦谓：治疮疡当助胃壮气，使根本坚固。此处丹溪亦不言滋阴降火，可见丹溪并不偏执，景岳不必深恶而痛绝之。

用香散药

河间云：凡疮止于一经或兼二经，止当求责其经，不可干扰余经也。河间之言亦不可废，景岳何必深斥之。

肿疡

丹溪曰：肿疡内外皆壅，宜以托里表散为主，如欲用大黄，宁无孟浪之非？溃疡内外皆虚，宜以补接为主，如欲用香散，未免虚虚之失。丹溪用药不敢孟浪，以伤元气，何景岳妄议其滋阴降火之非。

作呕

脉实便秘而呕者，宜泻火。若景岳治呕，惟用温中，不用清火矣。

戒忌调护

古人号黄芪为羊肉，则既宜黄芪，未有不宜羊肉，惟猪、牛肉、酒及伤脾助湿等物，则不可不忌。牛肉健脾胜于羊肉、猪肉，虽有生痰动风之语，淡煮食之亦不妨也，但不可煎炙以助火。

疔疮

疔疮不宜发散，恐毒走散也。

时毒

李明之[①]存心于医，可请治之。东垣用药之法最称奇妙，

---

① 李明之：即李杲，字明之，金元四大家之一。

景岳一味蛮补，不讲经络脏腑、君臣佐使之道，惟以新方八阵，自称奇妙，亦未知东垣之法耳。

肺痈肺痿

此症初起，邪结在肺者，惟桔梗杏仁煎为治此之第一。此方未可称为第一，尚要审病之因，不可执一处治，惟瓜蒌子散为妙。

鹤膝风

其有痢后而成者，又名痢后风，此以泻痢亡阴，尤宜壮肾。有痢后湿热未清而下流者，不可专主补阴。

凡体气虚弱，邪入骨界，遏绝隧道，若非用附、桂辛温之药开散关节腠理之寒邪、通畅隧道经络之气血，决不能愈。桂、附但可引经，不宜专用为君。

便毒

若焮肿痛甚，脓已将成，势不能消，宜用降痈散。不必用新方，《外科正宗》治法最妙。

悬痈

欲其生肌收敛，肾虚，六味丸；血虚，四物加参、术；气虚，四君加芎、归；脾虚者，补中益气汤归脾汤好；气血俱虚者，八珍并十全大补莫若人参养荣汤。若用寒凉消毒，则误矣。热药亦不宜。

大凡疮疡等症，若肾经火气亢盛，致阴水不能生化而患阴虚发热者，宜用坎离丸，取其苦寒能化水中之火，令火气衰而水自生。立斋用坎离丸苦寒能化水中之火，令火衰而水自生，若景岳必以为苦寒而有伤元阳之气矣。

本草正

山草部

人参

丹溪云：虚火可补，参、术之类是也。丹溪治虚火仍用参、芪、术补之，未见其用寒凉也。景岳刻刻言其专用寒凉清火而深罪之，何今述其用参、术治虚火？可见未尝偏执寒凉也。予请剖之曰：如龙雷之火，原属虚火因水衰而起，得水则燔，得日则散，是即假热之火。原属寒症，故云假热。故补阳则消矣。今医每每言龙雷之火，得太阳一照，火自消靡，此言甚是悖理。龙雷之起，正当天令炎热、赤日酷烈之时，未见天寒地冻、阴晦凛冽而龙雷作者，则知仍因阳亢，而非热药所能治者。若用热药，乃戴阳格阳、阴极似阳之症，此处尚要讲究明白。

甘草

味甘气平，生凉炙温，可升可降。甘草之性，中和入脾，甘以缓之，不能下达，故肾药用之，不能下降，可降之说，未必然也。

柴胡

兼之性滑，善通大便。但有和解治寒热，未闻有通大便之语。热结不通者，用佐当归、黄芩，正所宜也。热结者用此，未必效。**愚谓柴胡之性，善泄善散**泄字当作疏，**所以大能走汗，大能泄气。**柴胡但能和解少阳之邪，未闻有发汗之说，新方用当归、柴胡发表，大错！仲景治伤寒邪传少阳之经，因胆无出入之门，不可汗下，惟用小柴胡和解，则知但能治寒热，非发汗之药，景岳云大能走汗，认错用药之法。

黄芩

实者，凉下焦之热，能除赤痢。景岳言痢属虚寒伤脏，大忌寒凉药性，言其治赤痢，何耶？

黄连

景岳曰：人之脾胃，所以盛载万物，发生万物，本象地而属土，土暖则气行而燥，土寒则气凝而湿。土暖其气熏蒸而湿润，土寒则气凝冰坚、土裂而燥，独不见冬月天寒地冻，水泉不流，地上干燥而裂矣？此至理也，何景岳反言之？景岳将药性之理，翻新变乱而责河间，以私意而乱正理，可谓医中之贼。**独因陶弘景《别录》中有调胃厚肠之一言，而刘河间复证之曰诸苦寒药多泄，惟黄连、黄柏性冷而燥，因致后世视为奇见。**弘景本《内经》之言：脾苦湿，急食苦以燥之。黄连之去湿热、厚肠胃而止泻痢，此《内经》之义。又云肾欲坚，急食苦以坚之，用苦补之，故用黄柏之苦以坚肾补肾，亦是《内经》之义，非杜撰立言。景岳好奇立说，将《内经》之言为虚文，以已意翻前人之案，恶极！不知黄连、黄柏之燥，于何见之？于《内经》见之。**虽曰黄连治痢亦有效者，**仍有效者，不必其悖理惑人。**然必其素禀阳脏，或纵口腹湿热为痢者，乃其所宜。且凡以纵肆不节而血气强者，即或误用，未必杀**

人，久之邪去亦必渐愈，而归功黄连，何不可也？总之要辨河间用连之非，虽愈亦非连之功。此外则凡以元气素弱，伤脾患痢，或无火邪而寒湿动脾者，若妄用黄连，则脾肾日败，百无一生。余为此言，而人有未必信者，多以"苦燥"二字有未明耳。未明《内经》苦燥之义而罪河间，然河间遇虚寒之痢，断不偏执而用苦寒。

知母

古书言知母佐黄柏，滋阴降火，有金水相生之义。滋阴即补阴，丹溪之言，有本而说，何为大谬？故洁古、东垣皆以为滋阴降火之要药。继自丹溪而后，则皆用以为补阴，诚大谬矣。制其火则阴受其益，即是补阴，洁古、东垣用之，皆为滋阴降火之要药，丹溪用之则为大谬，何耶？夫知母以沉寒之性，本无生气，用以清火则可，用以补阴，则何补之有？前云去火可以保阴，是即保也，不必强词夺理，专心谤毁丹溪。

隰草部

地黄

生地色黄，兼入脾胃。

熟地黄

夫地黄产于中洲沃土之乡，得土气之最厚者也，其色黄，土之色也。生地黄色，蒸熟则黑，故入肾。得土之气，而曰非太阴阳明之药，吾弗信也。此言大错，其色黑，乃北方之色。惟是生者性凉，脾阳不足者，所当慎用。至若熟则性平，禀至阴之德，气味纯静，故能补五脏之真阴，而又于多血之脏为最要，得非脾胃经药耶？脾胃属土，宜疏通则万物发生，故《内经》云土①得木而达。东垣《脾胃论》中用药有加减法，健脾之中必加理气，稍涉胸膈不宽，生、熟地即勿加入，此东垣细究《内经》之旨而用药。景岳自创僻见，以阴凝味厚之药治脾胃，与前贤大相悖谬，将药性气味之理晦乱惑人，可为怪异。且犹有最玄最妙者，则熟地兼散剂，方能发汗，何也？以汗化于血，而无阴不作汗也。最恶之论。《内经》云味厚者属阴，熟地纯阴下降，岂有发汗之理？据云汗化于血，血岂能即为汗乎？熟地兼温剂，始能回阳，何也？以阳生于下，而无复不成乾也。阴凝之药但能补阴，岂能回阳于顷刻乎？而今人有畏其滞腻者，则崔氏何以用肾气丸而治痰浮？此肾虚水泛为痰而用之。有畏其滑泽者熟地岂燥乎，则仲景何以用八味丸而医肾泄？此肾虚而泄，故用之。有谓阳能生阴，阴不能生阳者，阴阳之理，原自互根，彼此相须，缺一不可。景岳每每以阳为主而以阳常不足立说，今又重阴，何耶？故《内经》曰：精化为气，得非阴亦生阳乎？何必毁丹溪为非？亦言阴亦生阳，颠倒是非，甚是可恶！

地黄几次蒸晒，则太阳与烈火交炼，温而不寒，其色则黑入肾，其味厚而纯阴下降，故为补肾要药。八味以之为君、崔氏用以治痰者，肾虚水泛为痰也。仲景用之治肾泄，非脾胃也，若病在脾胃而用之，自然凝滞不化。景岳新方，凡呕吐、泄泻、作酸、

---

① 土：原作"上"，据《素问·宝命全形论》改。

食不化俱用归、地，自称神妙以为新奇，并用以发汗。夫汗犹雨也，阳气升腾而为云雨，岂有阴凝之药而能作汗乎？不观诸《内经》云味厚者属阴而下降，气薄则发泄，故能作汗。据云汗化于血，血属阴，阴无骤补之法，岂有分两之熟地入口而顷刻化血为汗乎？故大脱血之症，惟以参、芪固气，气有生血之功，有形之血不能速生，几微之气宜当急固，此血脱益气之法。惟气薄之药，鼓其阳气升腾而为汗，是以血药发汗，大误人者也。古人用补肾之药，必兼利水，泻其无形之火也。八味、六味丸俱是补肾要药，而用茯苓、泽泻，岂古人不知用药之法乎？殊不知人身上有两道，咽、喉是也，咽主咽物，水谷之道，喉主纳气，声音之道，二者不可并用。下之前阴亦有两道，一精道，一水道，二者不可并用。精道利水道闭，水道利精道闭，故凡补精之药必佐利水，则精自固，如五子衍宗丸用车前者，明此理也。以人事验之，凡阳事举者，得溲即痿而不泄，此明证也。景岳好奇翻新，穿凿前人，变乱是非，以惑后人，可谓医中妖孽。

麻黄

今见后人多有畏之为毒药而不敢用，又有谓夏月不宜用麻黄者，皆不达可哂也。仲景云：霜降以后天令严寒，人有触冒之者为伤寒，头痛恶寒无汗，用麻黄汤汗之。在夏令，腠理疏豁易于出汗，非比冬月闭密之时，故不用之，不必哂也。

然柴胡、麻黄俱为散邪要药，但阳邪宜柴胡，阴邪宜麻黄，不可不察也。柴胡与麻黄俱为散邪发汗之药，此言真可哂也。柴胡但能和解，与麻黄之发汗大不相同，何得云阳邪宜柴胡？大谬！

芳草部

当归

营虚而表不解者，佐以柴葛麻桂等剂，大能散表。若讲当归能发汗，此岐黄复出之语。

毒草部

附子

大能引火归元，制伏虚热。引火归源，寒药中加附子为引，导其火下降。若竟讲附子温热，非引导也。"引火"两字，景岳尚未讲明，用热药引寒药于病所也，但可引经不可单以附子为主药，景岳尊之为主药则误矣。君臣佐使之道，尚未明白。

辨毒

夫天下之制毒者，无妙于火。火之所以能制毒者，以能革物之性，故以气而遇火则失其气，味而遇火则失其味，刚者革其刚，柔者失其柔，故制附之法，但用水煮极熟，则亦全失辣味，并其热性俱失。火能制毒之说谬极。据云气而遇火则失其气，人参气药之主，初掘人参，必经一煮然后烘晒用之，而不失为补气之药。据云味而遇火则失其味，地黄味之厚者，必以九次蒸晒而熟，何六味、八味用之为君以补肾？又如黄芪用蜜炙，白芍用酒妙，白术用土妙，豨莶必九次蒸晒，如此之类不一，而皆用之以治病，岂有失气味之性而反能取效乎？故凡食物之有毒者，但制造极热，便当无害，即河豚、生蟹之属，诸有病于人者，皆其欠熟而生性之未尽也。又云食物有毒，一经煮熟即无害也，此说害人非浅。凡牛马自死者，人误食其有毒之肉，其人即死。《内经》云膏粱之变，足生大疔，又云肥甘令人发热，岂皆不用火而生食之乎？至于多服桂、附亦发附毒，岂附子生用乎？总之赞扬附子之妙，而以热药为养生之术，此景岳之本心也。

竹木部

胡椒

杀一切虫鱼鳖蕈、诸药食阴凝之毒。景岳云煮熟则无毒，岂鱼鳖蕈皆生食者乎？

槐蕊

味苦，性寒。寒凉亦能伤胃气，景岳独赞槐蕊酒之治毒最妙，不可因其妙而伤胃气。

黄柏

丹溪言其制伏龙火，补肾强阴，然龙火岂沉寒可除？水枯岂苦劣可补？龙雷之火因热而起，冬月天寒未见有龙雷之起。阴虚水竭，得降愈亡，扑灭元阳，莫此为甚。阴之虚因火亢也，非降火则水愈耗，焉有得降愈亡之理？《经》云：肾欲坚，急食苦以坚之，用苦补之。黄柏坚肾补肾，此岐黄之言也，丹溪有本之论，景岳将无本之说以惑人。予尝闻之丹溪曰：火有二：君火者，人火也，心火也，可以湿伏，可以水灭，可以直折，黄连之属可以制之黄连入心。相火者，天火也，龙雷之火也，阴火也，不可以水湿折之，当从其性而伏之，惟黄柏之属可以降之。黄柏入肾，故清龙雷之火，其性入肾，故从其性而伏之。按此议论，若有高见，而实矫强之甚，大是误人。夫所谓从其性者，即《内经》从治之说也。《内经》从治之说，热因寒用，寒因热用，借此为引导耳，即热药冷饮，寒药热饮之法。从治者，谓以火济火，以热治热也，非以火济火，乃以热药为引导。亦所谓甘温治大热也，甘温者，平和之品，非辛热之药可以除大热也，乃参、芪之类，非桂、附也。岂以黄连便是正治，黄柏便是从治乎？丹溪因黄柏入肾，因入肾之性而从其类也，非以火济火谓之从治。从治之法，以热药为引导，非竟用热药也。景岳未读《内经》苦能补肾之语，而乃妄议丹溪。即曰黄连主心火、黄柏主肾火，然以便血溺血者俱宜黄连，又岂非膀胱、大肠下部药乎？心主血，心火妄动，血因之而下流，小肠与心为表里，心移热于小肠则便血溺血。治舌疮口疮者，俱宜黄柏，又岂非心脾上部药乎？舌疮口疮，上病也，用黄柏降火者，上病疗下之法。景岳治病之法未明，妄将药性穿凿。

侧柏

味苦，气辛，性寒，善清血凉血，止吐血。侧柏性燥，火旺、吐血者忌之。

金石部

石膏

胃虚弱者忌服，阴虚热者禁。景岳新方玉女煎用之，岂阴虚可用乎？

人部

紫河车

近复有以纯酒煮膏，去粗收贮而日服其膏者，然其既离毛里，已绝生气，既无奇效，又胡忍食之，以残厥子之先天？东方朔曰：铜山西崩，洛钟东应。此母子自然之理，不可不信。此说甚是有理。

新方八阵

新方八略引

余因选古方之得宜者，列为八阵，已不为不多矣。第以余观之，若犹有未尽，因复制新方八阵。新方悖谬已极，皆宜去之。凡各方之下，多附加减等法。加减俱属不经。八阵之中，如攻方、寒方之不多及者，以古法既多，不必更为添足也。不必八阵，将七方十剂讲究，方合《内经》之旨。

古人因病以立方，非立方以俟病也。古方已多，医者竟将古方圆融通变，而治病有余矣，何必立此新方以误人。细阅诸方，非蛮补即新奇，皆非纯正。东垣之法，凡脾胃之方，必兼疏理，地土得疏，乃能发生万物。《经》云：土得木而达，观此可知矣。

一补略

水失火而败者，不补火何以苏垂绝①之阴？此说甚觉欠通。总之其意专注热药耳，不过要火煎熬水也。赵氏谓水养火之

---

① 绝：《景岳全书》卷五十作"寂"。

论，却是确理。《经》云：无阳则阴无以生，无阴则阳无以化。而景岳云水失火而败者，意欲用热药也，不知气属阳，血属阴，阴血散，必宜补气，气能摄血故也。若以水失火而用热药，谬矣。

凡业医者，当于七方十剂中讲究，用药足矣，不必好奇而宗此。

三攻略

然实而误补，不过增病，病增者可解；虚而误攻，必先脱元，元脱者无治矣。实而误补，不过增病，此二句误人不浅。如邪气充实，大小便不通，气急痰喘，昏冒不省，误投补剂，顷刻而毙，所谓实实也。虚症误攻，亦同实实之误，所谓虚虚也，故《内经》实实虚虚两句并讲，岂可云不过增病乎？误用补剂致死者，皆景岳之言害之也。

四散略

岂谓某经某药必不可移易，亦不过分其轻重耳，故如阳明之升麻、干葛，未有不走太阳、少阳者。岂有阳明经之药而走太阳、少阳者？仲景立方，认清经络而用，陶节庵云：但见太阳，直攻太阳，但见阳明，直攻阳明等语，岂有杂乱者乎？若新方，皆杂乱而无文理。凡热渴烦躁者，喜干葛，而呕恶者忌之。呕恶乃胃病，干葛为胃药，故东垣用之以和胃，不知何故而忌之？寒热往来者，宜柴胡，而泄泻者忌之。泄泻有用升提者，补中益气汤内岂无柴胡？寒邪在上者，宜升麻、川芎，而内热炎升者忌之。邪在上者，未必必用升麻、川芎。古人有上病疗下之法，尚且不知，何必著书立说以误后人？

五寒略

据古方书，咸谓黄连清心，黄芩清肺，石斛、芍药清脾，龙胆清肝，黄柏清肾，今之用者，多守此法，是亦胶柱法也。非胶柱，分经络而用之，此上古法也，否则何以药性必云某药入某经？大凡寒凉之物，皆能泻火，岂有凉此而不凉彼者？但当分其轻清重浊，性力微甚，用得其宜则善矣。寒凉之药，亦各走其经络脏腑，如黄连入心，黄柏入肾，石膏入胃，各有所司，何得云岂有凉此而不凉彼者，但当分其轻清重浊，性力微甚乎？用药不分经络脏腑，是大误人者也，此新方之所以颠顶也。

六热略

观丹溪曰：气有余便是火，余续之曰：气不足便是寒。景岳言气不足便是寒，丹溪言气有余便是火，乃一定之理，两句当对讲。庸医多有不识，每以假热为真火。景岳将自为明医乎？尚未尚未。故惟高明见道之士，常以阳衰根本为忧，此热方之不可不预也。未可竟言阳衰根本，阴衰亦是要紧根本，所以劳怯吐血咳嗽之人，多为阴虚火亢而起。吴茱萸善暖下焦，腹痛泄泻者极妙。腹痛泄泻，不可单言吴萸可治，当用理中、建中为是。气短气怯者，忌故纸，故纸降气也。此说大谬，能纳肾气。

八因略

八略而不言七方十剂，《内经》之言不足凭与。

补阵

《局方》之坏，幸丹溪发挥，其弊尽去。今又有此新方，贻祸于后。

大补元煎

人参　山药　熟地　杜仲　当归　山茱萸　枸杞　炙草

如气分偏虚者，加芪、术。如胃口滞者，不必用。前方凝滞之药，岂能理胃口之滞乎？如血滞者，加川芎，去山萸。血滞者，理血中之滞。前方加芎，岂理滞乎？必加理气之药为妙。如枸杞、熟地，非所宜也。

左归饮

熟地　山药　枸杞　山萸　茯苓　甘草补肾之药而加甘草，焉得下达？古人六味、八味、还少、肾气、羑髻等方，未见用甘草，药性之理未明，何敢大胆立方

如肺热而烦者，加麦冬。血滞，加丹皮。血滞者，因气之滞也，岂可用一派凝滞之药加丹皮以理之？处方不得其宜。脾热易饥者，加芍药。脾热易饥而用前方，吾恐壅滞愈热。血热妄动，加生地。宜凉血，前方不宜。

右归饮

熟地　山药　山萸　枸杞　甘草　杜仲　肉桂　附子

如火衰不能生土，为呕哕吞酸者，加炮姜。呕哕吞酸，此脾虚而有肝火也，宜扶脾胃、清肝火为主。若补火生土之说，东垣《脾胃论》中从无有此说，今医家每每言之。如要补火，宜

用桂、附加于参、芪、术之中为妥。若以凝滞补肾之药可以补脾而运化，我未之闻也。**如阳衰中寒，泄泻腹痛，加人参、肉蔻。**宜建中、理中，为一定之法。前方凝滞，不妥。**如小腹多痛者，加吴茱萸。**小腹痛，有寒者，有气滞者，有瘀血者，种种不一，不可用前方而加茱萸。**如淋带不止，加故纸。**淋带属湿热有火者多，不可用前方。

左归丸

大怀地　山药　枸杞　山萸　牛膝　菟丝　鹿胶龟胶

如火烁肺金，干枯多嗽者，加百合。宜以麦冬、天冬、知母、生地、丹皮、沙参之类，前方加百合，未中病情。**如小水不利不清，加茯苓。**小水不利不清，宜清肺、导赤，前方加苓，亦未中病情。**如大便燥结，去菟丝，加苁蓉。**大便燥结，用前方亦无见效。

治病用药，随机应变，岂可以一方而统治诸病乎？近来吴门俱用此方而治病，杀人多矣，皆景岳此方害之也。用此方加减治病，可谓执死法。凡用药，有开有阖，有宣有补，东垣用药之妙，尚未详察。

右归丸

大怀地　山药　山萸　枸杞　鹿胶　菟丝　杜仲　当归　肉桂　附子

如饮食减少，或不易化，或呕恶吞酸，皆脾胃虚寒之症，加干姜。饮食减少而不化，宜健脾理气，东垣《脾胃论》中详言之矣。呕吐吞酸而用凝滞之药，未为切中。

此方可谓之了命丹，往往富贵之人藉此纵欲，以为有药扶持，及至发毒，或噎膈，或类中，至死而不知此方之害也。

五福饮 凡五脏气血亏损，此能兼治，足称王道蛮补。

人参　熟地　当归　白术　甘草

一阴煎 此治水亏火胜之剂，故曰一阴。水亏火胜，莫如六味加知柏、二冬为要，何必好奇而名一阴？

生地　熟地　芍药　麦冬　甘草　牛膝　丹参

如虚火上浮，或吐血、衄血不止者，加泽泻。岂可用一味泽泻而能降火者乎？

加减法俱未尽善。

加减一阴煎

生地　芍药　麦冬　熟地　甘草　知母　地骨皮

如躁烦热甚便结，加石膏。阴分不足之症，岂可用石膏？如火浮于上者，加泽泻。若云降火，缓不济事，但能利水。

三阴煎 此治肝脾虚损，精血不足，及疟疾汗多，邪散而寒热犹不能止。亦有暑邪内发而汗，未可专用此方。大凡疟必本少阳、阳明，若用此方，必致胀满而死。

当归　熟地　甘草　芍药　枣仁　人参

如呕恶，加生姜。宜二陈加减以和胃。若用此方，呕恶更甚。汗多烦躁，加五味。烦属乎心，躁属乎肾，皆火之扰也。乃加五味，不知何故？小腹隐痛，加枸杞。不知是气滞、是寒、是瘀血？辨症未明，竟加枸杞，大失斟酌。如有胀闷，加陈皮。胀闷，气滞也。血分之药加陈皮，岂能退胀闷乎？

四阴煎

生地　麦冬　白芍　百合　沙参　茯苓　甘草

如血燥经迟，枯涩不至者，加牛膝。何不加当归、丹参？

五阴煎　凡真阴亏损，脾虚失血，或见溏泄未甚者，所重在脾。既云所重在脾，何以重用熟地以滋阴？立言用药，两相悖谬。

熟地　山药　扁豆　甘草　茯苓　芍药　五味　人参白术

大营煎

当归　熟地　枸杞　甘草　杜仲　牛膝　肉桂

如带浊腹痛，加故纸。带浊腹痛，不用理气清热而加故纸，不能切中病情。中气虚寒呕恶者，加干姜。不用六君加姜、桂，而以一派血①药补肾，则脾胃何能转输运行？而呕恶何由除乎？立言用药，悖谬已极。

补阴益气煎　此补中益气汤之变方也。东垣自有加减法，不劳变也。

人参　当归　熟地　陈皮　甘草　升麻　柴胡　山药
不用白术健脾而用山药，立方不善。

两仪膏　若虚在阴分而精不化气者，莫妙于此。其有未至大病而素觉阴虚者，用以调元，尤称神妙。凡方后必称奇妙、神妙者，不过耸动听闻，要人用之耳，可丑之极。

人参　熟地

----

① 派血：原作"狐向"，据文义改。

贞元饮 治气短似喘，呼吸促急，提不能升，咽不能降，气道噎塞，势剧垂危者。常人但知为气急，其病在上，而不知元海无根，亏损肝肾，此子午不交，气脱症也。此肾虚气不归原也，当用六味加镇坠纳气之药为治，岂可用归、地凝滞胸膈？加之甘草，焉得下达？自称神剂，无耻之极。肾纳气，肺布气，肾虚气不归原。杜撰此方，不明大理，用药悖谬。

熟地　甘草　当归

如兼呕恶或恶寒者，加煨姜。呕恶而用此方，大无学问。不知呕家忌甘，且归、地非治呕之药。

当归地黄饮

当归乃后天之血药　熟地　山药　杜仲　牛膝　山萸甘草甘以缓之，焉得下达

如多带浊，去牛膝，加金樱子，或加故纸。带浊有湿痰湿火者，当辨症用药，不宜专用补涩。

济川煎 凡病涉虚损，而大便闭结不通，宜此主之。此用通于补之剂也，最妙。未尽善，古人用生地、苁蓉以润之为妙，不必翻新。

当归　牛膝　苁蓉　泽泻　升麻　枳壳

如气虚，加人参；有火者，加芩；肾虚，加地。此等加减，杂乱无理。

地黄醴

大怀地　沉香　枸杞

用烧酒浸。烧酒之性，最耗气伤血，是趋世助阳之品。

归肾丸翻新地黄丸

熟地　山药　山萸　茯苓　归身　枸杞　杜仲　菟丝

赞化血余丹翻新还少丹

血余　熟地　枸杞　当归　鹿胶　菟丝　杜仲　巴戟
小茴　茯苓　苁蓉　胡桃　首乌　人参

养元粉翻新八仙糕

糯米　山药　芡实　莲肉　川椒

元武豆

羊腰子　枸杞　故纸　大茴　小茴　苁蓉　青盐
黑豆

用水煮药去渣，入豆煮干摊晒，磁瓶收贮。日服之，其效无穷。不知治何病而谓其效无穷？景岳无非好奇趋世，藉此纵欲，害人不浅。

王母桃世人好补，立此新奇蛮补方

白术　熟地①　首乌　巴戟　枸杞

休疟饮　此止疟最妙之剂也。若汗散既多，元气不复，或以衰老，或以弱质，而疟不止者，俱宜用此，此化暴善后之第一方也。初起助邪为患，化暴善后之说，治民则可，治病不然。

人参　白术　当归　首乌　甘草

如邪有未净而留连难愈者，邪未尽，竟宜去邪为要。于此方加柴胡、麻黄、细辛、紫苏之属。看何邪而用对症之药，

---

①　熟地：原脱，据《景岳全书》卷五十一补。

不可拘执麻黄、细辛。

服早必致变症，久疟纯虚者，方可服。然治疟而用此方，坏者不少。余在嘉杭，医者用此，误人甚多。

和阵

金水六君煎　治肺肾虚寒，水泛为痰，或年迈阴虚，血气不足，外受风寒，咳嗽呕恶，多痰喘急等症。水泛为痰而用二陈，于理不通。风寒咳嗽而用归、地，其邪焉得解散？呕恶而用归、地，必致胸膈痞闷。水泛为痰，当用地黄汤；风寒咳嗽，当用二陈加羌、防、杏仁、苏子之类。此方两相悖谬。

当归　熟地　陈皮　半夏　茯苓　甘草

如大便不实而多湿者，去当归，加山药。多湿者，不用术而加山药，不知何故？如痰盛气滞，胸胁不快者，加芥子。岂有用归、地凝滞而可加芥子以宽之乎？如阴寒盛而嗽不愈者，加细辛。阴寒之嗽，岂归、地可解？如兼表邪寒热者，加柴胡。表邪寒热而用归、地，此杀人不用刃也。

立方杂乱，加减亦不善。

六安煎

陈皮　半夏　茯苓　甘草　杏仁　白芥子不用苏子而用芥子，换新鲜好奇

凡外感风邪咳嗽而寒气盛者，多不易散，宜加细辛。外感风邪而挟寒咳嗽，当用羌活、防风以散之，冬月用麻黄。若用细辛，未中病情。若头痛鼻塞者，加芎、芷、蔓荆。头痛当明经络，不宜竟以三味加减。若风邪咳嗽不止，而兼肺胃

火者，加芩，甚者加知母、石膏。风邪咳嗽，忌用知母。凡寒邪咳嗽痰不利者，加当归。用当归，令人不解。凡非风初感，痰胜而气不顺者，加藿香。藿香散气，未闻顺气治痰。

和胃二陈煎

干姜和胃而独以干姜为主，此之谓暖胃，非和胃也，何必好奇？当加生姜于二陈中为是，生姜治痰止呕，前贤每每用之，此老独以干姜为主，何也 砂仁 陈皮 半夏 茯苓 甘草

苓术二陈煎 治痰饮水气停蓄心下，呕吐吞酸等症。有火者，不可专言寒。

猪苓 白术 泽泻 陈皮 半夏 茯苓 甘草 干姜

和胃饮立方不美，不必好奇 此即平胃散之变方也。凡呕吐等症，多有胃虚者，一闻苍术之气，亦能动呕，故以干姜代之。既云胃气虚，宜换白术、半夏，不宜单加干姜以代苍术，其湿如何可去？

陈皮 厚朴 干姜 甘草

此方凡藿香、木香、丁香、茯苓、半夏、扁豆、砂仁、泽泻之类，皆可增用。此老健脾每用扁豆、山药而不用白术，亦用药不善也。

排气饮

陈皮 木香 藿香 香附 枳壳 泽泻 乌药 厚朴

如气逆之甚者，加芥子。宜苏子。如痛在小腹者，加小茴。宜青皮。如兼疝者，加荔枝核。疝气不一，不可专以荔核。

大和中饮

陈皮　枳实　砂仁　山楂　麦芽　厚朴　泽泻

胀甚者，加芥子。气胀而用白芥子，亦是新奇。

小和中饮

陈皮　山楂消瘀，胎气不宜　茯苓　厚朴　甘草　扁豆闭气，不宜。若云健脾，莫若加白术，健脾以安胎

如寒滞不行者，加干姜、肉桂。动血伤胎，看要紧用。

小分清饮

茯苓　泽泻　薏仁不用白术健脾燥湿而用薏仁，未明药性之理　猪苓　枳壳　厚朴

如阴虚水不能达者，加生地、牛膝。既云阴虚，前药岂可用乎？误人不浅。

解肝煎　治暴怒伤肝，气逆胀满阴滞等症。不中病情。如兼肝火，宜用化肝煎。无情肝火药。

陈皮　半夏　厚朴　茯苓　苏叶　芍药　砂仁

如胁肋胀痛，加芥子。宜加青皮切当。芥子治皮里膜外之痰，未中病情。

廓清饮 亦未尽善

枳壳　厚朴　腹皮　白芥子每每用芥子，不知何故　萝卜子　茯苓　泽泻　陈皮

扫虫煎 有火内热者，不宜

青皮　小茴　槟榔　乌药　榧肉　吴茱　乌梅　甘草　朱砂　雄黄

如恶心作吐，加干姜。生姜为要。

十香丸

木香　沉香　泽泻　乌药　陈皮　丁香　小茴　香附
荔核　皂角气滞寒滞而用荔核、皂角，好奇

芍药枳术丸　此较枳术丸，其效如神。加赤芍、陈皮而
云神效，可笑。

白术　赤芍奇，将谓有瘀血乎　枳实　陈皮

如脏寒，加干姜。每每喜用干姜，亦是偏见。

苍术丸

云苓　白芍　甘草　川椒　小茴　厚朴　茅术　破故
纸肾泄者宜之

贝母丸

贝母贝母轻淡，不能速效

若治肺痈，宜加白矾。收涩而燥，不宜轻用。

括痰丸　治一切停痰积饮，吞酸呕酸，胸胁胀闷疼痛
等症。停痰积饮，吞酸吐酸，俱是脾胃受湿而有肝火，用白芥子、
干姜、猪苓莫若用白术、苍术、茯苓、生姜、吴萸、炒黄连为妙。

半夏　芥子　干姜　猪苓　甘草　陈皮

神香散

丁香　白蔻

噎膈用二味最误人，暂服稍效，久则为害。

攻阵

赤金豆　亦名八仙丹。大凡药之恶者，反以美名称之。此

丸去病捷速，较之硝、黄更甚于硝黄、棱、莪之类过伤脏气者为胜。巴霜热毒伤胃，寒积者酌用。

　　巴霜　生附子　皂角　轻粉　丁香　木香　天竺黄朱砂

　　攻剂古方已备，何必好奇而立名式？

太平丸

陈皮　厚朴　木香　乌药　芥子　草蔻　三棱　蓬术干姜　牙皂　泽泻

　　用巴豆煮，研丸。此方耗人真气，可称为不太平丸。

敦阜丸平胃散为妥，平胃可以平治，敦阜谓土太过也

木香　山楂　麦芽　皂角　丁香　乌药　青皮　陈皮泽泻　巴霜

　　用此药腐肠害人，攻之不得其当。喜用巴豆而畏大黄，何也？

散阵

一柴胡饮　一为水数，从寒散也。亦是好奇立说。但外有邪而内兼火者，宜此主之。一方而包括诸病之治，未免有误，当认病用药。

柴胡　黄芩　芍药　生地用芍药、生地而谓散剂，亦新奇陈皮　甘草

二柴胡饮　凡遇四时外感，四时外感亦要看在何经而用药，何可执定此方？或其人元气充实，脏气素平无火，元气充实，脏气素平，何必服药？或逢寒胜之令，本无内热，皆不宜妄用凉药，以致寒滞不散。景岳动用血药，血药不凝

滞乎？

　　陈皮　半夏　细辛　厚朴　生姜　柴胡　甘草

　　如邪盛者，可加羌活、防风、白芷、紫苏之属。浑言邪盛，不知是何邪在何经，妄加发散。如头痛不止，加川芎。看何经头痛，不宜浑加川芎。如阴寒气胜，必加麻黄，或兼桂枝。桂枝、麻黄治有两法，有汗用桂枝，无汗用麻黄。用药不明，误人非浅。

　　三柴胡饮　血气虚弱不能达邪，宜此主之。内伤兼外感，散而兼补，东垣已备，不必好奇而用血药。

　　柴胡　芍药　甘草　陈皮　生姜　当归有外感而用归、芍，必致误人

　　四柴胡饮　凡人元气不足，或忍饥劳倦而外感风寒。外感当用羌、防，内伤劳倦外感发热者，宜照东垣补中益气加减，不必立此方。

　　柴胡　甘草　生姜　当归不大相宜　人参

　　五柴胡饮　此则兼培血气以逐寒邪，尤切于时用者也，神效不可尽述。此句恶极。凡伤寒、疟疾、痘疮，皆宜。伤寒、疟疾、痘疮而用归、地、芍药，其邪焉得解散？此杀人不用刃也。

　　柴胡　当归　熟地　白术　芍药用归、地、芍而名散剂，害人不浅　甘草　陈皮

　　脾滞者，减白术。归地岂不滞乎？头痛，加川芎。头痛不一，专加川芎，可谓执死法。劳倦伤脾阳虚者，加升麻。劳倦伤脾，不用参、芪而用归、地，悖谬。

正柴胡饮

柴胡　防风　陈皮　芍药收敛，宜缓用　甘草　生姜

如头痛，加芎。当看何经，不可执定加芎。

麻桂饮　治伤寒、瘟疫、阴暑、疟疾，凡阴寒气胜而邪不能散者，非此不可。无论诸经、四季，即宜是药，勿谓夏月不可用也。不必厚盖，但取微汗透彻为度。夏月厚盖而用麻、桂取汗，必致闷死。夏月虽有寒邪，宜轻扬之剂。

官桂夏月不宜轻用　麻黄夏月不宜轻用　当归非发汗药
甘草　陈皮

若阴气不足，加熟地。此说无本。

照陶节庵羌活冲和汤加减甚好，何必立此方以害人？

大温中饮　凡以素禀薄弱之辈，或感阴邪时疫，时疫而用此方，必致发狂发班，胃烂而死。但于初感时，速用此饮速用速毙，无不随药随愈，真神剂也。恶极之语。

熟地　白术　当归　人参　甘草　柴胡　麻黄　肉桂
干姜

头痛，加芎。执死法。如泄泻，宜少减柴胡，加防风、细辛。用归、地大非所宜。

尝见伤寒之治，惟仲景能知温散，亦知补气而散。不可大补。至若阳根于阴，汗化于液，从补血而散，而云腾致雨之妙但见热气熏蒸而云腾致雨，则仲景犹所未及。仲景，医之圣者，立方周备，岂有未及而俟景岳发之乎？肆言无忌。故予制此方，乃邪从营解第一义也。阳气鼓动而能汗，阴凝之药可以发汗，于理大谬，

仲景之罪人也。

此方甚觉欠通，今医往往好奇而用此治外感，杀人甚多，在夏月尤甚。

柴陈煎 治伤风兼寒，咳嗽发热，痞满多痰。咳嗽宜加苏子、杏仁，发热当用羌、防，痞满当用枳壳。

柴胡　陈皮　半夏　茯苓　甘草　生姜

如寒胜者，加细辛；须看何经受寒；痞满气滞者，加芥子。何不加枳、朴？

柴胡乃少阳经药，寒热往来者宜之。若伤风寒咳嗽，乃伤肺经，因肺主皮毛，故先伤之，《内经》所谓形寒饮冷则伤肺，宜用解散表邪之药。经络未明，焉可立方？

柴苓煎 治伤寒表邪未解，内外俱热。应将伤寒表邪未解句着落立方，若柴胡乃少阳和解之药，非伤寒散表邪之药。处方不善，何必好奇以误人？

柴胡　黄芩　栀子　泽泻　木通　枳壳

柴苓饮 治风湿发黄，发热身痛，小水不利，中寒泄泻等症。将五苓散加柴胡换名柴苓饮以炫人。五苓散之治，乃因膀胱湿邪而用之，少加肉桂以引导而利水。若加一味柴胡为治风湿发热，不知何故？倘寒热如疟，或可用之。风湿发黄发热，此内有湿热，外受风邪之病，宜用清湿热散风邪之药。若竟是泄泻，小水不利，当用五苓散，若兼治风湿发热身痛，未为切当。

柴胡　猪苓　茯苓　泽泻　白术　肉桂

柴胡白虎煎 治阳明温热，表邪不解。既云阳明，柴胡是少阳药，麦冬不宜，当用知母。

柴胡　石膏　黄芩　麦冬　甘草

归葛饮　治阳明温暑时证，大热大渴，津液枯涸，阴虚不能作汗等证。阴虚非用当归，当归味厚，亦不能作汗，且暑热皆六淫之邪，不可混于阴虚中。治病不分明白，必致杀人。

当归　干葛

此方谓可作汗，亦好奇之论。

柴葛煎　治瘟毒表里俱热。此方但能解肌。

柴胡　干葛　芍药　黄芩　甘草　连翘

秘传走马通圣散

麻黄　甘草　雄黄好奇

归柴饮　治营虚不能作汗，及真阴不足，外感寒邪难解者，此神方也。此大无文理之恶方，用此三味而能作汗，断无是理。人之汗，犹天之雨也，阳气鼓动，方能作汗，岂有用血药凝滞而能开腠理出汗者乎？如大便多溏，以冬术代当归。白术健脾，乃气分药，岂可代当归？

当归　柴胡　甘草

寒阵

景岳谓阴寒之药，最能杀人，故辟刘、朱。今仍立寒阵之方，则知刘、朱之言，不可废也。景岳但知罪人，不知罪己耶。

保阴煎　凡一切阴虚内热动血等症。阴虚内热，丹溪以滋阴之中加黄柏，因水为火耗，清火则水不耗。景岳《质疑录》深罪之，今立此方以治一切阴虚内热等症，何耶？

生地　熟地　芍药　山药　续断　黄芩　黄柏　甘草

徙薪饮

陈皮　黄芩　麦冬　芍药　黄柏　茯苓　丹皮

将陈皮为主，景岳君臣佐使之理，七方十剂之法，尚未讲究，焉敢大胆立方？

大分清饮　治积热闭结，小水不利，或致腰腹下部极痛，或湿热下利，黄疸溺血，邪热蓄血，腹痛淋闭等症。蓄血而用此方，血何从而去？

茯苓　泽泻　木通　猪苓　栀子　枳壳　车前

如邪热蓄血腹痛，加红花、青皮。红花轻浅，蓄血非桃仁不除。

化阴煎

生地　熟地　牛膝　猪苓　泽泻　知母　黄柏　绿豆

新奇 龙胆 阴亏水涸而用龙胆、黄柏，非伤胃者乎　车前子

茵陈饮　治挟热泄泻热痢，口渴喜冷，小水不利，黄疸湿热闭涩等症。此方甚觉平淡，不能去湿热之邪。

茵陈　栀子　泽泻　青皮　甘草　甘菊奇

清膈煎　治痰因火动，气壅喘满，内热烦渴。用药应将火字着落，既因火动，自当清火。

陈皮　贝母　胆星　海石　芥子　木通

如痰火上壅而水不利者，加泽泻。痰火上壅，肺受火烁，不能施化膀胱，而小便不利，当用清肺豁痰之药，则小便自利。不解下病上取之法，竟用泽泻，亦无益也。治法未明，焉可立方？如痰火闭结，大便不通而兼胀满，加大黄，或朴硝。痰火闭结，此气滞痰凝之故，岂可用硝、黄？当如瓜蒌、苏子、枳壳、杏仁之类。

化肝煎

青皮　陈皮　芍药　丹皮　栀子　泽泻　土贝

如大便下血，加地榆；小便下血，加木通。大便下血，须辨何经何脏，或新或瘀，未可以一味地榆而尽之。小便下血，亦要辨明，未可竟以木通一味而导水。**如胁腹胀痛，加芥子。**惯用芥子，亦是大病。岂有胁腹胀痛不用香附、木香、厚朴者乎？

安胃饮　治胃火上冲，呃逆不止。胃火上冲，呃逆不止，而用此方，谓之安胃，真大无学问之方。当以二陈加黄连、山栀、香附、枳壳，顺气降火为主。

陈皮　山楂　麦芽　木通　泽泻　黄芩　石斛

玉女煎　治水亏火盛，六脉浮洪滑大，少阴不足，阳明有余。既云水亏火盛，竟宜滋阴降火，不必用石膏。少阴不足是肾虚火亢，当补肾为主。至若阳明有余，乃胃中之实火，当清胃火。病属两途，岂可石膏、熟地并用乎？认病不真，立方悖谬。若真阴亏损，而用石膏，害人不浅。

石膏　熟地　麦冬　知母　牛膝

绿豆饮

绿豆凡豆最秘气，多饮则胀闷，此法焉得退热？且用之缓不济事

玉泉散竟用白虎汤可也，何必好奇

石膏　甘草

河间《宣明论》方名石膏散，治热嗽喘甚者，景岳《宣明论》尚未看见，徒费唇舌而毁河间。

约营煎　治血热便血，无论脾胃、大小肠、膀胱，皆宜用此。用药宜因病而施，岂可无论脾胃、大小肠、膀胱皆宜用之乎？

生地　芍药　甘草　续断　地榆　黄芩　槐花　荆芥
穗　乌梅

热阵

六味回阳饮　治阴阳将脱。近来医家，不审病之真假，每
见厥逆昏晕，即为虚脱，用此方而死者甚多，尚云不能挽回，委
之命数，在病家亦不觉也，悲夫。

人参　附子　干姜　甘草　熟地　当归

如泄泻，加乌梅，或五味。泄泻属脾虚者多，但知加酸敛
之药，而不知健脾。然方中有归、地之泥滑，立方之怀①极矣。
如虚阳上浮，加茯苓。虚阳上浮而加茯苓之淡渗，尚欠斟酌。
如肝经郁滞，加肉桂。肝经郁滞，岂可用此方而加桂乎？杀人
多矣。

理阴煎　此方通治真阴虚弱，胀满呕哕，痰饮恶心，
吐泻腹痛。此等症俱属脾虚，岂有归、地而治胀满痰饮吐泻之疾
乎？害人非浅。又凡真阴不足，真阴不足是小衰也，不用六味
乃用姜、桂、当归。或素多劳倦之辈，忽感寒邪，不能解
散，寒邪不能解散，用归、地岂能解散乎？必反致胸膈不宽而发
热，害人非浅。宜用此汤，照后加减以温补阴分，托散表
邪，连连数服，使阴气渐充，则汗从阴达。连进血药，必致
满闷，岂有汗出之理乎？

熟地　当归　甘草　干姜　或加桂

---

①　怀：疑作"坏"。

若寒凝阴盛，邪有难解者，必加麻黄。<small>寒凝阴盛而用归、地，必致害人。</small>此寒邪初感温散第一方。<small>惟仲景独知此义，第仲景之温散，首用麻黄、桂枝二汤，余之温散，即以理阴煎及大温中饮为增减。仲景之温散，因伤寒在表发热，故用麻黄、桂枝以汗之，若用血药凝滞，安能解表发汗乎？杜撰立言，误人非浅。</small>此虽一从阳分，<small>杜撰胡说。</small>一从阴分，其迹若异，《内经》言气薄则发泄，岂有味厚之药能发泄乎？然一逐于外，一托于内，而用温则一也。<small>托内用气药，岂有用归、地而云托内？</small>若阴胜之时，外感寒邪，<small>外感寒邪而用归、地，仲景之法未载。</small>或背寒者，乃太阳少阴症也，<small>此谓两感。</small>加细辛，甚者加附子，并加柴胡。<small>此少阳经药，加入太阳少阴证，混乱无头绪。</small>若脾肾两虚，水泛为痰，或呕或胀，加茯苓，或加芥子。<small>脾肾两虚而用芥子，反耗真气。</small>若泄泻不止，及肾泄者，或去当归，加山药、扁豆。<small>泄泻而用山药、扁豆，亦是常技。</small>

此方大无文理，若真阳不足，理宜八味，若中焦虚寒，当理中焦而用理中汤，此方可谓之两头蛮。

养中煎 治中气虚寒，为呕为泄者。<small>中气虚寒，而为呕泻者，东垣《脾胃论》中必用白术、半夏、六君、理中，为至当不易之理。</small>

人参 山药 扁豆 甘草 茯苓 干姜

如胃中空虚觉馁者，加熟地。<small>但能凝滞为害。</small>

温胃饮① 治中寒呕吐，吞酸泄泻，不思饮食。呕吐吞酸，不用半夏、茯苓而用扁豆、当归，未能切中病情。

人参　白术　扁豆　陈皮　干姜　甘草　当归

如下寒带浊者，加②故纸。必有湿热。如气滞或兼胸腹痛者，加藿香、丁香、木香、白蔻、砂仁、芥子之属。常技用芥子，大非正治。如水泛为痰此属肾虚而胸腹痞满者，此属脾虚气滞，胡乱立方加减。加茯苓。水泛为痰与胸腹痞满，病属两途，岂可但加茯苓而能愈乎？水泛为痰，此因肾虚而泛上，当用地黄丸。

五君子煎　治脾胃虚寒，呕吐泄泻而兼湿者。呕吐必用半夏，去此以为五君子煎，新奇误人。

人参　白术　茯苓　甘草　干姜

参姜饮　治脾肺胃气虚寒，呕吐咳嗽气短。此等症竟以六君子出入加减为要，何必立此以好奇？

人参　干姜　甘草

胃关煎　治脾肾虚寒作泻。肾虚而寒，当用八味、还少丹；脾虚泄泻，宜参、术、姜、桂之类，不可混乱。

熟地　山药　扁豆　甘草　干姜　吴萸　白术

滞痛不通者，加当归。此气滞而痛，岂可用当归？滑脱不禁者，加乌梅，或五味。但知收涩，不知健脾而用参、术。

此等加减，可谓头痛救头，脚痛救脚，毫无见识。

---

① 饮：《景岳全书》卷五十一作"散"。
② 加：原作"如"，据《景岳全书》卷五十一改。

佐关煎 治生冷伤脾，泻痢未久。生冷伤脾泄泻，不用苍、白二术健脾，惯用山药、扁豆，此未见东垣《脾胃论》也。

厚朴　陈皮　山药　扁豆　甘草　猪苓　泽泻　干姜
肉桂

如泻甚不止者，或加故纸，或肉蔻。泻甚而不用参、术，但知用肉果、故纸止涩，亦是浅见。

抑扶煎 治气冷阴寒，或暴伤生冷致成泻痢，或胀痛呕恶，皆宜用此。其有寒湿伤脏，霍乱邪实者，最宜用此。如血虚多痛，加当归。前症岂有血虚者乎？

厚朴　陈皮　乌药　猪苓　泽泻　甘草　干姜　吴萸

四维散

治脾肾虚寒，滑脱之甚，或泄痢不止，或气虚下陷，二阴血脱不禁者。不用芪、术补气健脾，而以姜、附、乌梅热药收敛，不知脾能统摄之理，岂可立方误人？

人参　附子　干姜　甘草　乌梅

镇阴煎 治阴虚于下，格阳于上，则真阳失守，血随而溢，以致大吐大衄。《经》云阴虚生内热，水衰则火炎也；格阳于上者，阴极似阳也，病属两途。阴虚当养阴，格阳当温热，大相悬殊。真阳失守而吐衄，非火衰也，乃阳气虚而不能统摄其血，当用参、芪为主，岂可用此方治之乎？误人非浅。速宜用此，使孤阳有归，则血自安也。孤阳两字，尚未讲明。孤阳者，真阴耗也，宜六味中少加肉桂以导之，不宜多用热药以耗阴。

熟地　牛膝　甘草　泽泻　肉桂　附子

如兼呕恶，加干姜。呕恶乃中气虚，当用六君为要，岂可用前方而加干姜？大无学问。

归气饮　治气逆不顺，呃逆呕吐。呃逆呕吐，而以熟地为君，反增满闷呕逆。此等之方，皆非切中病情。

熟地　茯苓　扁豆　干姜　丁香　陈皮　藿香　甘草

暖肝煎　肝不必暖也

当归　枸杞　茯苓　小茴　肉桂　乌药　沉香

寿脾煎　治脾虚不能摄血，或妇人无火崩淋等症。无火何以得生？云火衰则可。此归脾汤之变方，其效如神。不必变，变则坏矣。将归脾汤去黄芪、茯神、木香、龙眼，加山药、干姜、莲肉，自称神效，无耻极矣。脱血气虚而不用芪，不知何故。

白术　当归　山药　甘草　枣仁　远志　干姜　莲肉
人参

如血未止，加乌梅，畏酸不用，或加地榆。但知酸敛止涩之法，而不知气能摄血之理，黄芪补气摄血，古人每每用之，何不遵前贤药法而妄自加减？气陷而坠，加升麻或白芷。白芷香窜耗散，不宜用。兼溏泄者，加故纸。有湿胜脾虚，不宜竟补肾。阳虚畏寒，加附子。辨明阳虚恶寒，郁火畏寒，方可加入。血去过多，阴虚气馁，心跳不宁者，加熟地。血去过多，宜以参、芪为主，有形之血不能速生，几微之气宜当急固，此血脱益气之良法也。加熟地纯阴之药，徒增满闷。

三气饮　治血气亏损，风寒湿三气乘虚内侵。既云风寒湿三气乘虚内侵，而用凝滞之药，其邪从何处出路？

当归　枸杞　杜仲　熟地　牛膝　茯苓　芍药　肉桂

细辛　白芷　甘草　附子

五德丸　治脾肾虚寒，飧泄鹜溏等症，或暴伤生冷，或受时气寒湿，或酒湿伤脾，腹痛作泄，或饮食失宜，呕恶痛泄，无火等症。古方之治脾肾泄，有二神、四神丸，何必加木香、干姜去肉果而为五德乎？又云治暴伤生冷，或时气寒湿，酒湿伤脾，呕恶泄泻诸症，夫暴伤生冷，宜用苍术、厚朴、二陈、生姜之类以和之；时气寒湿，宜用藿香正气之类；酒湿伤脾，宜用葛花解酲；呕恶痛泄，宜用二陈、平胃。治各不同，何可以一方而统治诸病乎？如时气寒湿，而用五味补骨，其邪焉得疏散？酒湿伤脾，而用吴茱、干姜，胃热更甚。如此用药舛谬，使世医效之而误人，其罪可置地狱。

补骨脂　吴萸　木香　干姜　五味或以肉蔻代或用乌药亦可乌药与肉蔻，治病迥别，岂可云亦可

七德丸　治生冷伤脾，初患泻痢，腹痛，平胃、二陈、香砂、枳术，为一定之法，何必立此七德以炫人？凡宜和胃者，无不神效。和胃不用二陈、白术，用乌药、吴萸、补骨脂谓之和胃，可笑之极。

乌药　吴萸　干姜　苍术　木香　茯苓　故纸

复阳丹　治阴寒呕吐泄泻，腹痛寒疝。用白术以健脾，二陈以和胃，苍术以治湿，建中以治寒痛，不必好奇而立复阳丹。

附子　炮姜　胡椒　五味　甘草　白面

黄芽丸　治脾胃虚寒，或饮食不化，或时多胀满泄泻，吞酸呕吐。何不用六君子而乃妄立此方？

人参　干姜

一气丹 此即参附汤之变方也。不必更变。

人参　附子

九气丹 治脾肾虚寒。何不用还少、八味？好奇杜撰。

熟地　附子　肉蔻　焦姜　吴萸　故纸　荜茇前贤未
见用　五味　甘草

温脏丸 治诸虫积既逐而复生者，多由脏气虚寒。人
之肠胃中有蛔虫，或为寒侵、火迫而厥，仲景立乌梅丸以安之，
方中仍有黄柏、黄连寒热并用之法。至于虫积之生，由食物不化，
郁久而蒸，是湿热化生，未有脏气虚寒而生者。独不观天气炎热
则诸虫化生，天令严寒则诸虫绝灭，自然之理也。脏气虚寒之说
出于何典？

人参　白术　当归　芍药　茯苓　川椒　榧肉　使君
子　槟榔　干姜　吴萸

圣术煎 治饮食偶伤，或吐泻胸痞胁痛，或过用克伐
致伤脏气，有同前症，速宜用此。若治寒湿泻痢呕吐，尤
为圣药。此等症俱用六君子出入加减，或照东垣《脾胃论》中用
药，足矣。东垣议论脾胃之病，详悉周备，未见其称神称妙。景
岳方后每每自称神自称妙，可称无耻。

白术　干姜　肉桂　陈皮

固阵

秘元煎

远志　山药　芡实　枣仁　白术　茯苓　甘草　人参
五味　金樱子

如尚有火觉热者，加苦参。遗精有火，用黄柏入肾以坚之，用苦参新奇。

固真丸　治梦遗精滑。有梦而遗，必有肝火，用此涩药，必致咳嗽吐血。

菟丝子　牡蛎　金樱子　茯苓

玉关丸

白面　枯矾　文蛤　五味　诃子

此等涩药，不可轻用。

敦阜糕《经》云：土太过曰敦阜，宜平治之。今脾不足而云敦阜，命名之义已谬矣

白面　白术　故纸

因阵

逍遥饮逍遥散治妇人郁抑而经不调者，为一定之方，何必创此以惑人？方愈多，治愈乱，此书出而使后世之医无头绪

当归　芍药　熟地　枣仁　茯神　远志　陈皮　甘草

决津煎　治妇人血虚经滞，不能流畅而痛极者，当以香附、胡索、青皮、芍药为要。当以水济水，若江河一决，而积垢皆去。熟地凝滞，焉能去积垢？此用补为泻之神剂也。又自夸。

当归　泽泻但能利水，不能行积垢经滞而治痛，痛宜芍药牛膝　肉桂　熟地　乌药

如阴滞不行者，非加附子不可。一味肉桂可以行滞散寒，不必附子。如血滞血涩者，加红花。非桃仁、胡索、青皮不能

行血滞血涩。如小腹不暖而痛极者，加吴萸。既用桂以行血中之滞而暖之，不必用吴萸之燥烈。如大便结涩者，加苁蓉，微者以山楂代之。大便结涩，岂有用山楂润之乎？

五物煎　治妇人血虚凝滞，蓄积不行，小腹痛急，产难经滞，及痘疮血虚寒滞等症，神效。未必神效，必得行气之药，可以理凝滞蓄积，若熟地，则泥膈。

当归　熟地　芍药　川芎　肉桂

兼胃寒或呕恶者，加炮姜。此脾胃症，可用血药治乎？水道不利，加泽泻或猪苓。若妇人凝滞蓄积而小便不利，当以消瘀理气则小便自利，岂可以猪苓、泽泻利水乎？痘疮血虚寒胜，寒邪在表者，加细辛、麻黄、柴胡、紫苏之属。表邪岂可用四物乎？

加减不明，用药杂乱，焉可著书误人？

调经饮　治妇人经脉阻滞，气逆不调，多痛而实者。经脉阻滞不用桃仁、胡索，不知何故？

当归　牛膝　山楂　香附　青皮　茯苓

如因不避生冷而寒滞其血者，加肉桂、吴萸之类。非吴茱萸之症，理宜炮姜、生姜。或痛在小腹者，加小茴。肉桂单入肝经血分，不必小茴。

通瘀煎　治妇人气滞血积，经脉不利，及产后瘀血实痛。产后瘀血实痛，当以桃仁、延胡为主药，舍而不用，何耶？君臣佐使之道，尚未明白。

归尾　山楂　香附　红花无力　乌药　青皮　木香

泽泻此利水之药，与血分无涉

兼寒滞，加桂或吴萸。惯用茱萸，亦是偏见。

胎元饮

人参　当归　杜仲　芍药　熟地　白术　甘草　陈皮

如气分虚甚者，倍白术，加黄芪。但芪、术气浮，能滞胃口，倘胸闷不快者，须慎用之。芪、术能滞胃口，归、地岂不滞而用之乎？如阴虚小腹作痛，加枸杞。当用白芍。

脱花煎　凡临盆将产者，宜先服此，此药催生最佳。临盆将产而重用肉桂，必致火气上冲而晕。可不催生矣，瓜熟香飘，自有天然之妙，不必催生。此等方不必立，徒使后人用药之误。

当归　肉桂　川芎　牛膝　车前子　红花

九蜜煎　治产后阳气虚寒，或阴邪入脏，心腹疼痛，呕吐不食，四肢厥冷。产后呕吐不食，四肢厥冷，当扶脾胃为主。此等之方，但能温热养血，反有泥膈伤胃之虞，宜用六君加姜、桂，方是正法。

当归　熟地　芍药　茯苓　甘草　干姜　肉桂　细辛吴茱萸

清化饮

芍药　麦冬　丹皮　茯苓　黄芩　生地　石斛

愚按：丹溪云芍药酸寒，大伐发生之气，产后忌用之，此亦言之过也。《女科经论》有宜用白芍药论，不必愚按。

毓麟珠　治妇人气血俱虚，经脉不调，或带浊，腹痛，腰酸，或饮食不甘，瘦弱不孕。凡种子之方，无以加此。此等之方，一味用补而温暖，未能切中病情。女子不孕多端，用药不一，大概以调经理气凉血为要。

人参　白术　茯苓　芍药　川芎　甘草　当归　熟地　菟丝　杜仲　鹿角霜　川椒

赞育丹　治阳痿精衰，虚寒无子。人之无子，虽属肾不足，然非药之能子，若可以用药有子，天地间无乏嗣之人矣。

熟地　白术　当归　枸杞　杜仲　仙茅　巴戟　山萸　淫羊藿　苁蓉　韭子　蛇床子　附子　肉桂

柴归饮　治痘疮初起，发热未退，无论是痘是邪，疑似之间，均宜用此。痘疮初起发热，此先天之火毒内发，岂可即用归、芍？景岳治痘，必致害人，医者万万不可看此等方书。

当归　芍药　柴胡　荆芥穗　甘草

六物煎　治痘疹血气不充，随症加减，神效。四物汤加人参、甘草，不为甚好，自称神效，可谓大言不惭。

甘草　当归　川芎　芍药　人参　熟地

九味异功煎　治痘疮寒战咬牙倒陷，呕吐泄泻，腹痛虚寒等证。呕吐泄泻不用术、苓而用归、地，热药多而扶脾胃者少，大失立方之体。

人参　黄芪　当归　熟地　甘草　丁香　肉桂　干姜　附子

豕膏　愚意先以当归煎汁，同炼过猪脂，同炼去其水气，乃入白蜜，或有滞者，以饧代蜜更妙，即《内经》所谓以辛润之也。饧糖非辛润之物。

槐花蕊　凡绵花疮毒及下疳初感，或经久难愈，用新槐蕊，酒吞三钱，日三服，可免终身毒患，亦无寒凉败脾之虑。槐花，大寒之药，景岳用之，则无败脾之患乎？

古方八阵

补阵

加味四君汤

人参　白术　茯苓　甘草　黄芪　扁豆加此闭气

加味六君汤用古方治病，运用之妙，存乎其人，何劳加减？且既云古方，不必加减

人参　白术　黄芪　山药　甘草　茯苓　砂仁　厚朴肉蔻

归脾汤

人参　黄芪　白术　茯苓　枣仁　远志　当归　木香甘草　龙眼肉

愚意此汤之用木香，特因郁结疼痛者设，如无痛郁等症，必须除去，以避香燥，岂不于气虚血动者为尤善乎？又远志味辛，气升而散，凡多汗而躁热者，宜酌用。木香疏肝开郁，于补气中加之，则气不滞而运行，内有当归，何虑香燥？古人立方，有开有阖，岂景岳之新方可比乎？用远志交通心肾，何虑其热？内有参、芪可以固汗，桂、附且用之，况远志乎？

人参汤

人参为末，鸡蛋清调服。

愚意有恶腥者，但以牛乳调饮。不必画蛇添足，牛乳更腥膻于鸡子清。

独参汤

兼以人参煮粥尤妙。药与谷食各不相同，不必煮粥混乱，然谷气更妙于人参。

生脉散

人参　麦冬　五味

俗医之治脉脱者，每多用此，是岂知脉脱由阳气，岂麦冬、五味之所宜乎？肺为气之主，热伤气，故用麦冬清火。恐气耗散，故用五味敛之，而不使汗泄。肺朝百脉，脉脱者益气，孙真人立方之意深矣。不知其义，妄自穿凿。

柔脾汤

甘草　白芍　黄芪　熟地

如阳乘于阴，血得热则流散，经水沸溢，理宜凉解；如阴乘于阳，所谓天寒地冻，水凝成冰，须当温散。仲景治吐血，一寒一热，自有两方。

全鹿丸　此药能补诸虚百损，五劳七伤，功效不能尽述，服一料可延年一纪。人之所赖以生者，谷肉果菜以养之。至于有病则用药以治之，无故而服药，犹无故而用兵，未免人民扰乱，反有所伤，故无病服药，脏腑有偏胜之毒。然愚昧者，以为服之则精血强壮，可以长生。不知草野之人，无药补养，年皆上寿，且精力壮盛，步履强健。富贵之人，藉此纵欲，反多疾病。至于立方之人，无有不赞其妙者。若不察而轻信之，及至发作药毒而死，犹不觉悟，委之于命，可恨也，可哀也。

人参　白术　茯苓　甘草　当归　川芎　生地　熟地黄芪　天冬　麦冬　枸杞　杜仲　牛膝　山药　芡实　菟

丝　五味　锁阳　苁蓉　故纸　巴戟　葫芦巴　续断　覆盆子　楮实子　秋石　陈皮　川椒　小茴香　沉香　青盐

鹿肉煮熟，焙干为末，取皮同杂熬膏，和药末捣丸，鹿骨为末同入

　　新场镇有开绸缎铺者，湖州沈里千之子，号赤文，年二十，读书作文，明敏过人，父母爱之如掌珠。将毕姻，合全鹿丸一料，少年四人分服。赤文于冬令服至春初，从师宋修上到馆攻举业，忽患浑身作痛，有如痛风，渐渐腹中作痛，有形之块累累①于肠，肌肉消瘦，饮食不进。延刘公原、瞿原若治之，乃父一闻消导清火之药，畏惧不用，惟以参、术投服。七月初旬，余至叶坤生家，道经其门，乃父邀进，问余言小儿晚间大便去黑粪如拳大者一块，目下遍身如火，欲饮井水，不知何故？余进诊，视脉息数大，身体骨立，渴喜冷饮，视其所下之块，黑而坚硬，意为瘀血结成。适闵介申家有酒蒸大黄丸，用二钱，下黑块不计，用水浸之，胖如黑豆，询其所以，乃全鹿丸未化也，始知为药所误。不数日，热极而死。同服三少年，一患喉痹而死，一患肛门毒而死，一患吐血咳嗽而死。此皆无病而喜服温补药之害也。录此以劝世人，不必好补而服药。

和阵

五膈宽中散　治七情四气伤于脾胃，致阴阳不和，遂成膈噎。《局方》治膈噎，俱用香燥热药，故丹溪发挥其弊，宜乎？景岳谓三阳结为寒结。

---

　　①　累累：连续不断，排列成串。

青皮　陈皮　香附　厚朴　甘草　白蔻　砂仁　丁香
木香

易老天麻丸

天麻　牛膝　萆薢　当归　附子　羌活　生地

按：此方与愈风丹大同，但生地性凉，恐滞经络，宜
改熟地为妥。且以六十四两之诸药，而佐以一两之附子，
果能效否？最少亦宜四两或六两方可。此方因血虚有痰，经
络不宣通而有湿者而立。风邪凑袭，致麻木不随，故以血药为君，
佐以天麻、羌活、萆薢散风去湿祛痰之药，少加附子引经通达，
非为寒邪也。景岳不知立方之意，妄谓附子宜多，殊属可笑。盖
其本念，喜用附子，并以重用为常技耳。

散阵

愈风汤

羌活　甘草　防风　当归　蔓荆子　川芎　细辛　黄
芪　枳壳　人参　麻黄　白芷　甘菊　薄荷　枸杞　知母
地骨皮　独活　秦艽　黄芩　芍药　苍术　生地　肉桂

景岳曰：中风一症，病在血分，多属肝经，肝主风
木，故名中风。奈何自唐宋以来，竟以风字看重，遂多用
表散之药。不知凡病此者，悉由内伤，本无外感。既无外
感，而治以发散，是速其危耳。《经》云：邪之所凑，其气必
虚。因内气之虚，外风触之而发，故名中风，而用散风兼补之药。
若不因外风所触，竟卒倒颠仆，则名类中风，病由内起，当寻痰
寻火寻气而治，不宜发表。若因风而起，必宜散去外邪，观病之

机而施治。若照景岳之论，世间无真中风，悉是类中风矣。中风之名，自古有之，非风之名，实为杜撰。近来医家，一遇此症，俱用参、附热补，而毙者多矣。倘其中亦或有兼表邪而病者，则诸方亦不可废。仍有兼表邪而用发表者，何必多议。

热阵

四神丸

故纸　肉蔻　木香　小茴

用姜煮枣肉为丸。

按：此丸不宜用枣，但以姜汁煮面糊为丸更佳。用大枣以益脾，则饮食进而泄泻止，补肾而兼助脾，立方之意甚妙。用姜汁、面糊，不解何故？

石刻安肾丸 此方不宜妄用

附子　肉桂　川乌　川椒　菟丝　巴戟　故纸　赤石脂　远志　茯神　茯苓　苍术　山茱萸　杜仲　石斛　胡芦巴　柏子仁　韭子　小茴　苁蓉　川楝子　鹿茸　青盐　山药

已寒丸

肉桂　附子　乌头　良姜　干姜　芍药　茴香

海藏云：已寒上五味虽热，以芍药、茴香润剂引而下之，阴得阳而化，故大小便自通。如此燥热，一味芍药岂能润之？

红丸子

京三棱　蓬术　青皮　橘红　干姜　胡椒

妊妇恶阻，呕吐不食，百药不治者，惟此最妙。妊妇用之，未必见效，不可因其说而误用。

妇人规古方

二味参苏饮

人参　苏木

治产后瘀血入肺，咳嗽喘急。若口鼻黑气起，宜用此药加附子五钱。性喜附子。咳嗽喘急，肺病也，岂用附子者乎？

跋

　　《景岳全书发挥》者，余五世祖香岩公手笔也。公生平著作流传者，惟《本事方释义》《全生集》批本而已。然皆祖述前人，未尝独辟己见。他若《温热论》等篇，不过就当时临证所得以训及门耳。至于医案，则后人汇集成书，其间真伪杂出，鱼目混珠，今虽盛行于世，要非公所急欲垂世者也。公尝谓：方愈多，治愈乱。自古医书已备，学者神而明之，临机应变，治病有余。若欲炫己长，排众论，创一说，变一方，适足以淆惑后人，鲜有不误人者。是则公之不轻作，实亦不必作也。独家藏《景岳全书》，则公自序至终，奋笔几万言，发其覆，纠其谬，无微弗至，一若深恶而痛绝之者，是岂好与前人辨难哉？盖诚有见是书之偏执温补也。引证之穿凿附会也，持论之强词夺理也，辨证之不明虚实寒热也，立方之不审君臣佐使也，且言之凿凿，似有灼见之真，致后人尊之信之，而莫或疑之。苟不痛斥其非，力挽其失，其误人岂有极哉？此公之所以发愤而作不能已也。第当日未经付梓。嘉庆间先考①半帆府君，欲仿套板全刻，因病未果。厥后②族伯父讷人公念是书所重在批，始议别录清本单行传世，旋以事

―――――――――――――――――

① 先考：对亡父的尊称。
② 厥后：其后。

阻。呜呼！计自先考欲刻之时至今，垂四十年矣。一则天不假年，一则力有不逮，若当吾躬而不急谋剞劂，万一年远散失，不特手泽无存，罪在子孙，而先人补偏救弊之苦衷将何以大白于天下乎？是则小子所深惧也。今枲不揣固陋，殚一载之功，敬谨手录，宗讷人公之意，以缵①先考未竟之志，共编四卷，措资付刊。庶使业是道者咸有遵循，知趋时务补者误，浪投攻剂者误，好奇炫世者误，舍证论脉者亦误，而数百年《景岳全书》之流毒，遂晓然于天下医家之心目矣。昔沈文悫②之传公也，曰治病不执成见。石琢堂③殿撰序《本事方释义》，曰神明于规矩，惟能神明于成法中，乃能变化于规矩外。是书一出，不又与《本事方释义》《全生集》批本相为表里也哉？夫亦可窥公学术之全矣。名曰"发挥"者，公于新方八阵中首列丹溪《局方发挥》之功，则公之一片婆心，不辞苦口，固隐然窃比于丹溪也。兹敢附著其例。

时道光二十四年岁次甲辰春三月五世孙枲谨识

---

① 缵：继承。

② 沈文悫（què 确）：即沈德潜，字确士，号归愚，谥号文悫，清康乾时长洲（今苏州）人，著名诗人、诗歌批评家，曾作《叶香岩传》。

③ 石琢堂：即石韫玉，字执如，号琢堂，清代江苏吴县人，诗人、藏书家。

校注后记

一、《景岳全书发挥》著者考证

（一）伪托叶氏之名的产生

《景岳全书发挥》，旧题清·叶天士著。叶天士（1667—1746），名桂，号香岩，晚号上津老人，祖籍安徽歙县，先世迁吴，世居吴县（今苏州市）阊门外下塘上津桥畔。叶氏少承家学，祖父叶时、父叶朝采皆精通医术，尤以儿科闻名。叶天士精于内科、儿科、妇科、外科，最擅长治疗时疫和痧痘等证。叶氏一生平易近人，诊务繁忙，无暇著书，现流传的十余种著作系其门人或后人整理而成，而其中不乏伪托叶氏之名者。一般认为《临证指南医案》《温热论》《幼科要略》《叶氏医案存真》《眉寿堂方案选存》《叶氏医案未刻本》《叶天士晚年方案真本》等较能真实反映叶氏学术思想和诊疗经验。

清代曹禾所撰《医学读书志》，是中医目录学史上最具"辨章学术，考镜源流"特点的书目，独具慧眼，精于鉴别。据其所载，叶天士的著作载于《四库存目》者为《临证指南医案》十卷续一卷。另有民间行本：《种福堂续医案》一卷、《温热论》一卷、《叶康王三家医案》三卷、《内叶》一卷、《叶薛缪三家医案》三卷、《本事方笺释》十二卷、《景岳全书发挥》十二卷、《陶氏全生集评本》四卷、《医效秘传》四卷。曹氏考证："《全生集》，本山阴刘大化所撰，坊贾窜入伪序，藉盛名以求速售耳。《医效秘传》《本事方笺释》《景岳全书发挥》类皆伪托。"推断《景岳全书发挥》为伪叶天士之名而作，但究为何人之作并未明示。另于陈念祖条述："《本草经解要》四卷，为梁溪姚球字颐真撰，自序学医始末，著书原委，门人王从龙跋，从龙叔海文序，又列参校门人华元龙等一十八人名，为六安州守杨公子字远斋者所刻。称尚有《南阳经解》《幼科新书》，删补《慎斋遗书》，评点《景岳全书》《类经》诸稿未梓。坊贾因书不售，剜补桂名，遂致吴中纸贵。"曹禾所见的《本草经解要》序称评点《景岳全书》尚未付梓，明确指出"坊贾因书不售，剜补桂名"的是《本草经解要》，并不包括"评点《景岳全书》"。

清·陆以湉《冷庐医话》援引曹禾《医学读书志》，断章取义，直述《景岳全书发挥》为姚球所作。如载："《景岳全书发挥》，世皆知为叶天士之书，按武进曹畸庵（禾）《医学读书志》，谓此书为梁溪姚球所撰。"自此遂产生了《景岳全书发挥》本为姚球撰，书商为求速售而伪托叶氏之名的观点。

（二）传世《景岳全书发挥》非姚球所撰

曹禾、陆以湉两位医家的分析、考证，于《本草经解要》或为确凿合理，但于《景岳全书发挥》尚缺乏可靠证据，证明其为当时书商为求市贾伪叶天士之名、实为姚球所作的事实。

曹禾所见的姚球《本草经解要》初刊本今已不存，惟有剜补桂名的最早刊本现藏于中国中医科学院图书馆。此本姚氏自序和门人王从龙跋均削去，仅存从龙叔海文（王云锦）序和杨缉祖（远斋）序。序中姚球（颐真）之名均剜去，补上叶天士之名，但该书"附余"中的杨友敬序尚留有"姚先生"之称，说明此书确为姚球所撰，虽经书商作伪，仍留有纰漏。但今所见据道光二十四年（1844）眉寿堂原本的光绪醉六堂刻本《景岳全书发挥》无作者自序，其褚序、张序、程序、叶枏跋及正文中不见任何姚球他称和自称之处，此与《本草经解要》不同，书商作伪不至细致若此而毫无纰漏。

姚球生平事迹，据乾隆十六年（1751）《无锡县志》记载："姚球，字颐真……究心经史百家言数年，乃阅岐黄书，洞悉微妙。其术主于扶元气，助真阳，活人甚众。好学《易》，著《本草解要》，医家尤重之……球避暑惠山，大风起，舟覆，球溺死。"姚球溺死之年是雍正乙卯年（1735），撰成于乾隆年间的《无锡县志》距姚球死不过十几年，其所载应为可信。姚球既主于"扶元气、助真阳"，与景岳所持"阳常不足""温补元阳"之论似属一派，断不至于在《景岳全书发挥》中对景岳一派斥詈，极尽犀利。

因此，根据《景岳全书发挥》序及正文中的称呼、学术观点考证，其并非姚球所撰。

（三）《景岳全书发挥》与叶天士治世、治学相矛盾

据《清史稿》及清·沈德潜《叶香岩传》记载，叶天士于医"治方不执成见"，注重辨证论治，持论平和，名著朝野；于人事"敦伦纪，内行修备，交朋忠信"，乐于助人，"不止以医擅名"。观《景岳全书发挥》，抨击景岳言辞激烈无以复加，如称景岳为医中之妖孽、轩岐之罪人，其《新方八阵》杂乱无章等不一而足。若叶天士如此一位医学大家，在家尚且注重"言行修备"，断不至评论景岳用此不雅之言，正如周学海说："《景岳发挥》与叶天士言行不类，伪托无疑。"陆以湉亦断言："《景岳全书发挥》……尽情斥詈之处，有伤雅道，知其非天士手笔也。"

书中斥责用温药误补，多次称"吴门诸医""吴门治法"，如"近来吴门诸医俱用桂、附、参、地、河车、鹿茸等药以杀人"，"吴门治法惟以补为常技"。叶氏世居吴县，本地道吴门中人，如此称呼岂不将自己亦包括在内？若确为叶天士所著，应不会用此之语。

《景岳全书发挥》中对温病的认识亦不同于叶天士。后世皆知叶氏为"温热大师"，首倡风温等新感温病的发生因"温邪上受，首先犯肺"，为"春月受风，其气已温"；另如伏气温病之春温发生、论治为"外邪先受，引动在里伏热，必先辛凉以解新邪，继进苦寒以清里热"。而《景岳全书发挥》中认为"温病热病，邪气自内达外"，

"春温之病，冬令寒邪郁伏火气，至春得风寒所触，自内而发外，从春令，故曰温病"。这种必伏邪自内而发或因春得风寒而触发的温病发病观，显然不同于叶氏之温病可春受风热感而即发或引动在里伏热而发的观点。另如《新方八阵》中对于玉女煎的评述："既云水亏火盛，竟宜滋阴降火，不必用石膏……病属两途，岂可石膏、熟地并用乎？认病不真，立方悖谬。"可见对玉女煎全盘否定，断无用石膏之理，故何来玉女煎之方？但《温热论》对于斑出热不解的治疗尚有"重则如玉女煎"之论，且《临证指南医案》有以石膏、地黄同用以清未尽之热、救已亡之液，说明叶天士对景岳玉女煎的立方原则是认可的，并师古而不泥古、圆机活法而为己用。若《景岳全书发挥》果真叶氏所著，岂能完全否定其方的同时尚活法其方而应用？断不会如此自相矛盾。

由上可见，《景岳全书发挥》亦非叶天士所著。

（四）《景岳全书发挥》或为沈璠之作

沈璠，字鲁珍，清代初期上海医家，与叶天士同时代，撰有《沈氏医案》。书中载案一百八十余则，善从痰火、郁结立论，援引《内经》及丹溪、东垣诸说，穷竟原委，释证明晰。嘉庆《松江府志》载沈氏尚"手批《景岳全书》"，《景岳全书发挥》或许即是此书。

1.《景岳全书发挥》与沈氏语言风格一致。

《景岳全书发挥》极力驳斥景岳的先天、命门、真阳之说，对其以扶阳温补为常法的治疗原则竭力批判，称景岳为"轩岐之罪人""医中之妖孽"。如《传忠录·辨河间》"景岳将《内经》之言俱废矣，真轩岐之罪人"，"此书之作，以辟刘、朱为本，而近时用热药杀人者皆宗此论而惑人，可谓医中妖孽"；《本草正·熟地黄》"景岳好奇翻新，穿凿前人，变乱是非，以惑后人，可谓医中妖孽"。如此不雅之语不似叶天士言行，但于《沈氏医案》却可见一端。《沈氏医案》首载一梦遗案，马元仪以补肾涩精之药，继以参芪、鹿茸、河车等补之，日甚一日，竟至卧床不起已一载。延余（沈氏）诊视，先以二陈加味、继以滚痰丸及清火理气之药调治两月而安。马元仪谓其为已治愈，沈氏诘其"欺妄无耻，即此一案，可知其无不说谎，无一可信……真鬼蜮也"。此番言语与《景岳全书发挥》斥景岳之语如出一辙，真似一人之言行，确符合嘉庆《松江府志》载沈璠"性伉直"的特点。

2.《景岳全书发挥》中的矛盾性称谓，循《沈氏医案》可解。

《景岳全书发挥》斥责后世崇景岳用温药误补，多次称"吴门诸医""吴门治法"，如"近来吴门诸医俱用桂、附、参、地、河车、鹿茸等药以杀人"，"吴门治法惟以补为常技"。叶天士世居吴县，本地道吴门中人，如此称呼岂不将自己亦包括在内？若确为叶天士所著，应不会用此自相矛盾之语。但《沈氏医案》中却多次见到类似的批判，且直指叶氏之名。如苏州阊门外程希文伏暑未清案，"叶天士用参术补之"；苏州齐门外蒋奶奶滞下案，"叶天士以为不足之症而用人参人乳等补剂"，并称"适余在吴门，延余诊视"。沈璠本上海人，其时属松江府，不在沈氏所称"吴医"范畴。就沈氏所言吴门，当是专指叶天士等所居的吴县一带，其对叶天士用参术等温补之剂亦嗤之以鼻。若《景岳全书发挥》为沈氏所著，批判包括叶天士在内的"吴门治法惟以补为常技"、"吴门诸医每以虚脱为言而用参附"就不足为奇了。

3.《景岳全书发挥》多个医案与《沈氏医案》相同。

《景岳全书发挥》或举医案力辟崇信景岳温补之害，所载数则医案均见于《沈氏医案》中，且人名、地名、方药竟无一字差异。而这些医案经查阅叶天士《临证指南医案》《叶氏医案存真》《未刻本叶氏医案》等书，均未查到。

4.《景岳全书发挥》与《沈氏医案》诸多文字及学术思想一致。

细考《景岳全书发挥》批语，全篇与《沈氏医案》文字及学术观点相同或相似处举不胜数。首先，集中反映《景岳全书发挥》立论的《全书纪略》总批谓："此书独以先天、水火、阴阳、命门、真阳立言，说得天花乱坠，敷衍成文，以炫人耳目，毫无实际工夫。治病惟以扶阳温补为常技，将河间、丹溪之言为后学之害而深辟之。"此段文字在《沈氏医案》所附医论——松江府尊张文英赠沈瑶之文"沈鲁珍批《景岳全书》后"中亦见。此外，《景岳全书发挥》"三消干渴论证"评："此仲景治汉武帝之消用八味地黄丸也"，与《医案》崇明沈尚其案"三消之症……昔汉武帝患此，张仲景以八味地黄丸治之"基本相同。

《景岳全书发挥》中有关温病的理论，认为"温病热病，邪气自内达外"，"春温之病，冬令寒邪郁伏火气，至春得风寒所触，自内而发外，从春令，故曰温病"。叶天士后世谓其"温热大师"，首倡风温等新感温病的发生因"温邪上受，首先犯肺"，为"春月受风，其气已温"，另如伏气温病之春温发生、论治为"外邪先受，引动在里伏热，必先辛凉以解新邪，继进苦寒以清里热"。这种温病可春受风热感而即发或引动在里伏热而发的观点显然与《景岳全书发挥》相矛盾。但《沈氏医案》中寿南兄"去冬感受寒邪……寒束其火，不得疏泄……至春发越，故为寒热也"，及洞庭东山陈康源"去冬感受寒邪……又不避风寒"等案的观点则与《景岳全书发挥》基本一致。

《景岳全书发挥》对《内经》"治病必求其本"的认识，称"必求其受病之本也，或因风寒暑湿燥火，或因七情六欲，或因饮食起居，受病不一"，否定景岳"将万病之本，只此表里虚实寒热六者而已"。恰如嘉庆《松江府志》载"瑶谓《经》言'治病必求其本'乃受病之本，非专指脾胃而昂火抑水为不得其平"。另外，某些内科杂病的辨证论治，《景岳全书发挥》与《医案》思路亦基本相同。纵观《景岳全书发挥》亦体现了重视痰火郁结的学术观点。若《景岳全书发挥》抄袭《沈氏医案》，全书始终不会如此多处尽抄一人，况于文字不尽相同处所体现的学术思想亦与沈氏一致乎？

综上所述，《景岳全书发挥》所反映的学术思想：极力批驳景岳"阳常不足"及重视温补的学术观点，不独先天，亦重后天脾胃，崇东垣、丹溪之说，多从痰火立论，认为温病为冬寒束遏郁火、春受风寒触动自内而外发，这与姚球"扶元气，助真阳"，叶天士"温邪上受，首先犯肺"，"春月受风，其气已温"的观点相左，当非二位医家之作。根据称谓、语言风格、文字内容与《沈氏医案》的重复性及学术思想的一致性，并参以《松江府志》关于沈璠的记载，更倾向于《景岳全书发挥》为清代松江府（上海）名医沈璠所著。

但尚有一些困惑不得以明：曹禾《医学读书志》刊于1852年，其所载民间行本《景岳全书发挥》12卷；传世本《景岳全书发挥》首刻于1844年，共4卷，二者卷数不符，曹禾关于《景岳全书发挥》的记载所据为何？并且曹禾载《本草经解要》姚球自序称"尚有评点《景岳全书》未梓"，传世本《景岳全书发挥》非姚球之作，或当时民间有多部评点《景岳全书》的书籍流传？现传世本

《景岳全书发挥》的褚、张、程之序，为三子受人之托以作序，并不知医，故失于对全书真伪的辨别，不足以作为考证著者的依据。然而叶朻跋称其为五世祖叶天士之书，为何书中多处存在与叶氏学术思想矛盾处？或叶朻不精医术、不通天士之学？这些疑问，吾不得其解，尚待同道一起探讨以解惑。

二、《景岳全书发挥》版本考证

《景岳全书发挥》据《全国中医图书联合目录》记载，传世版本有清道光二十四年（1844）眉寿堂刻本（简称道光刻本），清光绪五年（1879）吴氏醉六堂刻本（简称光绪刻本），清刻本，清抄本，1917 年上海文瑞楼石印本，1917 年上海竞进书局石印本，1936 年上海千顷堂书局石印本，民国上海广益书局石印本等。

据《全国中医图书联合目录》（2007 年版）记载，道光刻本于中国科学院国家科学图书馆、北京大学医学部图书馆、原苏州医学院图书馆等有藏。经查询馆藏目录，仅中国科学院国家科学图书馆和原苏州医学院图书馆确有馆藏。两家所藏《景岳全书发挥》道光刻本，经与辽宁中医药大学所藏光绪刻本比对，两版本扉页均题有"眉寿堂原本"，卷尾均有"光绪己卯海昌后学顾崑耘芝氏重校"，另序、跋、正文内容及文字行款版式均相同，惟两家藏本缺失卷首牌记"光绪己卯春日吴氏醉六堂雕"页。若确为道光刻本，不必扉页题"眉寿堂原本"字样，且卷尾"光绪己卯海昌后学顾崑耘芝氏重校"落款足证该本即为光绪刻本。因何缺失牌记页不得考证。盖两家所藏因无"光绪己卯春日吴氏醉六堂雕"牌记，而扉页有"眉寿堂原本"字样，因而误记为眉寿堂刻本。

三、《景岳全书发挥》学术思想

《景岳全书发挥》四卷，为节录《景岳全书》原文、全录批语而成，是清代一部"辨正"类著作。书中对张景岳提出的"阳常不足"及重视温补的学术观点，引经据典、参以医案一一进行批驳，正时医崇信景岳偏执温补之误，驱后世受偏执温补之害，言辞犀利，极尽斥詈。丹溪主于寒凉而救《局方》多用温燥之偏重于热，景岳偏于温补而矫丹溪之论。今《景岳全书发挥》不惟先天，亦重后天脾胃及辨证论治，且崇东垣、丹溪之说，多从痰火立论，亦为救景岳执先天重扶阳之弊，且强调不可偏执于一己之见，一家之言。"医之门户，分于金元"，丹溪之于《局方》，实属不同学派，《发挥》之于景岳，亦为不同学派。迄今定论，丹溪、东垣、景岳均为医学大家，门户遂别，尊此者何尝不尊彼？若能识此，诚能合二书而潜心研读，方不失医学之正传。

四、校注经过

此次校注整理，以清光绪五年（1879）吴氏醉六堂刻本为底本，以1917年上海竞进书局石印本为校本，以1959

年上海科技出版社影印岳峙楼藏版《景岳全书》、1963年人民卫生出版社《黄内经素问》和《灵枢经》等为他校本。因《景岳全书发挥》引用他书文献较多，凡引自《黄帝内经》并冠以"经云""经曰"者，俱标为"《经》云""《经》曰"以示专指《黄帝内经》而言。鉴于古人引书习惯，被引文字与他校本或略有出入，故不用双引号标注。本书学术思想重视后天脾胃及辨证论治，对景岳偏执温补阳气之论进行斥驳，实属不同门户之论争，可为研究中医学术流派的重要文献资料。因其为有一定中医专业基础者而设，故对书中所涉引文并未一一指明出处。书中所涉通假字，出注尽量引用直接证明其通假关系的书证，但因整理者学识有限，仍有个别字难以查得直接书证，故请见谅于同道。

总 书 目

医　　经

内经博议

内经精要

医经津渡

灵枢提要

素问提要

素灵微蕴

难经直解

内经评文灵枢

内经评文素问

内经素问校证

灵素节要浅注

素问灵枢类纂约注

清儒《内经》校记五种

勿听子俗解八十一难经

黄帝内经素问详注直讲全集

基础理论

运气商

运气易览

医学寻源

医学阶梯

医学辨正

病机纂要

脏腑性鉴

校注病机赋

内经运气病释

松菊堂医学溯源

脏腑证治图说人镜经

脏腑图书症治要言合璧

伤寒金匮

伤寒大白

伤寒分经

伤寒正宗

伤寒寻源

伤寒折衷

伤寒经注

伤寒指归

伤寒指掌

伤寒选录

伤寒绪论

伤寒源流

伤寒撮要

伤寒缵论

医宗承启

伤寒正医录

伤寒全生集

伤寒论证辨

伤寒论纲目

伤寒论直解

伤寒论类方

I

伤寒论特解

伤寒论集注（徐赤）

伤寒论集注（熊寿试）

伤寒微旨论

伤寒溯源集

伤寒启蒙集稿

伤寒尚论辨似

伤寒兼证析义

张卿子伤寒论

金匮要略正义

金匮要略直解

高注金匮要略

伤寒论大方图解

伤寒论辨证广注

伤寒活人指掌图

张仲景金匮要略

伤寒六书纂要辨疑

伤寒六经辨证治法

伤寒类书活人总括

订正仲景伤寒论释义

张仲景伤寒原文点精

伤寒活人指掌补注辨疑

脉诀汇辨

脉经直指

脉理正义

脉理存真

脉理宗经

脉镜须知

察病指南

崔真人脉诀

四诊脉鉴大全

删注脉诀规正

图注脉诀辨真

脉诀刊误集解

重订诊家直诀

人元脉影归指图说

脉诀指掌病式图说

脉学注释汇参证治

诊　法

脉微

玉函经

外诊法

舌鉴辨正

医学辑要

脉义简摩

针灸推拿

针灸全生

针灸逢源

备急灸法

神灸经纶

推拿广意

传悟灵济录

小儿推拿秘诀

太乙神针心法

针灸素难要旨

杨敬斋针灸全书

本　草

药鉴

药镜

本草汇

本草便

法古录

食品集

上医本草

山居本草

长沙药解

本经经释

本经疏证

本草分经

本草正义

本草汇笺

本草汇纂

本草发明

本草发挥

本草约言

本草求原

本草明览

本草详节

本草洞诠

本草真诠

本草通玄

本草集要

本草辑要

本草纂要

识病捷法

药性纂要

药品化义

药理近考

食物本草

见心斋药录

分类草药性

本经序疏要

本经续疏证

本草经解要

青囊药性赋

分部本草妙用

本草二十四品

本草经疏辑要

本草乘雅半偈

生草药性备要

芷园臆草题药

新刻食鉴本草

类经证治本草

神农本草经赞

神农本经会通

神农本经校注

药性分类主治

艺林汇考饮食篇

本草纲目易知录

汤液本草经雅正

新刊药性要略大全

淑景堂改订注释寒热温平药性赋

方　书

医便

卫生编

袖珍方

仁术便览

古方汇精

圣济总录

众妙仙方

李氏医鉴

医方丛话

医方约说

医方便览

乾坤生意

悬袖便方

救急易方

程氏释方

集古良方

摄生总论

辨症良方

活人心法（朱权）

卫生家宝方

寿世简便集

医方大成论

医方考绳愆

鸡峰普济方

饲鹤亭集方

临症经验方

思济堂方书

济世碎金方

揣摩有得集

亟斋急应奇方

乾坤生意秘韫

简易普济良方

内外验方秘传

名方类证医书大全

新编南北经验医方大成

临证综合

医级

医悟

丹台玉案

玉机辨症

古今医诗

本草权度

弄丸心法

医林绳墨

医学碎金

医学粹精

医宗备要

医宗宝镜

医宗撮精

医经小学

医垒元戎

医家四要

证治要义

松厓医径

扁鹊心书

素仙简要

慎斋遗书

折肱漫录

丹溪心法附余

方氏脉症正宗

世医通变要法

医林绳墨大全

医林纂要探源

普济内外全书

医方一盘珠全集

医林口谱六法秘书

温　病

伤暑论

温证指归

瘟疫发源

医寄伏阴论

温热论笺正

温热病指南集

寒瘟条辨摘要

内　科

医镜

内科摘录

证因通考

解围元薮

燥气总论

医法征验录

医略十三篇

琅嬛青囊要

医林类证集要

林氏活人录汇编

罗太无口授三法

芷园素社痎疟论疏

女　科

广生编

仁寿镜

树蕙编

女科指掌

女科撮要

广嗣全诀

广嗣要语

广嗣须知

宁坤秘籍

孕育玄机

妇科玉尺

妇科百辨

妇科良方

妇科备考

妇科宝案

妇科指归

求嗣指源

坤元是保

坤中之要

祈嗣真诠

种子心法

济阴近编

济阴宝筏

秘传女科

秘珍济阴

女科万金方

彤园妇人科

女科百效全书

V

叶氏女科证治

妇科秘兰全书

宋氏女科撮要

茅氏女科秘方

节斋公胎产医案

秘传内府经验女科

儿　科

婴儿论

幼科折衷

幼科指归

全幼心鉴

保婴全方

保婴撮要

活幼口议

活幼心书

小儿病源方论

幼科医学指南

痘疹活幼心法

新刻幼科百效全书

补要袖珍小儿方论

儿科推拿摘要辨症指南

外　科

大河外科

外科真诠

枕藏外科

外科明隐集

外科集验方

外证医案汇编

外科百效全书

外科活人定本

外科秘授著要

疮疡经验全书

外科心法真验指掌

片石居疡科治法辑要

伤　科

伤科方书

接骨全书

跌打大全

全身骨图考正

眼　科

目经大成

目科捷径

眼科启明

眼科要旨

眼科阐微

眼科集成

眼科纂要

银海指南

明目神验方

银海精微补

医理折衷目科

证治准绳眼科

鸿飞集论眼科

眼科开光易简秘本

眼科正宗原机启微

咽喉口齿

咽喉论

咽喉秘集

喉科心法

喉科杓指

喉科枕秘

喉科秘钥

咽喉经验秘传

养　　生

易筋经

山居四要

寿世新编

厚生训纂

修龄要指

香奁润色

养生四要

养生类纂

神仙服饵

尊生要旨

黄庭内景五脏六腑补泻图

医案医话医论

纪恩录

胃气论

北行日记

李翁医记

两都医案

医案梦记

医源经旨

沈氏医案

易氏医按

高氏医案

温氏医案

鲁峰医案

赖氏脉案

瞻山医案

旧德堂医案

医论三十篇

医学穷源集

吴门治验录

沈芊绿医案

诊余举隅录

得心集医案

程原仲医案

心太平轩医案

东皋草堂医案

冰壑老人医案

芷园臆草存案

陆氏三世医验

罗谦甫治验案

周慎斋医案稿

临证医案笔记

丁授堂先生医案

张梦庐先生医案

养性轩临证医案

养新堂医论读本

祝茹穹先生医印

谦益斋外科医案

太医局诸科程文格

古今医家经论汇编

莲斋医意立斋案疏

医　　史

医学读书志

医学读书附志

综　　合

元汇医镜

平法寓言

寿芝医略

杏苑生春

医林正印

医法青篇

医学五则

医学汇函

医学集成

医经允中

医钞类编

证治合参

宝命真诠

活人心法（刘以仁）

家藏蒙筌

心印绀珠经

雪潭居医约

嵩厓尊生书

医书汇参辑成

罗氏会约医镜

罗浩医书二种

景岳全书发挥

新刊医学集成

寿身小补家藏

胡文焕医书三种

铁如意轩医书四种

脉药联珠药性食物考

汉阳叶氏丛刻医集二种